“十二五”职业教育国家规划教材
经全国职业教育教材审定委员会审定

YAOWU JICHU YU YINGYONG

药物基础与应用

（第二版）

符秀华 田小娟 主编
郑新军 汤旭云 副主编

高等教育出版社·北京

内容提要

本教材为“十二五”职业教育国家规划教材，参照了相关的最新国家职业技能标准和行业职业技能鉴定规范，结合本课程近几年的实际教学情况，在第一版的基础上修订而成。

本教材坚持面向基层、服务临床的观念，以农村医学岗位工作实际为导向，与国家助理执业医师考试接轨，贴近农村医学岗位需求，重点突出常见病、多发病的药物治疗，以使药物学基础知识与临床用药实际有机结合。教材引进职业教育新理念，以项目驱动及任务为引领，紧紧围绕课程目标，重点突出药物作用的基本规律、临床用途、不良反应和药疗须知，精选典型用药案例及处方或用药医嘱示例，穿插知识链接和药疗新进展等拓展思维内容，使学生掌握用药规律，培养合理用药的技巧和能力，较好地体现了课程特色为专业岗位需求服务的要求。

本教材可供卫生职业院校医学类、护理类、药学类、医学技术类、管理类各专业学生使用，也可作为基层医师的临床工作参考用书。

图书在版编目(CIP)数据

药物基础与应用／符秀华，田小娟主编．—2版．—北京：高等教育出版社，2012.7(2015.1重印)
ISBN 978-7-04-035121-7

Ⅰ．①药…　Ⅱ．①符…　②田…　Ⅲ．①药物学-中等专业学校-教材　Ⅳ．①R9

中国版本图书馆CIP数据核字(2012)第088879号

策划编辑　崔　博　　责任编辑　崔　博　　封面设计　张志奇　　版式设计　范晓红
插图绘制　尹　莉　　责任校对　窦丽娜　　责任印制　韩　刚

出版发行	高等教育出版社	咨询电话	400-810-0598
社　　址	北京市西城区德外大街4号	网　　址	http://www.hep.edu.cn
邮政编码	100120		http://www.hep.com.cn
印　　刷	河北新华第一印刷有限责任公司	网上订购	http://www.landraco.com
开　　本	787mm×1092mm　1/16		http://www.landraco.com.cn
印　　张	18.25	版　　次	2005年12月第1版
字　　数	440千字		2012年7月第2版
插　　页	1	印　　次	2015年1月第2次印刷
购书热线	010-58581118	定　　价	31.20元

本书如有缺页、倒页、脱页等质量问题，请到所购图书销售部门联系调换

物 料 号　35121-A0

出版说明

教材是教学过程的重要载体，加强教材建设是深化职业教育教学改革的有效途径，推进人才培养模式改革的重要条件，也是推动中高职协调发展的基础性工程，对促进现代职业教育体系建设，切实提高职业教育人才培养质量具有十分重要的作用。

为了认真贯彻《教育部关于"十二五"职业教育教材建设的若干意见》(教职成〔2012〕9号)，2012年12月，教育部职业教育与成人教育司启动了"十二五"职业教育国家规划教材(高等职业教育部分)的选题立项工作。作为全国最大的职业教育教材出版基地，高等教育出版社整合全国的优质出版资源，积极参与了该项工作，通过立项的选题品种最多、规模最大，充分发挥了教材建设主力军和国家队的作用。目前，已获立项的建筑工程技术、医药卫生、学前教育等专业的高等职业教育教材相继完成了编写工作，通过全国职业教育教材审定委员会审定并公示后，陆续出版。

高等教育出版社国家规划教材的作者中有参与制定高等职业教育新专业教学标准的专家，有高等职业教育国家专业教学资源库建设项目的主持人，有学科领域的领军人物，有企业的专业人员，他们是保证教材编写质量的基础。

高等教育出版社国家规划教材主要突出以下五个特点：

1. 执行新标准。以《高等职业学校专业教学标准(试行)》为依据，服务经济社会发展和人的全面发展。教材内容与职业标准对接，突出综合职业能力培养。

2. 构建新体系。教材整体规划、统筹安排，注重系统培养，兼顾多样成才。遵循技术技能人才培养规律，构建服务于中职高职衔接、职业教育与普通教育相互沟通的现代职业教育教材体系。

3. 找准新起点。教材编写遵循易用、易学、易教的原则，强调以学生为中心，符合职业教育的培养目标与学生认知规律。

4. 推进新模式。在高等职业教育工学结合、知行合一的人才培养模式下，改革教材编写体例，创新内容呈现形式，推进"任务驱动""项目化""工作过程导向""理实一体化"等教学模式的实施，突显了"做中学、做中教"的职业教育特色。

5. 配套新资源。秉承高等教育出版社打造数字化教学资源的传统与优势，教材内容与高等职业教育国家专业教学资源库紧密结合，纸质教材配套多媒体、网络教学资源，形成数字化、立体化的教学资源体系，为促进职业教育教学信息化提供有力支持。

为了更好地为教学服务，高等教育出版社将以国家规划教材为基础，组织教师培训和教学研讨活动，通过与教师互动以及滚动建设立体化教学资源，把教材建设提高到一个新的水平。

高等教育出版社
2014年7月

药物基础与应用

（第二版）

编写委员会

（按姓氏笔画排序）

叶宝华（江苏省镇江卫生学校）
田小娟（湖南省长沙卫生职业学院）
汤旭云（安徽省淮南卫生学校）
张世友（云南省临沧市卫生学校）
郑新军（广东省湛江卫生学校）
黄素臻（河北省廊坊卫生职业学院）
符秀华（安徽省淮南卫生学校）

致同学

同学们，我们现在是医学生，将来是人类健康的守护神和白衣战士。我们知道每个人都可能会经历患病的磨难，患病需要治疗，而药物是帮助人们战胜疾病维护健康的重要武器。古人云“是药三分毒”，药物又是把“双刃剑”，合理用药可以防治疾病，但用之不当又会产生许多不良反应而危害人类健康。据中国疾病预防控制中心统计，我国每年有250万人因用药不当而住院治疗，19万人因此死亡，用药知识匮乏是导致悲剧的主要原因。因此医学生学好药物学基础知识，掌握用药技能尤为重要。

药物学基础正是为临床防治疾病、合理用药奠定理论基础，是医学生必修的一门重要核心课程，也是联系基础医学与临床医学，医学与药学之间的桥梁学科。全书内容分为8个项目，即药物基础与应用总论、化学治疗药物、外周神经系统药物、中枢神经系统药物、内脏系统药物、心血管系统药物、血液系统药物、内分泌系统药物。其中总论部分主要论述药物学的基本理论及处方知识，为学习临床常见疾病各系统治疗药物奠定基础，对各论的学习有概括和指导意义。各论部分主要论述各系统疾病治疗药物的主要作用、临床用途、不良反应和药疗须知等。由于本门课程是在同学们未接触临床专业课之前学习，加上药物种类繁多、一种药物可能有多个名称、药物的作用多、用途多、不良反应多这“五多”，同时药物的应用涉及大量临床知识，加之你们对药物所涉及的疾病比较陌生，缺乏感性认识，可能刚开始学习时会感到难学、难记、难掌握，枯燥乏味等。因此本教材针对你们岗位需求及教学需要，重视基础与临床相联系，采用了用药案例与教学内容相结合的编写形式，从临床病例中筛选出一些适宜药物学教学的典型用药案例或处方示例，每项目设有“导学”内容，指出重点难点，课程中穿插知识链接、重点提示、动动脑、实训互动、助记口诀等丰富的教学资源，后附自测题，配有电子光盘和网上学习资源，既是教师教学的好教材，也是你们学习药物学知识的好学材，真正体现了“教学做”合一的教学改革思想，同学们在学习时，可结合这些教学资源将你们学过的或正在学习的一些学科知识更加集中紧密地联系、融合在一起，“边学、边做、边用”，锻炼发现、分析和解决实际问题的能力，提高课堂学习效果和职业素养。

同学们，在同疾病作斗争的过程中，药物将是我们的重要武器，我们从现在开始就要学会正确合理使用药物，养成良好的用药思维，使之充分发挥治疗作用，尽量减少不良反应，让药物更好地为人类的健康服务，老师与你们一起努力。你们在学习过程中遇到什么困难或对教材有什么意见和建议也祈盼指正，以求在教学中不断修正与提高，以臻完善。

符秀华

2014年6月

第二版前言

《药物基础与应用》是卫生职业教育农村医学及相关医学类专业的一门必修专业基础课，本书第一版从2005年12月出版以来，深受广大师生欢迎。

本次修订根据助理执业医师考试要求和基层临床工作特点，对教材的内容和结构作了较大的调整，将教材重点从"药理机制"向"临床药疗"过渡，更加贴近临床用药实际。

全书包括8个项目、2套试题、10个实验、附录四部分内容，介绍了临床常见的7类药物，分别是化学治疗药物、外周神经系统药物、中枢神经系统药物、内脏系统药物、心血管系统药物、血液系统药物、内分泌系统药物。按临床用途分为7个项目，项目中的每种药以"任务"的形式，从临床典型用药案例入手，按"制剂用法—临床用途与药理—不良反应—药疗要点"的顺序介绍，并在每种药物后面列出本药临床处方示例。体现了教材内容与临床工作实际的对接。

本书内容选取及编排还考虑我国中等卫生职业教育的现状和学生的认知接受能力，在知识讲述上循序渐进，通俗易懂。在内容编排上构建"理论—实训—实验"三位一体的卫生职业教育农村医学专业教材框架。教材双色印刷，构思新颖，图文并茂，注重思想性、科学性、先进性、启发性和实用性相结合，突显"贴近岗位的卫生职业教育教材"特色。

本书还附有网上学习资源，供广大师生学习参考。

本书所选案例、处方示例等仅供学习参考，具体用药以当时国家最新药典和药品说明书为准。

本书读者反馈邮箱 zz_dzyj@pub.hep.cn。

符秀华　田小娟

2014年6月

第一版前言

本书根据教育部《2004—2007年职业教育教材开发编写计划》的精神，并根据现代职业教育的理念，为培养和造就面向21世纪新型高素质技能型人才需要而编写。适用于卫生职业学校护理、药学和医学相关类专业的学生使用。

本书的编写以培养技能型人才为宗旨，力求做到突出职业教育特点，注重知识的实用性，实现教学与岗位知识需求的"零距离"。为此，我们在编写内容上做了如下几方面的大胆尝试：一是在重要章节前先介绍典型病例，让学生明确所学知识的实用价值，带着问题学习，充分调动学生的积极性。二是根据药物的作用、用途和不良反应，并结合临床，增编了"用药指导"和"疗效与毒性监测"内容，以满足医学相关专业学生将来在临床执行医嘱、对患者进行用药指导、咨询以及进行药物疗效和毒性监测时的知识需求，突出了药物学知识的专业实用性。三是在第一章"总论"中增加了一节"药物基本知识"，介绍药品的概念、分类、药品标准和药品标示等，在实验指导中编有与之配套的"药品咨询技能训练"，有助于提高学生的职业能力，具有较大的实用价值。四是体现分层教育思想。在理论知识以"实用、够用"为度的原则指导下，正文部分精简了药物作用机制，满足基本教学要求。在部分章节后编写的"选学内容"，则主要涉及药物的作用机制（用*表示）和药物在应用方面的新进展（用**表示），以满足学有余力的学生深化、拓展知识的需求。

本教材共有17章，第一章由冉龙泉编写，第二章由肖小华编写，第三章由邱国俊编写，第四、五章由黄素臻编写，第六、八章由辛蓉编写，第七、九、十五、十六章由汪翔编写，第十、十四、十七章由王小澜编写，第十一、十二、十三章由原跃玲编写，实验一至实验四由冉龙泉编写，实验五、六由肖小华编写，实验七、八由邱国俊编写，实验九、十由黄素臻编写，实验十一、十二由辛蓉编写，实验十三、十四由汪翔编写，实验十五由王小澜编写。

本教材在编写过程中得到了各编者所在单位的大力支持和帮助，得到了高等教育出版社的悉心指导，在此一并致谢。

由于编者水平有限，书中的不妥和疏漏之处，恳请广大师生给予批评和指教。

编　者

2005年1月

目录

项目一　药物基础与应用总论 …………… 1
任务一　绪言 ……………………………… 1
任务二　药物对机体的作用——药效学 …… 3
任务三　机体对药物的影响——药动学 …… 7
任务四　影响药物作用的因素 ……………… 17
实训 1－1　药物基础与应用相关知识 …… 26
实训 1－2　药品说明书的临床应用 ……… 28
实训 1－3　处方与用药医嘱的执行 ……… 29
项目二　化学治疗药物 …………………… 33
任务一　抗菌药物有关的概念和术语 ……… 33
任务二　抗生素 …………………………… 35
任务三　人工合成的抗菌药 ……………… 51
任务四　抗结核病药 ……………………… 60
任务五　抗真菌药、抗病毒药与消毒防腐药 … 64
任务六　抗寄生虫病药 …………………… 69
任务七　抗恶性肿瘤药 …………………… 76
实训 2－1　青霉素类过敏性休克的抢救 … 81
项目三　外周神经系统药物 ……………… 82
任务一　传出神经系统药概述 …………… 82
任务二　胆碱受体激动药与抗胆碱酯酶药 … 86
任务三　胆碱受体阻断药 ………………… 90
任务四　肾上腺素受体激动药 …………… 94
任务五　肾上腺素受体阻断药 …………… 101
任务六　局部麻醉药 ……………………… 104
任务七　抗变态反应药 …………………… 107
实训 3－1　有机磷酸酯类农药中毒及解救 …………………………… 110
项目四　中枢神经系统药物 ……………… 113
任务一　镇静催眠药与抗惊厥药 ………… 113
任务二　抗癫痫药 ………………………… 118
任务三　抗帕金森病药 …………………… 121
任务四　抗精神失常药 …………………… 123
任务五　镇痛药与解热镇痛抗炎药 ……… 129
任务六　中枢兴奋药 ……………………… 139
实训 4－1　镇静催眠药中毒及解救 ……… 142
实训 4－2　抗感冒药组方原则及合理用药 ……………………………… 143
项目五　内脏系统药物 …………………… 145
任务一　呼吸系统药 ……………………… 145
任务二　消化系统药 ……………………… 151
任务三　子宫兴奋药与抑制药 …………… 160
任务四　利尿药与脱水药 ………………… 165
实训 5－1　利尿药的合理用药 …………… 171
项目六　心血管系统药物 ………………… 173
任务一　抗高血压药 ……………………… 173
任务二　抗心力衰竭药 …………………… 181
任务三　抗心律失常药 …………………… 187
任务四　抗心绞痛药 ……………………… 192
任务五　调血脂药与抗动脉粥样硬化药 … 197
实训 6－1　抗高血压药的合理用药 ……… 200
实训 6－2　抗心绞痛药的合理用药 ……… 201
项目七　血液系统药物 …………………… 203
任务一　促凝血药与抗凝血药 …………… 203
任务二　抗贫血药与血容量扩充药 ……… 211
实训 7－1　铁剂的合理用药 ……………… 215
项目八　内分泌系统药物 ………………… 217
任务一　糖皮质激素类药 ………………… 217
任务二　甲状腺激素类与抗甲状腺药 …… 223
任务三　胰岛素与其他降血糖药 ………… 227
任务四　性激素与避孕药 ………………… 234
实训 8－1　糖皮质激素的合理用药 ……… 240
实训 8－2　抗甲状腺素药的合理用药 …… 241
实训 8－3　抗糖尿病药的合理用药 ……… 242
综合测试题 ………………………………… 244
模拟试题（一） …………………………… 244
模拟试题（二） …………………………… 254
模拟试题参考答案 ………………………… 263
实验指导 …………………………………… 264
实验 1　常用实验动物的捉拿和给药方法 … 264

实验 2 用药剂量对药物作用的影响 …… 266
实验 3 给药途径对药物作用的影响 …… 266
实验 4 药物配制的计算方法 …………… 267
实验 5 药物体外配伍禁忌 …………… 268
实验 6 链霉素急性中毒及解救 ………… 269
实验 7 毛果芸香碱与阿托品对家兔瞳孔和唾液分泌的作用 …………………… 270
实验 8 普鲁卡因与丁卡因表面麻醉作用比较 ……………………………… 271
实验 9 尼可刹米致惊厥与地西泮的抗惊厥作用 ……………………………… 272
实验 10 硫酸镁中毒及解救 ………………… 272
附录 常用抗菌药物相互作用表 ……… 274

1

项目一　药物基础与应用总论

任务一　绪　　言

任务目标

1. 熟悉药物、药物效应动力学、药物代谢动力学的概念。
2. 了解药物学的发展简史。

一、药物与药物基础与应用的概念

药物是指能影响机体的生理生化功能，用于预防、诊断、治疗疾病或计划生育的化学物质。药物是把"双刃剑"，既是人类战胜疾病的重要武器，但用之不当也会损害机体。因此，临床用药必须掌握药物基础与应用专业知识，明确用药目的，权衡利弊，慎重选用，才能做到合理用药。

知识链接：药物、毒物和食物

药物可用于预防、治疗和诊断疾病。毒物是指在较小用量时，即能引起机体功能性或器质性损害，甚至危及生命的物质。药物和毒物没有绝对界限，如药物用量过大也会引起中毒成为毒物。有些物质如山药、蜂蜜、葡萄糖、大蒜等通常为食物，但用来治病时又可转变为药物。

药物基础与应用是探讨药物与机体之间相互作用规律，指导临床合理用药的一门重要学科。其主要内容包括药物的体内过程及影响因素、药理作用、临床用途、不良反应、药疗须知等。

药物效应动力学（简称药效学）着重研究药物对机体的作用和作用机制；药物代谢动力学（简称药动学）主要研究药物在体内吸收、分布、代谢和排泄过程及血药浓度动态规律（图 1－1）。

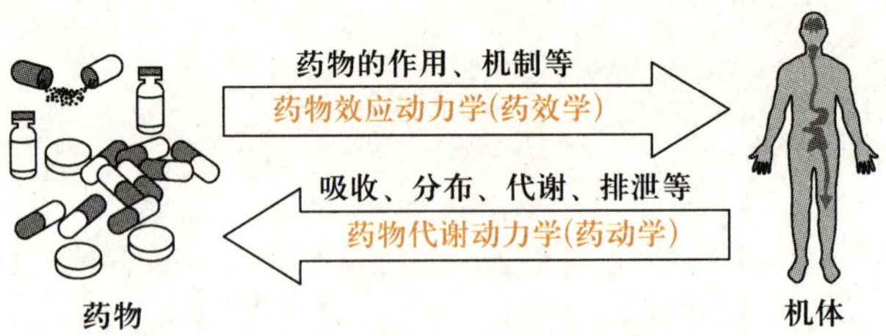

图 1-1 药效学与药动学示意图

二、药物学发展简史

1. 药物学阶段 远古时代,人们为了生存而从生活经验中得知的某些天然物质可以治疗疾病与伤痛,如饮酒止痛、大黄导泻、楝实祛虫、柳皮退热等。古人将这些经验以朴素的唯物论解释、归类、记载,使之在我国劳动人民同疾病的斗争中起了重要的作用。1 世纪前后的《神农本草经》及明代李时珍的《本草纲目》(刊于 1596 年)是中医学的经典著作,在我国药物学发展史上具有重要地位(其中《本草纲目》共 52 卷,收载药物 1892 种,插图一千多幅,药方一万多首),也是现今研究中药的必读书籍。

2. 药物学的发展 药物学真正成为一门现代科学是从 19 世纪开始的。德国的 R. Bucnheim(1820—1879)建立了第一个药理实验室,写出了第一本药理教科书。化学的发展使人们能从植物药中提取有效成分和合成新药,扩大了药物的范围。生物化学的发展为药理学的发展提供了可靠的科学方法,使人们能够观察药物对生理功能的影响,从而打破了药物作用的神秘性,并随着生物化学和分子生物学的发展,使药物学从整体、器官、细胞和亚细胞水平进入到分子水平,进而产生了生化药理学、分子药理学等。随着自然科学的相互渗透,出现了一系列药理学与其他学科之间的边缘学科,如临床药理学、精神药理学、免疫药理学、时辰药理学等。

三、药物基础与应用的任务和学习方法

药物基础与应用的任务是为临床合理用药提供理论依据。学习本门课的目的在于掌握药物的药理作用、临床用途、不良反应和药疗须知,以充分发挥药物的临床疗效,尽量避免药物的不良反应。

药物基础与应用是联系基础医学与医学临床课程的桥梁课程,前连基础后接临床,为医学专业课程及临床药物治疗提供支撑服务。药物种类繁多、作用各异,掌握学习方法尤为重要。

1. 联系基础知识 药物通过影响或改变机体原有的生理、生化功能或病理功能状态发挥作用。掌握生理、生化和病理等基础知识有助于对药物作用、临床用途及不良反应等知识的理解学习,做到融会贯通。

2. 联系临床实践 药物均有各自的适应证,在学习过程中可通过生活实例或临床案例,分析疾病的临床表现,掌握用药原则,学会合理用药。

3. 学会分析归纳 药物种类很多,但首先要掌握药物的分类及其代表药物,进而分析比较共性,抓住特点,及时归纳总结,加深记忆。

4. 加强实际应用　要立足于对药物作用、用途、不良反应和药疗须知的学习，注重实际应用。通过综合实训及实验，培养分析问题和解决实际问题的能力。

练　一　练

观看下图，举例说明药物与毒物、药品与毒品之间的关系。

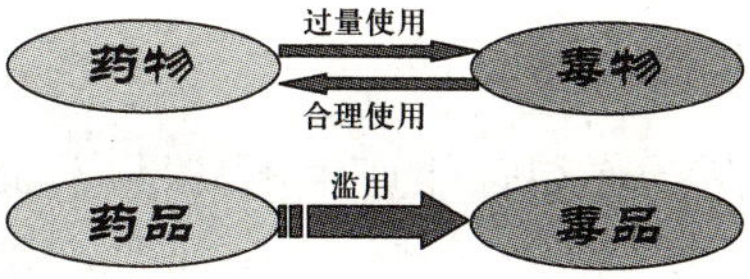

任务二　药物对机体的作用——药效学

任务目标

1. 掌握药物的基本作用、作用类型、防治作用和不良反应。
2. 熟悉药物的作用机制，药物与受体相互作用的规律。

药效学是研究药物对机体的作用及作用机制的科学。它是指导临床合理用药，防治疾病的理论基础。药物作用指药物对机体细胞的初始作用；药理效应指继发于药物作用之后组织细胞功能或形态的变化，是机体对药物反应的表现。二者意义接近，习惯称为药物作用。

一、药物的作用与类型

（一）药物的基本作用

药物基本作用指药物对机体原有功能活动的影响。凡能使机体功能活动增强的作用称为兴奋作用，如肾上腺素升高血压、尼可刹米加快呼吸等；凡能使机体功能活动减弱的作用称为抑制作用，如阿托品减少腺体分泌、吗啡减慢呼吸等。

（二）药物作用的类型

1. 局部作用与吸收作用　药物在吸收进入血液之前，在用药部位出现的作用称为局部作用，例如酒精、碘附的皮肤消毒作用等。药物从给药部位进入血液并分布到机体相应的组织器官而产生的作用称为吸收作用，例如氢氯噻嗪的利尿作用、地西泮的镇静催眠作用等。

2. 直接作用与间接作用　直接作用指药物在所分布的组织器官直接产生的作用。间接作用指由直接作用引发的作用，如强心苷选择性地作用于心肌，使心肌收缩力增强，增加衰竭心脏的排出量，是强心苷的直接作用；继而反射性提高迷走神经的兴奋性，使心率减慢，为强心苷的间接作用。

3. 选择作用与普遍细胞作用　选择作用指药物对机体不同组织器官在作用性质或强度上的差异，又称药物作用的选择性，如缩宫素选择性作用于子宫使子宫平滑肌收缩等。药物的选择作用是临床用药的基础，也是药物分类的依据。通常药物的选择性越高，针对性越强，疗效越好；药物的选择性低则作用广泛，但不良反应较多。药物的选择作用是相对的，随着剂量的增加，其作用范围逐渐扩大，选择性逐渐下降，如咖啡因小剂量选择性兴奋大脑皮质用于振奋精神，较大剂量兴奋延髓呼吸中枢用于抢救呼吸衰竭，剂量过大则会使整个中枢兴奋，甚至引起惊厥。

普遍细胞作用指有些药物的选择性较低，在治疗量时即对多种组织或器官产生类似的作用。如抗恶性肿瘤药对肿瘤细胞和人体正常细胞均有杀灭作用，在治疗肿瘤的同时可引起骨髓造血功能抑制等许多不良反应。

二、药物作用的效果

药物是把“双刃剑”，既有防治作用也能产生不良反应，此为药物作用的两重性。凡符合用药目的能达到防治疾病效果的称为防治作用；不符合用药目的，对人体不利甚至有害的反应称为不良反应。

重点提示：药物的两重性是指防治作用和不良反应。

（一）防治作用

防治作用包括预防作用和治疗作用。预防作用指提前用药，防止疾病的发生，如接种疫苗预防传染病的发生等。治疗作用指疾病发生后，用药物消除病因或缓解症状的作用。根据治疗目的不同分为以下两种：

1. 对因治疗　用药目的在于消除原发致病因子，彻底治愈疾病，也称治本。如细菌感染时应用抗菌药以杀灭致病菌而达到根治目的。临床补充营养物质治疗营养缺乏病（补充治疗）或补充激素治疗内分泌功能低下（替代治疗），也属于对因治疗。

2. 对症治疗　用药目的在于改善疾病症状或减轻患者痛苦，也称治标。如失眠患者服用催眠药改善睡眠；发热患者应用解热药退热等。

对因治疗可以根治疾病，因而对因治疗是临床用药的关键。但高热、休克等某些危急情况，挽救患者的生命是当务之急，此时对症治疗更为迫切。临床用药应根据具体情况灵活应用，坚持“急者治标，缓者治本，标本兼治”的原则，妥善处理对症治疗和对因治疗的关系。

（二）不良反应

1. 副作用　指药物在治疗剂量时出现的与用药目的无关的作用，也称副反应。如麻黄碱治疗哮喘时会因其中枢兴奋作用而产生失眠的副作用等。副作用是与治疗作用同时发生的药物的固有作用，可给患者带来不适或痛苦，但一般较轻微，是可以恢复的功能性变化。产生副作用的原因是药物作用的选择性低，当利用某一作用时，其他药理作用就成为副作用。如阿托品用于治疗胃肠痉挛所致的胃肠绞痛时，可引起口干、便秘、心悸等副作用。另外，随着用药目的不同，副作用与防治作用可以发生转变。医师应告诉患者药物可能出现的副作用，避免产生不必要的恐慌。

2. 毒性反应　指用药剂量过大或用药时间过长产生的对机体有明显损害的反应。毒性反应一般也是可以预知的，危害较大。用药后立即发生的毒性反应称为急性毒性，多损害循环系统、呼吸系统及神经系统功能；长期使用致体内药物蓄积过多而缓慢出现的毒性反应为慢性毒性，多损害肝、肾、骨髓、内分泌系统等的功能。因此，临床用药要严格掌握剂量、疗程，仔细观察，及时发现，尽量避免毒性反应的发生。药物的致癌、致畸胎、致突变作用称为药物的“三致”作用，是药物的特殊慢性毒性反应，在用药过程中要严加防范。

知识链接:"反应停"事件

20世纪50年代联邦德国研制开发的一种治疗孕妇妊娠反应的药物沙利度胺(反应停),孕妇应用后产下手脚发育畸形的"海豹肢样"新生儿。经过调查证明这种畸形与患者的母亲在怀孕期间服用反应停有关。这是历史上典型的药物致畸事件,被称为"反应停事件",是"20世纪最大的药物灾难"。

3. 变态反应　指少数过敏体质者对某些药物产生的一种病理性免疫反应,又称过敏反应。致敏物质可以是药物本身、药物的代谢物或药物制剂中的其他物质。过敏反应的发生与剂量无关,而与体质有关,不易预知,危害轻重不一,轻者表现为皮疹、药热、血管神经性水肿、哮喘等,严重者可发生过敏性休克甚至死亡。因此用药前要询问用药史和药物过敏史,有的药物在用药前还须按规定做皮肤过敏试验。药物过敏试验要准确配制药液,严格掌握操作方法,认真观察反应,正确判断结果,并做好急救准备。

4. 特异质反应　指少数先天性遗传异常的患者对某些药物产生的一种遗传性异常反应。如体内缺乏葡萄糖-6-磷酸脱氢酶者应用磺胺药、伯氨喹、奎宁、氯霉素等发生急性溶血。

5. 继发反应　指继发于药物治疗作用之后的不良反应,也称治疗矛盾。如长期应用广谱抗生素后出现的"二重感染"。

6. 后遗效应　指停药后血药浓度已降至最低有效浓度(阈浓度)以下时的药理反应。如服用巴比妥类药物催眠,次日清晨出现乏力、头晕、困倦等"宿醉现象"。

7. 停药反应　指长期应用某种药物治疗疾病时突然停药会使原有疾病加重或复发的现象,又称反跳现象。有停药反应的药物,应用时不能突然停药,应逐渐减量,例如长期应用β受体阻断药治疗高血压,突然停药会使血压骤升,甚至出现高血压危象。

动动脑:请将患者用药后出现的症状与具体的不良反应连线:

◎服用感冒药后打瞌睡	毒性反应
◎服用安眠药后循环衰竭	后遗效应
◎服用安眠药后第2日还昏昏沉沉	停药反应
◎突然停用降压药后血压回升	继发反应
◎使用抗生素后导致二重感染	变态反应
◎花粉过敏	副作用

三、药物的作用机制

药物作用机制主要研究药物作用是如何产生的。药物的种类繁多,作用机制也较为复杂,主要有以下几种方式:

重点提示:药物的主要作用机制是与受体结合产生药理效应。

(一)药物与受体结合

受体是存在于细胞膜或细胞内,能识别、结合特异性配体并发生特定效应的大分子物质。受体的类型包括：①含离子通道的受体，如N胆碱受体；②G－蛋白耦联的受体，如肾上腺素等肽类受体；③具有酪氨酸激酶活性的受体，如胰岛素受体；④细胞内受体，如激素类受体。大多数药物的作用是通过与受体结合而呈现的。药物与受体结合产生效应，须具备两个条件：一是药物与受体相结合的能力，即亲和力；二是药物激动受体的能力，即内在活性。

1. 受体激动药　指与受体既有亲和力又有内在活性的药物，又称受体兴奋药。根据药物内在活性大小，受体激动药又分为完全激动药和部分激动药。完全激动药有较强的亲和力和内在活性，而部分激动药有较强的亲和力却只有较弱的内在活性。

2. 受体阻断药　指与受体有亲和力而无内在活性的药物，又称受体拮抗药。受体阻断药与受体结合后，阻碍了激动药与受体的结合，与受体激动药有对抗作用。

3. 受体调节　在生理、病理或药理等因素的影响下，受体在数目、亲和力和效应力方面的变化称为受体调节，包括向上调节和向下调节。

（1）向上调节：受体的数目增多，亲和力增加或效应力增强称为向上调节。向上调节的受体对再次用药非常敏感，药物效应增强，此现象称为受体超敏。如长期应用β受体阻断药，可使β受体向上调节；一旦突然停药，因β受体数目增多而对体内的递质去甲肾上腺素产生强烈反应，可引起心动过速、心律失常或心肌梗死等。

（2）向下调节：受体的数目减少，亲和力减低或效应力减弱称为向下调节。向下调节的受体对再次用药反应迟钝，药物效应减弱，此现象称为受体脱敏。受体脱敏可因多次使用受体激动药引起，是产生耐受性的原因之一。

4. 信号转导　配体（第一信使）与受体结合后，尚需通过信号转导，才能激发细胞内效应，如与受体耦联的G蛋白具有重要的信号转导作用，能把细胞外围信息转换为细胞内信息。信号转导系统通过调节腺苷酸环化酶、鸟苷酸环化酶和磷脂酶C活性，开放K^+通道或Ca^{2+}通道等，导致细胞内环磷酸腺苷（cAMP）、环磷酸鸟苷（cGMP）、三磷酸肌醇（IP_3）和Ca^{2+}等第二信使物质增加，参与细胞的各种生物调控过程，最终产生特定的药物效应（图1－2）。

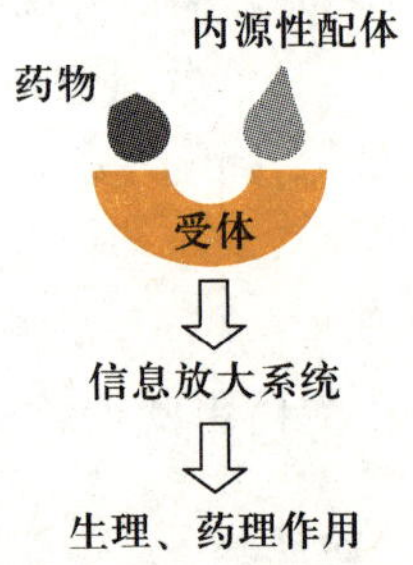

图1－2　受体信号转导示意图

（二）其他机制

1. 影响酶的活性　阿司匹林抑制体内环氧酶，抑制前列腺素的合成，发挥解热、镇痛、抗炎抗风湿作用；奥美拉唑抑制胃黏膜H^+－K^+－ATP酶，抑制胃酸的分泌。

2. 参与或干扰细胞代谢　代谢过程是在酶的催化下进行的，药物影响酶的活性就会干扰代谢过程，从而发挥作用。例如，新斯的明通过抑制胆碱酯酶加强或延长乙酰胆碱的作用；碘解磷定通过恢复胆碱酯酶的活性而加速乙酰胆碱的灭活。

3. 影响生理物质的转运　影响生物膜功能的药物通过影响生物膜离子通道干扰离子转运过程。例如抗心律失常药主要通过影响Na^+、Ca^{2+}或K^+的转运而发挥作用；氢氯噻嗪抑制肾小管对Na^+的重吸收发挥利尿作用。

4. 影响核酸的代谢　利福平抑制细菌依赖于DNA的RNA多聚酶，阻碍mRNA合成，是强效的抗结核药物。喹诺酮类可影响DNA的合成产生抗菌作用。

5. 影响免疫功能　糖皮质激素能抑制机体的免疫功能，用于器官移植时的排斥反应。

6. 改变理化环境　甘露醇提高血浆渗透压产生脱水作用；抗酸药中和胃酸治疗溃疡病。

练　一　练

1. 患者，女，25岁。患急性扁桃体炎，医嘱用青霉素治疗。青霉素皮试5 min后患者出现胸闷、气急、面色苍白、出冷汗、脉细速、血压下降、烦躁。考虑患者可能出现什么情况？

2. 患者，男，38岁。因胆绞痛剧烈而住院，予口服阿托品、肌内注射哌替啶治疗。患者用药后出现口干、视物模糊、心悸等症状。考虑患者出现何种不良反应？

任务三　机体对药物的影响——药动学

任务目标

1. 掌握药物的体内过程、半衰期和稳态血药浓度对临床用药的影响。
2. 熟悉药物跨膜转运及药物的消除与蓄积。

药物的体内过程包括吸收、分布、代谢和排泄(图1－3)。在此过程中，药物体内血药浓度随时间变化而变化，进而影响药物对机体作用的快慢、强弱和维持时间的长短。了解药物的体内过程，对认识药物的作用及其特点、合理用药有重要实际意义。

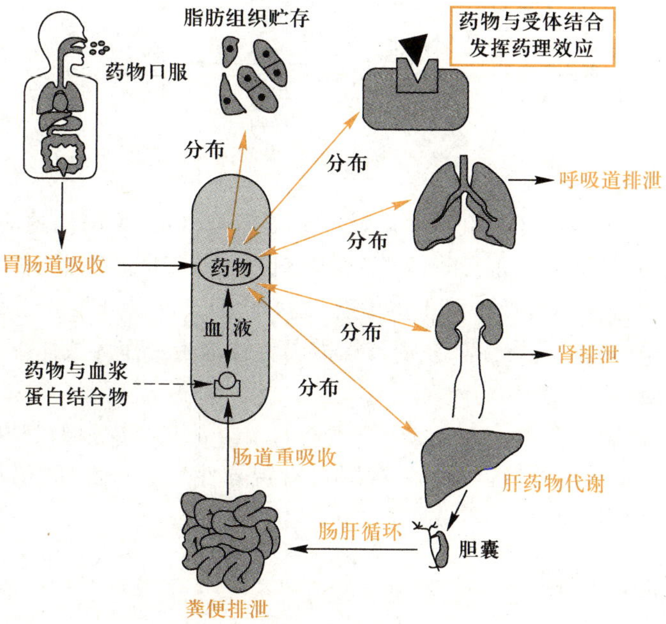

图1－3　口服给药体内过程示意图

一、药物的跨膜转运

药物在体内的吸收、分布和排泄均需通过组织细胞的生物膜。药物通过生物膜的过程称为跨膜转运。药物跨膜转运的方式主要有被动转运和主动转运两种(图1-4)。

(一) 被动转运

药物的被动转运是一种不耗能的顺浓度差转运。特点:①转运的作用力来自细胞膜两侧的浓度梯度,是顺浓度差转运;②除易化扩散外,均不需要载体;③不消耗能量;④相对分子质量小、脂溶性高、极性小、非解离型的药物容易通过生物膜。被动转运有三种常见方式:

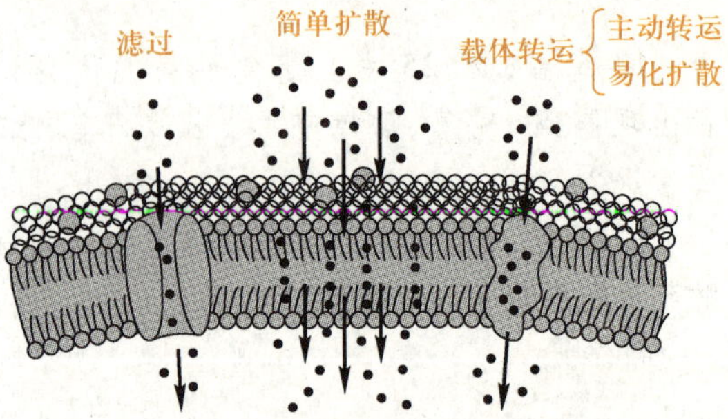

图1-4 药物跨膜转运示意图

1. 简单扩散 指药物溶于脂质而通过细胞膜的过程,又称脂溶扩散。大多数药物通过此方式转运。相对分子质量小、极性小(解离型少)、脂溶性高的药物均易通过此方式转运。多数药物属弱酸性或弱碱性化合物,所以体液环境pH的变化将影响药物的解离度,从而影响药物转运。一般弱酸性药物在碱性环境中解离度大,极性增大,脂溶性降低,不易通过生物膜;反之,弱碱性药物在碱性环境中解离型少,极性减小,脂溶性增高,容易通过生物膜转运(图1-5)。

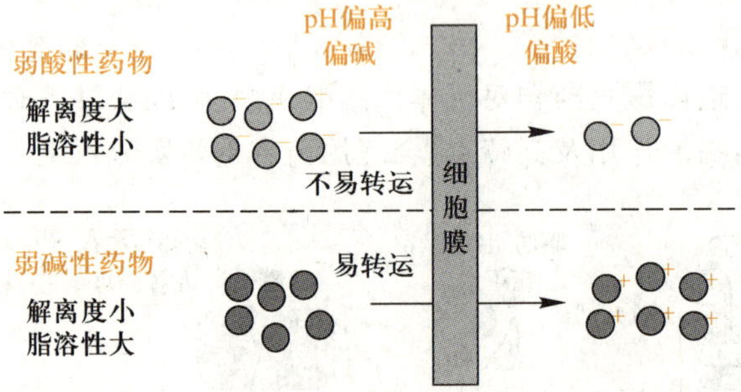

图1-5 pH对药物跨膜转运的影响示意图

2. 膜孔滤过 指直径小于膜孔的水溶性小分子药物,借助膜两侧的流体静压和渗透压差被水携带至低压侧的过程。如乙醇、乳酸等水溶性物质可通过此方式扩散。

3. 易化扩散 指药物借助于膜上的载体或离子通道蛋白跨膜转运的方式,具有特异性、饱和现象及竞争抑制等特点。如铁剂转运需要转铁球蛋白作为载体。

(二) 主动转运

主动转运是一种借助载体、耗能的、逆浓度差的转运。只有少数药物以主动转运方式通过细胞膜。特点:①逆浓度差转运;②需要载体,有特异性和选择性;③消耗能量;④具有饱和性;⑤存在竞争性抑制现象。

二、药物的体内过程

(一) 药物的吸收

药物自给药部位进入血液循环的过程称为吸收。药物吸收的快慢、多少可影响药物作用的快慢、强弱和维持时间长短。静脉注射时,药物直接进入血液循环,没有吸收过程。其他给药方式均须通过毛细血管壁或消化道黏膜等生物膜才能吸收。片剂、胶囊剂在胃肠道必须先崩解、溶解后才可能被吸收。影响药物吸收的因素主要有:

1. 给药途径和吸收部位　给药途径影响药物吸收的速度,药物吸收速度从快到慢依次为:气雾吸入、舌下含服、直肠给药、肌内注射、皮下注射、口服、皮肤给药。其特点和影响因素见表1-1。

表1-1　不同给药途径的吸收部位与影响因素

给药途径	吸收部位	影响因素
口服	胃肠黏膜	服药时饮水量、胃肠道内容物的多少与性质、胃肠蠕动、胃肠道pH、胃肠道血液循环及药物颗粒大小等
舌下	颊黏膜	药物脂溶性大小、药物剂量
直肠	直肠下段毛细血管	直肠下段血液循环状况
吸入	肺泡上皮细胞	肺泡面积、肺血流量、药物的挥发性
肌内注射	肌肉组织毛细血管	药物的性质、局部血液循环状况
皮下注射	皮下组织毛细血管	药物性质及透脂酶

(1) 消化道给药:口服给药是最常用、最安全和最便捷的给药途径(图1-6,图1-7)。由于胃的吸收面积小,排空速度较快,仅有少数弱酸性药物经胃吸收。小肠具有吸收面积大、血流丰富、蠕动缓慢、pH接近中性等特点,是药物吸收的主要部位,大多数口服药物通过小肠吸收。药物在小肠吸收受药物崩解度、胃肠液pH和排空速度、食物等因素的影响。除口服降糖药、多种缓释剂必须在餐前1 h服药外,大多数药物常在进餐时或进餐后内服,以减少胃肠道反应。

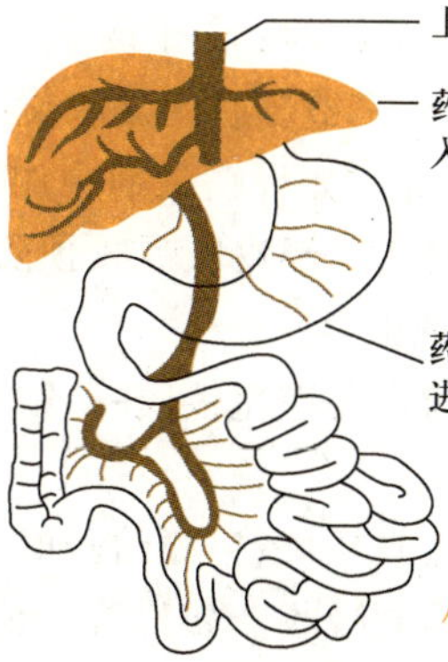

图1-6　口服给药吸收过程示意图

药物经消化道吸收后经门静脉到达肝,再进入血液循环。某些药物在经过肠壁和肝时被代谢灭活,使进入体循环的药量减少,药效降低,这种现象称为首关消除,又称首关效应。首关消除率高的药物,不宜口服给药,如硝酸甘油等。

舌下含服和直肠给药也属于消化道吸收,其特点是可避免首关消除,吸收较迅速,但给药量有限,且有时药物吸收不完全。

(2) 注射给药:皮下或肌内注射,药物经毛细血管壁吸收,可避免首关消除和胃肠液中酸碱及消化酶药物的影响,给药剂量准确,药物效应快速、显著。多数药物呈溶解状态易吸收,但地西泮、苯妥英钠和地高辛等少数药物在注射部位水溶性很低,吸收慢而不规则。休克时周围循环衰竭,皮下或肌内注射吸收速度减慢,需静脉给药。

(3) 吸入给药:经口鼻吸入的药物可从肺泡吸收。肺泡血流量丰富且表面积大,吸收迅速,凡气体或挥发性药物可直接进入肺泡。如抗心绞痛药物亚硝酸异戊酯为挥发性液体,吸入后,由肺迅速吸收,缓解心绞痛症状。

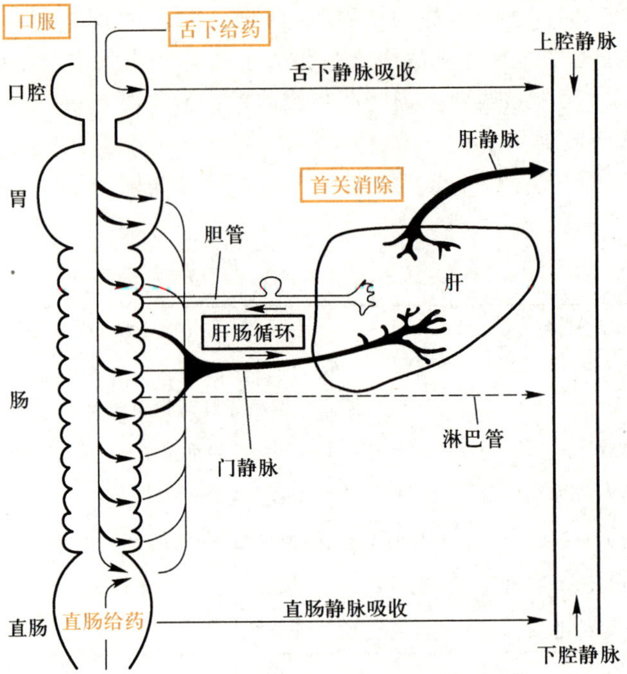

图 1-7　消化道给药及首关消除示意图

(4) 经皮给药：由于皮肤角质层和皮脂腺的分泌物覆盖在皮肤表面，可阻止水溶性物质通过，所以完整皮肤的吸收能力很差。但脂溶性高的药物可经皮肤吸收，如美曲磷酯（有机磷农药）等。如果在制剂中加入透皮剂如氮酮等，吸收速度会加快，如硝酸甘油剂贴于前臂内侧或胸前区经皮肤吸收预防心绞痛发作。

2. 其他因素

(1) 药物的理化性质：药物的分子越小、脂溶性越高、解离度越小，吸收越容易，反之，则难被吸收。

(2) 吸收环境：口服给药时，胃的排空速度、肠蠕动的快慢、胃肠内容物的多少及性质均可影响药物的吸收。如胃排空延缓、肠蠕动过快、肠内容物过多等均不利于药物吸收。另外，改变吸收环境的 pH 可改变药物的解离度，也可影响药物的吸收。

(3) 药物的制剂：药物的不同制剂，其吸收速度不同。口服给药时，液体制剂的吸收速度快于固体制剂；注射给药时，水溶性制剂较混悬剂、脂溶性制剂吸收快。

药物制剂被机体吸收利用的程度和速度称为生物利用度。静脉注射药物全部进入体循环，生物利用度为 100%；口服药物受制剂溶解度和首关消除的影响，不能全部进入体循环，生物利用度达不到 100%。其计算公式为：

$$\text{生物利用度}=\frac{\text{吸收进入体循环的药量}}{\text{给药剂量}}\times 100\%$$

不同剂型的药物、同一剂型不同厂家的药物、同一厂家不同批号的药物，其生物利用度可能不同；相同药物、不同个体，其生物利用度也会不同。因此，在药物治疗时，应考虑生物利用度差异，调整用药剂量，以免影响治疗效果。

（二）药物的分布

药物的分布指药物从血液循环转运到细胞间液及细胞内液的过程。药物在体内的分布不均匀。药物分布浓度越高，在此部位的作用也越强；药物分布速度越快，起效也越快。影响药物分布的主要因素有：

1. 药物的理化性质和体液的 pH　生理情况下细胞内液 pH 约为 7.0，细胞外液 pH 约为 7.4。弱酸性药物在酸性环境中解离少，易透过细胞膜，因此在细胞内浓度低于细胞外液；弱碱性药物在碱性环境中解离少，易跨膜转运，因此在细胞内浓度高于细胞外液。提升血液 pH 可使弱碱性药物向细胞内转移，弱酸性药物向细胞外转移。故临床上可应用碳酸氢钠碱化血液和尿液，促进巴比妥类弱酸性药物由脑组织向血浆转运并减少药物肾小管的重吸收，从而使药物排泄增加，用于解救巴比妥类的中毒。

脂溶性药物或水溶性小分子药物易透过毛细血管壁，由血液分布到组织；而水溶性大分子药物或解离型药物难以透过毛细血管壁进入组织，如甘露醇静脉滴注后，主要保留在血液，提高血浆渗透压，使组织脱水。

2. 药物与血浆蛋白结合　药物在血液中能不同程度地与血浆蛋白结合。结合型药物由于相对分子质量变大，不易跨膜转运，影响分布，因而结合型药物暂时失去药理活性。未结合的药物（游离型）可发挥药理活性。药物与血浆蛋白的结合是可逆的。结合型药物与游离型药物以一定比例处于动态平衡，当游离型药物被转化或排泄，血浆浓度降低时，结合型药物可自血浆蛋白释出呈游离型。药物不同，其血浆蛋白结合率也不同。药物与血浆蛋白结合率越高，则药物作用起效越慢，作用维持时间越长（图 1－8）。

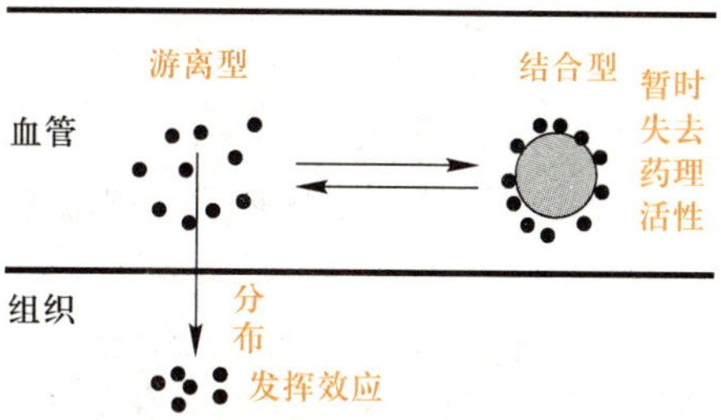

图 1－8　药物与血浆蛋白结合示意图

两种药物同时使用可能与同一蛋白竞争结合而发生置换现象。如抗凝血药华法林 99% 与血浆蛋白结合，发挥疗效慢，当与保泰松合用时，结合型的华法林被置换出来，致使血浆内游离药物浓度明显增加，抗凝作用增强，甚至造成危及生命的出血。

3. 药物与组织的亲和力　有些药物与某些组织细胞有特殊的亲和力，使药物在某些组织中的浓度高于血浆药物浓度。如碘主要集中在甲状腺，其浓度比血浆中浓度高约 25 倍。

4. 局部器官的血流量　血流量大的组织器官，如肝、肾、脑、心等，药物分布速度快，药量多；皮肤、脂肪和大多数内脏则药物分布速度慢，药量少。

5. 体内屏障　药物在血液与器官组织之间转运时所受到的阻碍称为屏障。体内屏障可影响药物的分布，进而影响药物的作用。体内屏障包括血脑屏障、胎盘屏障和眼屏障等。

（1）血－脑屏障：血－脑屏障可选择性阻止多种物质由血液进入脑组织。药物只有通过血脑－屏障才能进入脑组织。脂溶性高、血浆蛋白结合率低或小分子的药物易透过血－脑屏障进入脑组织（图 1－9）。婴幼儿血脑屏障发育不健全，药物易通过而引起中枢神经系统不良反应，用药应慎重。脑病患者宜选用易通过血－脑屏障的药物。

（2）胎盘屏障：指胎盘将母体与胎儿血液隔开的屏障，其通透性与一般细胞膜相似。大多数药物均可通过胎盘屏障进入胎儿体内，故孕妇用药应慎重。对胎儿有毒性或致畸作用的药物孕妇禁用。

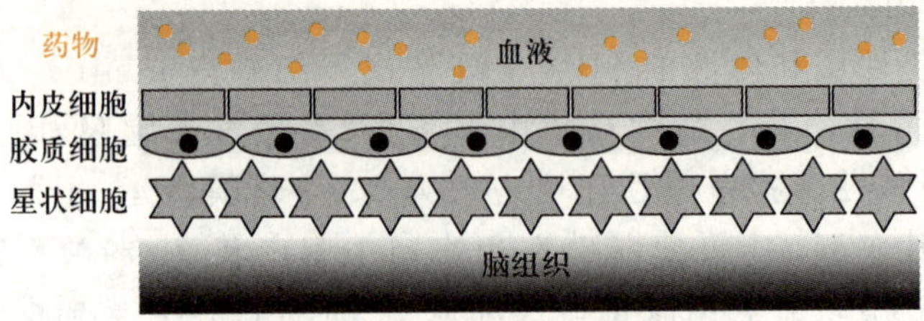

图 1-9　药物与血脑屏障示意图

(3) 眼屏障：包括血－房水屏障及血－视网膜屏障。临床治疗眼部疾病采用全身给药方法时，药物很难在眼内达到有效治疗浓度，常需采用结膜囊给药、结膜下注射或球后注射给药以提高眼内药物浓度，增强治疗效果。

动动脑：讨论为何会出现下列情况：①药物进入体内后可以持续作用一段时间；②巴比妥中毒后使用碳酸氢钠抢救；③碘摄入体内后进入甲状腺；④眼部炎症常采取滴眼液治疗。

(三) 生物转化

药物生物转化指药物在体内所发生的化学结构变化，又称药物代谢。肝是药物代谢的主要器官，其次是肾、肺和血浆等。

1. 生物转化的方式　药物在体内的生物转化方式有氧化、还原、水解和结合。其反应结果：①大多数药物经生物转化后失去活性成为无活性的代谢产物；②少部分药物经生物转化后，转化为仍具有活性的代谢产物；③少数无活性的药物经过生物转化后成为具有活性的药物；④有的药物经过生物转化后产生有毒性的代谢产物。

2. 生物转化的酶　药物代谢需要酶的参与，分为特异性酶和非特异性酶两大类。

(1) 特异性酶：指催化特定底物的酶，主要存在于线粒体、细胞质和血浆中，如胆碱酯酶、单胺氧化酶可分别转化乙酰胆碱和单胺类药物。

重点提示：药物大多数是在肝经肝药酶代谢。

(2) 非特异性酶：指存在于肝细胞微粒体内可促进大多数药物代谢的混合酶系统，主要成分是细胞色素 p450 酶系，是体内最强的氧化酶，简称肝药酶。其特性为：①选择性小、专一性低，可催化多种药物的代谢；②个体差异大，可受遗传、年龄、营养状态、机体状态、疾病等影响；③活性有限，易受某些药物的影响。

有些药物可影响药酶的活性。凡能增强药酶活性或增加药酶生成的药物称为药酶诱导剂（表 1-2）。它可加速药酶对自身和其他某些药物的代谢。如苯巴比妥的药酶诱导作用很强，连续用药能加速自身的代谢和抗凝血药华法林的代谢，使其药效降低。凡能减弱药酶活性或减少药酶生成的药物称为药酶抑制剂（表 1-2）。如氯霉素为药酶抑制剂，能减慢苯妥英钠的代谢，两药同服可使苯妥英钠的血药浓度升高、药效增强，甚至出现毒性反应。临床上合并用药时应注意药物间的相互影响。

表 1－2　常见的药酶诱导剂和药酶抑制剂

药物种类		受影响的药物
药酶诱导剂	巴比妥类	巴比妥类、氯霉素、氯丙嗪、可的松、香豆素类、洋地黄毒苷、地高辛、苯妥英钠、阿霉素、雌二醇
	灰黄霉素	华法林
	苯妥英钠	可的松、地塞米松、地高辛、茶碱
	利福平	香豆素类、地高辛、糖皮质激素类、美沙酮、美托洛尔、口服避孕药、普萘洛尔、奎尼丁
药酶抑制剂	氯霉素、异烟肼	双香豆素、甲苯磺丁脲
	西咪替丁	氯氮草、地西泮、华法林
	双香豆素	苯妥英钠
	保泰松	苯妥英钠、甲苯磺丁脲

药酶诱导剂和药酶抑制剂的特点见表 1－3。

表 1－3　药酶诱导剂和药酶抑制剂的特点

类别	对药酶作用	对药物的影响				药物
		代谢	血药浓度	药理活性	毒性反应	
药酶诱导剂	活性增加	加快	下降	减弱	减弱	苯巴比妥、保泰松
	合成加速					苯妥英钠、利福平
药酶抑制剂	活性减弱	减慢	上升	增加	增加	氯霉素、异烟肼
	合成减少					对氨基水杨酸

动动脑：癫痫大发作的患者需长期服药（2～4 年），其首选药为苯妥英钠或苯巴比妥钠。
问：苯妥英钠与苯巴比妥钠可否合用？疗效如何？

对肝功能不全的患者，使用经肝代谢转化的药物时，会加重肝的负担及药物在体内蓄积过量引起中毒。用药时应注意调整剂量，慎用对肝有毒性的药物。

（四）药物的排泄

药物的排泄指药物的代谢产物或原形排出体外的过程。肾是排泄药物的主要器官。此外，呼吸道、乳腺、汗腺等也可排泄药物。口服不被吸收的药物经肠道随粪便排出，如诊断用药硫酸钡，用于食道、胃肠道造影。大多数药物及其代谢产物以简单扩散方式经肾排泄。多数药物经过生物转化后作用减弱或消失，在排泄过程中一般不表现药理作用；但未经转化或转化后作用增强的药物，在排泄过程中可呈现药理作用或毒性。如抗菌药呋喃妥因主要以原形由泌尿道排出，故用于治疗泌尿道感染。磺胺类及其代谢产物因难溶于水，在排泄过程中有损害肾的可能（结晶沉淀、刺激或阻塞尿路，引起腰痛、蛋白尿、结晶尿、血尿甚至尿毒症）。

动动脑：临床用药前医师为什么需要患者检查肝肾功能？

1. 肾排泄　药物经肾排泄的主要方式是肾小球滤过，其次是肾小管分泌。经肾小球滤过进入肾小管的药物，可不同程度地被肾小管重吸收，重吸收越多，排泄速度越慢。重吸收的程度与药物的脂溶性、解离度、尿液量和尿液的 pH 有关。脂溶性高、非解离型药物重吸收量多，排泄慢；水溶性药物则排泄快。尿液的 pH 可影响弱酸、弱碱性药物的解离度，从而也影响药物在肾小管的重吸收。弱酸性药物在碱性尿液中、弱碱性药物在酸性尿液中解离度增大，重吸收量减少，排泄快；弱酸性药物在酸性尿液中、弱碱性药物在碱性尿液中解离度减小，重吸收量增多，排泄慢。临床可利用改变尿液 pH 的方法加速药物的排泄，以治疗药物中毒。如苯巴比妥中毒时，可用碳酸氢钠碱化尿液加速药物的排泄。

> 助记口诀：酸酸碱碱促吸收，酸碱碱酸促排泄。

2. 胆汁排泄　某些药物随胆汁进入肠道，由粪便排出。随胆汁排泄的抗菌药，如多西环素、红霉素、利福平，因在胆汁中的浓度较高，有利于治疗胆道感染。有的药物随胆汁排入小肠，在肠道内又被重新吸收入血，形成肠肝循环（图 1－10），使药物作用时间延长。

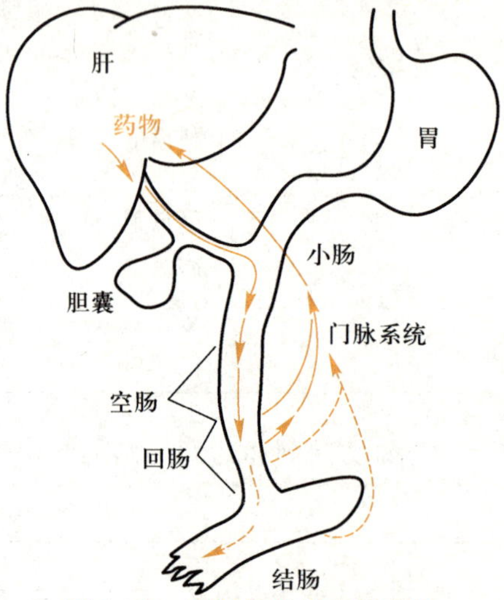

图 1－10　药物肠肝循环示意图

3. 乳汁排泄　乳汁偏酸性，弱碱性药物如吗啡、阿托品等易随乳汁排出，影响乳儿，故哺乳期妇女用药应慎重。

三、血药浓度变化的时间过程

药物在吸收、分布、生物转化和排泄的过程中，始终伴随着血药浓度随着时间变化而变化的动态过程。血药浓度－时间曲线（药－时曲线）指在给药后的不同时间采集血样，测定血药浓度，并以血药浓度为纵坐标、时间为横坐标所绘制的血药浓度随时间变化而升降的曲线（图 1－11）。药－时曲线反映药物吸收、分布与消除之间相互消长的关系。曲线的升段表明吸收速度大于消除速度；曲线峰值表示分布过程达到动态平衡浓度，表明吸收速度等于消除速度；曲线降段表明消除速度大于吸收速度。治疗范围介于最小有效浓度（MEC）和最小中毒浓度（MTC）之间。从图中可知药物作用的潜伏期、开始作用时间、达峰时间、持续作用时间、治疗范围及曲线下面积等。

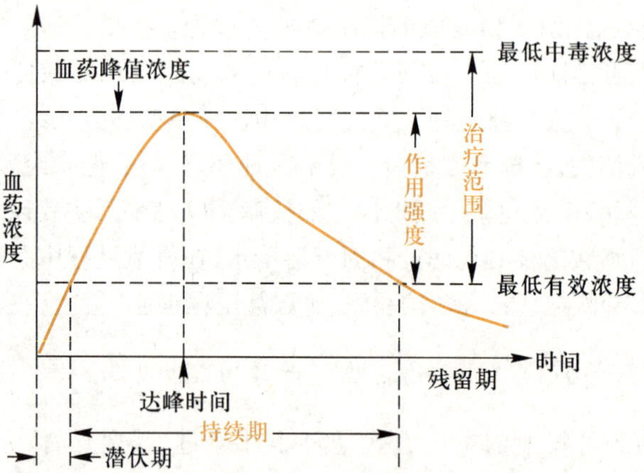

图 1－11　血药浓度－时间曲线（药－时曲线）示意图

四、药物的消除与蓄积

（一）药物的消除

消除指药物在体内经过生物转化和排泄后，血药浓度不断降低，活性逐渐消失的过程。药物在体内的消除方式主要有恒比消除和恒量消除。

1. 恒比消除　指单位时间内药物按恒定比例消除，又称一级动力学消除。大多数药物按此方式消除。药物的消除速率与血药浓度的高低成正比关系。血药浓度高，单位时间内药物消除多；血药浓度下降后，药物消除的量也减少。

2. 恒量消除　指单位时间内药物按恒定数量消除，又称零级动力学消除。药物的消除速率与血药浓度的高低无关。多数药物当用药量过大、血药浓度超过机体恒比消除能力极限时，机体以恒量消除方式进行，待血药浓度下降至较低浓度后则转为恒比消除。

（二）药物的蓄积

蓄积是指由于反复多次给药，药物进入体内的速率大于消除速率，体内药物不能及时消除，血药浓度逐渐升高的现象。临床用药时，可利用药物的蓄积使血药浓度达到有效水平，达到有效的治疗效果。但药物在体内蓄积过多，血药浓度过高，则会引起药物的蓄积中毒，在用药过程中应当加以注意。

重点提示：半衰期是确定给药间隔时间的重要依据。

（三）药物半衰期

药物半衰期（$t_{1/2}$）指血浆药物浓度下降一半所需要的时间，通常指血浆半衰期。按恒比消除的药物，其 $t_{1/2}$ 是恒定的。肝、肾功能不良时，药物的 $t_{1/2}$ 延长。半衰期的意义：①药物分类的依据之一。根据药物的半衰期可将药物分为短效类、中效类和长效类。②作为确定给药间隔时间和给药次数的重要参考。临床用药一般以一个半衰期为给药间隔时间。半衰期长，给药间隔时间长，给药次数少；反之，给药间隔时间短，给药次数多。③预测药物基本消除的时间。停药 4～5 个半衰期，药物消除 95% 以上，即可认为药物基本消除（表 1－4）。

表 1－4　药物的消除和蓄积

半衰期数	一次给药		连续恒速恒量给药后体内蓄积药量（%）
	消除药量（%）	体存药量（%）	
1	50.0	50	50.0
2	75.0	25	75.0
3	87.5	12.5	87.5
4	93.8	6.2	93.8
5	96.9	3.1	96.9
6	98.5	1.6	98.4
7	99.3	0.8	99.2
8	99.7	0.4	99.7

做一做:患者应用一种催眠药 100 mg 时入睡,体内剩下 6.25 mg 时清醒,该药半衰期为 2 h,问患者共睡了多长时间?

(四)血药稳态浓度

按恒比消除的药物在连续恒速给药或分次恒量给药的过程中,当给药速度大于消除速度时血药浓度会逐渐增高。当给药速度等于消除速度时,血药浓度维持在一个基本稳定的水平,达到稳态血药浓度(Css)(图 1-12A 曲线)。

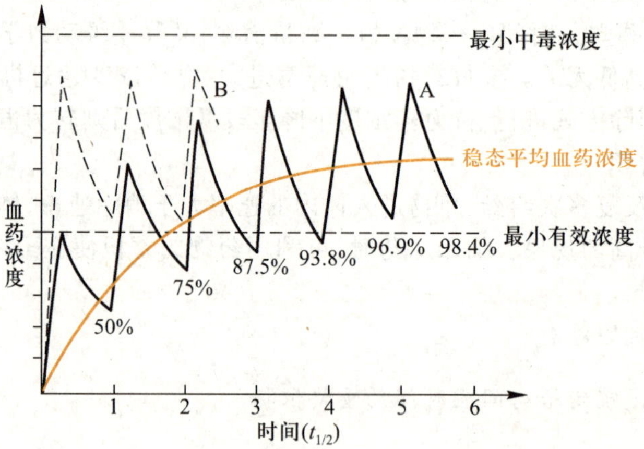

图 1-12　连续恒量血管外给药的血药浓度时间曲线示意图

1. 稳态浓度的特点

(1) 按恒比消除的药物,恒量给药时达到稳态浓度所需的时间均为 5 个半衰期。当单位时间内给药总量不变时,延长或缩短给药间隔,并不影响达到稳态浓度的时间。

(2) 静脉恒速滴注能维持稳态血药浓度而无明显的上下波动。分次肌内注射或口服给药可使稳态浓度随着吸收分布和消除过程而有明显的上下波动,而且给药间隔时间越长,稳态浓度上下波动越大。

(3) 稳态浓度的高低取决于恒量给药时连续给药的剂量。剂量大则稳态浓度高,剂量小则稳态浓度低。

2. 稳态浓度的意义

(1) 调整给药剂量的依据:当治疗效果不满意或发生不良反应时,可通过测定稳态浓度对给药剂量加以调整,其公式为:

$$\text{调整剂量(mg/d)} = \frac{\text{目标血药浓度}(\mu g/ml) \times \text{现用剂量(mg/d)}}{\text{实测血药浓度}(\mu g/ml)}$$

(2) 确定负荷剂量的依据:病情危重需要立即达到有效血药浓度时应给负荷量,即首次剂量就能达到稳态血药浓度的剂量(图 1-12B 曲线)。当每隔 1 个半衰期给药 1 次时,可采用首次加倍剂量给药;当静脉滴注时可采用第 1 个半衰期滴注剂量的 1.44 倍静脉注射给药。

(3) 制订理想给药方案的依据:理想的维持剂量应使稳态血药浓度维持在最小中毒浓度与最小有效浓度之间,即最高稳态血药浓度不超过最小中毒浓度,最低稳态血药浓度不低于最小有效浓度。因此,除恒量消除药物、治疗指数太小及半衰期特长或特短的药物外,快速、有效、安全的给药方法是每隔 1 个半衰期给半个有效剂量,并把首次剂量加倍。

练 一 练

1. 患者，男，56 岁。晚餐后不久感胸闷、大汗，心前区压迫性疼痛，紧急就诊，诊断为“急性心肌梗死”。需要用硝酸甘油治疗，如何给药？如此给药的理论依据及特点是什么？

2. 患者，女，28 岁。误服巴比妥类药（弱酸性药）后，医师给予碳酸氢钠注射液静脉滴注。试分析用药目的？此种给药方式的理论依据是什么？

任务四　影响药物作用的因素

任务目标

1. 掌握药物及机体方面对药物作用的影响。
2. 熟悉合理用药的原则。

一、机体方面的因素

（一）年龄与体重

1. 小儿　儿童特别是早产儿与新生儿机体的各系统的生理功能的发育尚未完全，个体差异较大，对药物的反应常比较敏感。对影响身体和大脑发育的药物如糖皮质激素及影响甲状腺功能的药物应慎用。通常小儿用药剂量可按体重、年龄或体表面积计算。

（1）按体重计算：是最常用的方法。小儿体重可称量或用公式估算，其公式为：

$$1\sim6\text{个月体重(kg)}=\text{月龄(足月)}\times0.6+3\text{(kg)}$$

$$7\sim12\text{个月体重(kg)}=\text{月龄(足月)}\times0.5+3\text{(kg)}$$

$$1\sim14\text{岁体重(kg)}=\text{年龄(周岁)}\times2+8\text{(kg)}$$

$$\text{儿童用药剂量}=\frac{\text{儿童体重}\times\text{成人剂量}}{60[\text{成人平均体重(kg)}]}$$

（2）按年龄计算：按成人剂量折算（表 1－5）较为方便，但不够准确。

（3）按体表面积计算：较为精确，但计算繁杂，应用不广。

表 1－5　小儿用药剂量按年龄计算表

年　龄	剂　量	年　龄	剂　量
初生至 1 个月	成人剂量的 1/18～1/14	4～6 岁	成人剂量的 1/3～2/5
1～6 个月	成人剂量的 1/14～1/7	6～9 岁	成人剂量的 2/5～1/2
6 个月～1 岁	成人剂量的 1/7～1/5	9～14 岁	成人剂量的 1/2～2/3
1～2 岁	成人剂量的 1/5～1/4	14～18 岁	成人剂量的 2/3～全量
2～4 岁	成人剂量的 1/4～1/3		

注：本表仅供参考，使用时可根据患者的体质、病情及药物性质等因素斟酌决定。

2. 老年人　老年人的生理功能及调节机制逐渐减退，如老年人体液占体重的比例小、脂肪比例增加、蛋白质合成减少、肝肾功能降低等因素均影响用药效果，因此老年人用药剂量要适当减少，一般用成人量的3/4。此外，老年人的记忆力减退，用药依从性较差，服用多种药物时，应仔细交代服药方法，防止因误服、漏服影响疗效或产生毒性反应。

（二）性别

除性激素外，男性与女性对药物的反应通常无明显差别。但妇女有月经、妊娠、哺乳等生理特点，对药物反应较一般情况有所不同，用药时应适当考虑。如用药不当，会导致严重的不良反应或药源性疾病（表1－6）。

1. 月经期　剧泻药、抗凝药及刺激性药物可致盆腔充血、月经增多，经期慎用或禁用。

2. 妊娠期　胚胎期是器官形成期，药物可干扰细胞分化，发生胎儿畸形。如乙醇、抗肿瘤药、性激素、抗甲状腺药及抗癫痫药等妊娠第3周至第3个月末慎用。胎儿期虽器官已经生成，但地西泮、氨基苷类抗生素、抗甲状腺药等可引起严重不良反应的药物也不宜使用。

3. 分娩期　分娩止痛禁用能抑制新生儿呼吸的镇痛药吗啡等。

4. 哺乳期　大部分药物从乳汁排出量很少，一般不超过母体一日量的1%，对婴儿无明显影响。但氯霉素、甲硝唑、异烟肼、吩噻嗪类、口服降糖药及苯妥英钠等均可转运到乳汁中，易致乳儿中毒，哺乳期女性禁用。

表1－6　女性特殊生理时期的用药影响

特殊生理时期	不宜应用的药物	可能造成的后果
月经期	泻药	盆腔充血、肠蠕动增强，月经过多
	抗凝血药	影响血液凝固，经期延长
妊娠期	锂盐、苯妥英钠、地西泮	可通过胎盘屏障，致畸作用
	泻药	子宫兴奋，导致流产或早产
	四环素	影响胎儿骨骼和牙的发育
分娩期	吗啡	通过胎盘屏障，抑制胎儿呼吸
	麦角新碱	子宫强直性收缩，可致胎儿宫内窒息
	地西泮	抑制子宫平滑肌收缩，影响产程
哺乳期	吗啡	通过乳汁分泌，引起婴儿呼吸抑制
	利血平	可致婴儿心率减慢

（三）个体差异

在年龄、性别、体重等基本条件相同的情况下，多数人对药物的反应是相似的，但有时也存在差异，这种因人而异的对药物反应的差异称为个体差异。个体差异可表现为量的区别，也可有质的不同。少数人对某些药物特别敏感，应用较小剂量即可产生较强的作用，称为高敏性；少数人由于遗传因素对药物敏感性低，必须使用较大剂量才能产生治疗作用，称为先天耐受性。

重点提示：连续用药机体反应性变化。

（四）连续用药机体的反应性变化

1. 耐受性　指连续多次用药机体对药物的反应性降低的现象，通常指后天获得耐受性。产生耐受性后需要增加用药剂量才能达到原有效应，停药后机体对药物反应性可逐渐恢复到原有水平。有的药物在短时间内反复应用可迅速产生耐受性，称为快速耐受性。长期连续使用某种药物产生的耐受性称为慢速耐受性。对一种药物产生耐受性后，在应用同类其他药物时也会产生耐受性的现象称为交叉耐受性。

2. 耐药性　指病原体或肿瘤细胞对反复使用的化学治疗药物敏感性降低的现象又称抗药性。滥用抗菌药物是产生耐药性的重要原因，临床要合理应用抗菌药物，以防止耐药性的产生。

3. 药物依赖性　药物与机体相互作用造成的特殊精神状态和身体状态称为药物依赖性。药物依赖性一旦形成，常强迫患者连续或定期使用该药，以获得用药带来的欣快感或避免停药带来的不适。药物依赖性可分为两类：身体依赖性和精神依赖性。

（1）身体依赖性：指长期使用某些药物时机体产生的一种适应状态，必须有足量药物维持才能使机体处于正常功能状态，又称生理依赖性或成瘾性。突然停用成瘾性药物可导致机体出现一系列严重的生理功能紊乱，如不安、出汗、流泪、呕吐、腹泻、惊厥、虚脱等戒断症状，甚至危及生命，再次用药后症状立即消失。药物身体依赖性一旦产生，用药者为求得药物以减轻痛苦，常不择手段，甚至丧失道德人格，会对家庭和社会造成极大危害。

（2）精神依赖性：药物对中枢神经系统所产生的特殊精神状态，停药患者可产生强烈的用药欲望，并产生难以克制的“觅药行为”，又称心理依赖性或习惯性。产生习惯性的药物停药后仅有主观不适但无明显戒断症状，患者仅希望继续用药以满足需求，例如对烟、酒的依赖性。

具有依赖性的药物可分为三类：①麻醉药品：阿片类、可卡因类及大麻类等；②精神药品：镇静催眠药、抗焦虑药、中枢兴奋药及致幻剂等；③其他如烟草、酒精及挥发性有机溶剂等。

大多数药物同时兼有精神与身体依赖性，前者发生较早。对易产生药物依赖性的药物如麻醉药品、精神药品等，应按国家有关规定使用。

（五）心理因素

患者的心理因素与药物疗效关系密切。医师的任何医疗活动，包括言行举止等都可能发挥安慰剂作用，可适当利用这一效应做心理治疗。如安慰剂对有心理因素参与控制的自主神经系统功能如血压、心率、胃分泌、呕吐、性功能等的影响较大。

（六）病理因素

病理因素能影响药物的作用，如阿司匹林可使发热者的体温下降，而对体温正常者无影响。当肝、肾功能低下，药物代谢、排泄速度减慢时，应用某些药物会产生严重的不良反应。因此，用药前要详细了解患者的病史及病理状态，充分考虑并严密观察病情及用药效果。

（七）时辰因素

人体的各种生理活动具有某些节律性，这些生物节律是由人体生物钟调控的。许多药物对人体的作用、毒性及代谢等也具有时辰节律性。时辰药理学是研究药物与生物节律性相互作用的一门科学，即研究机体的昼夜节律对药物作用和体内过程的影响以及药物对机体昼夜节律的效应。在临床用药时，要考虑时辰因素的影响，使之发挥更大的作用、最小的不良反应。

二、药物方面的因素

（一）药物的剂型

剂型指根据药物特性和临床用药需要制成的药物制剂。常用药物剂型有:①片剂,最常见的药物剂型之一,指将药材细粉或药材提取物加药材细粉或辅料压制而成的片状或异形片状的制剂。②胶囊剂,指将药物填装于空心硬质胶囊中或密封于弹性软质胶囊中而制成的固体制剂。③溶液剂,一般为非挥发性药物或少数挥发性药物的澄明溶液,供内服和外用。④膏剂,指将药物用水或植物油煎熬浓缩而成的膏状剂型,有内服和外用两种。内服膏剂有流浸膏、浸膏、煎膏三种。⑤丸剂,指将药材细粉或药材提取物加适宜的黏合辅料制成的球形或类球片形制剂。⑥注射剂,指用药物制成的供注入体内的无菌溶液,以及供临用前配成溶液或混悬液的无菌粉末或浓溶液。⑦喷雾剂,指不含抛射剂,借助手动泵的压力将内容物以雾状等形态释出的制剂。⑧栓剂,指药物与适宜基质制成的具有一定形状的供人体腔道内给药的固体制剂,在常温下为固体,塞入腔道后,在体温下能迅速软化熔融或溶解,释放药物而产生作用。⑨贴剂,指经皮肤毛细血管吸收直接入血的外用制剂。⑩涂剂,系涂于局部皮肤的外用澄清液体制剂(图 1－13)。

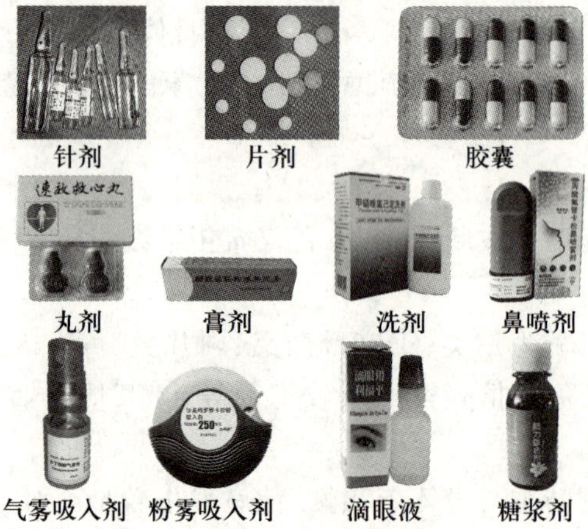

图 1－13　常用药物剂型

（二）给药方法

不同剂型的药物用药有其特殊要求,如口服片剂、胶囊剂、颗粒剂等,一定要用适量水送服,不要干吞,否则黏附在食道壁上可引起程度不同的刺激。喷雾剂使用时一定按说明书要求放准位置,手压喷雾钮与吸气应同步,否则药物多落在口腔而达不到治疗效果。肠溶片剂、肠溶胶囊,控释(缓释)片剂或胶囊剂,不能掰开或嚼碎服用,否则会失去原有作用。

给药途径影响药物吸收、产生效应的速度和时间。不同的剂型采用不同的给药方法,通常作用相似,但药物作用的快慢、强弱和维持时间的长短有所不同。不同给药途径产生药物效应的速度由快到慢分别是:静脉注射 > 吸入 > 肌内注射 > 皮下注射 > 直肠给药 > 口服 > 经皮给药(图 1－14)。有些药物给药途径不同,可产生不同的作用。如利多卡因口服时首关消除明显,生物利用度低,达不到有效血药浓度,很难产生抗心律失常效果;如果改为静脉注射,可迅速达到有效血药浓度,立即产生抗心律失常效果;但若把利多卡因注射于硬脊膜外腔,由于很少吸收入血,只能在用药部位产生阻滞麻醉作用。临床用药应根据病情需要和制剂特点选择给药途径。

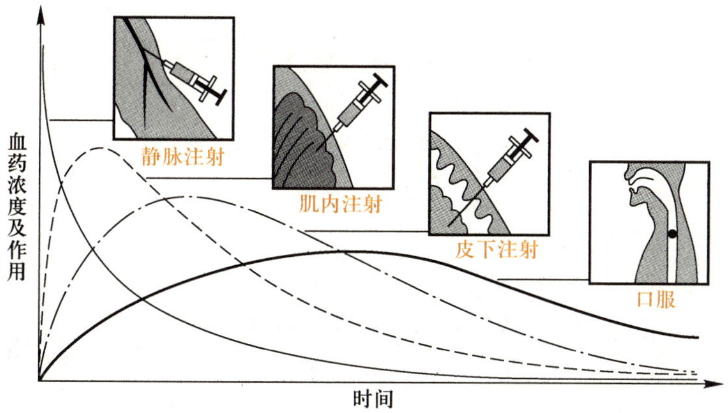

图 1-14　不同给药途径血药浓度及作用时间示意图

知识链接：缓释和控释制剂

缓释剂指药物按一级速率缓慢释放，能较长时间维持有效血药浓度，产生持久药效的剂型；控释剂是指药物按零级速率释放，使血药浓度稳定在有效浓度水平，产生持久的效应。制剂特点：①可减少服药次数，大大提高患者服药的依从性，尤其适用于需要长期服药的慢性病患者；②提供平稳、持久的有效血药浓度，有利于提高药物使用的安全性，减少药物的不良反应；③可用最小剂量达到最大药效。

常用给药途径的特点及药疗须知见表 1-7。

表 1-7　常用给药途径的特点及药疗须知

给药途径	适宜的剂型	特点	药疗须知
消化道给药			
口服	片剂、溶液、胶囊剂	最常用，简便、安全、经济 吸收慢，易受消化液影响 对胃肠道有刺激性	根据药物性质饭前(后)服用 有配伍禁忌的药避免同服 呕吐、昏迷、急危患者不用
舌下	脂溶性大的片剂	无首关消除 吸收快，作用迅速	硝酸甘油、硝苯地平、异丙肾上腺素 小剂量使用
直肠	栓剂、溶液	无首关消除 给药不方便 吸收快、刺激性小	用前排空大便 栓剂应推至直肠括约肌以上 灌肠药温应与体温接近
呼吸道给药			
呼吸道	气雾剂 挥发性药	吸收快、显效快 可产生局部和全身作用 需要特殊设备 对气雾剂颗粒大小有要求	有配伍禁忌的药一次一种药 蒸气吸入时谨防烫伤 氧气吸入时调节适宜后置入患者口腔
注射给药			
皮下注射	水溶性注射剂	吸收均匀、缓慢 疼痛 消毒不严格易感染	严格无菌操作 刺激性大、油剂不宜使用 三角肌下缘 30°～40°进针

续表

给药途径	适宜的剂型	特　点	药 疗 须 知
肌内注射	注射剂、水溶液 混悬剂、油剂	吸收快、作用快 刺激性大、收缩血管的药可引起缺血、坏死 消毒不严格易感染	严格无菌操作 避免损伤神经 不误入血管 缓慢推注、观察用药后反应
静脉注射	注射剂、水溶液	无吸收过程，作用快 剂量、速度易控制 刺激性大的药稀释后使用	严格无菌操作、排出空气 注意药物渗透压、透明度、无热源 防止药液外漏，混悬剂、油剂禁用

三、药物剂量与效应关系

（一）量 - 效关系

药物剂量通常指每次用药的分量。药物剂量与效应关系（量 - 效关系）指药物效应与剂量的关系。一般来说，在一定的剂量范围内，药物效应随着剂量增大而增强。由于血药浓度的高低既决定于药物剂量大小，又与药物效应强弱密切相关，所以量 - 效关系也常用浓度 - 效应关系表示。量 - 效曲线是量 - 效关系最简明的表示方法，通常以药物效应为纵坐标，血药浓度为横坐标，绘制成量 - 效曲线图（图 1 - 15）。

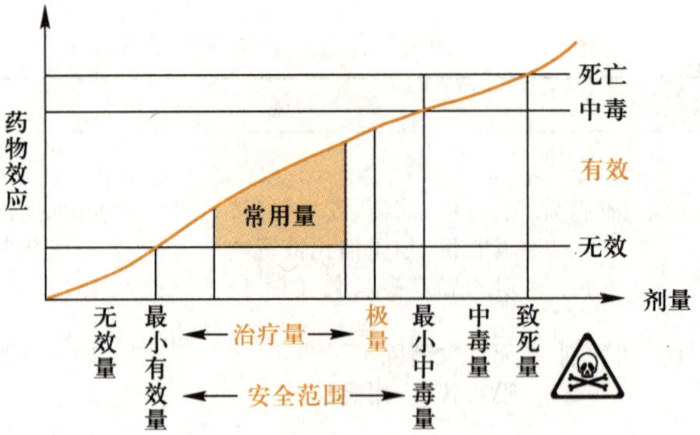

图 1 - 15　药物剂量 - 效应关系示意图

当用药剂量过小，在体内达不到有效浓度，尚未出现治疗作用的量称为无效量；随着用药剂量增加，开始出现治疗作用的最小剂量称为最小有效量；当用药剂量继续加大，直至出现最大治疗作用，但尚未引起毒性反应的量，称为最大治疗量，又称极量；从最小有效量到极量之间的用药剂量称为治疗量；超过极量继续给药，血药浓度继续增高，引起毒性反应的最小剂量称为最小中毒量；能引起死亡的最小剂量称为最小致死量；在临床用药时，为了使疗效可靠且用药安全，常采用比最小有效量大些，比极量小些的剂量，该剂量称为常用量。

（二）效能与效价

效能指药物所能产生的最大效应，反映药物内在活性的大小。高效能药物所产生的效应是低效能药物无论多大剂量也无法产生的。如镇痛药吗啡与解热镇痛药吲哚美辛比较，前者是高效能镇痛药，可消除剧痛；后者是低效能镇痛药，仅对钝痛有效。

效价指引起同等效应所需要的剂量，所需剂量越小，效价越大。效价反映药物与受体亲和力的大小。对两种药物的效价进行比较称为效价比，效价比与两药的等效剂量成反比。如吗啡的效价强度为哌替啶的10倍，是指吗啡10 mg的镇痛作用与哌替啶100 mg的镇痛作用相当。

（三）安全性评价

在评价药物毒性和安全性的动物实验中，常需测定半数致死量（LD_{50}）和半数有效量（ED_{50}）。半数致死量是指能使半数实验动物死亡的剂量；半数有效量是指能使半数实验动物出现疗效的剂量。目前评价药物安全性的指标主要有：

1. 安全范围　指最小有效量与最小中毒量之间的范围。安全范围越大，药物毒性越小，用药越安全。

2. 治疗指数　指半数致死量与半数有效量的比值（LD_{50}/ED_{50}）。治疗指数越大，药物的安全性越高；治疗指数越小，药物的安全性越低。

（四）给药时间、次数和疗程

恰当的给药时间可提高药物的疗效或减少不良反应。如阿莫西林等口服青霉素类药物，空腹服用疗效较好；镇静催眠药应在睡前服用；阿司匹林等对胃有刺激的药物应在饭后服用以减轻消化道反应等。有的药物要按人体的生物节律给药。如肾上腺皮质激素常采用清晨顿服法，符合肾上腺皮质激素的生理分泌规律，可减少对下丘脑－垂体－肾上腺皮质激素分泌的抑制，防止肾上腺皮质功能不全的发生；洋地黄治疗心功能不全，夜间用药的敏感性比白昼高数倍；硝酸甘油抗心绞痛的作用是早上强、下午弱，故早晨给药更有效；氨茶碱扩张支气管白昼用药好于夜间；治疗恶性肿瘤，早晨给阿霉素与下午给顺铂的联合疗法，比其他时间给药的疗效高，副作用少。

给药次数和疗程对于维持稳定血药浓度和疗效也很重要，需根据药物的$t_{1/2}$、病情等综合考虑确定。

（五）联合用药与药物的相互作用

为了提高疗效，减少不良反应，防止耐受性或耐药性的发生，常将2种或2种以上的药物合用或先后序贯应用，称为联合用药。联合用药引起的药物作用与效应发生变化称为药物的相互作用。

1. 药物在体外的相互作用　指药物体外配伍时发生的物理性或化学性相互作用。药物体外配伍使药效降低或产生有害物质等称为配伍禁忌。静脉输液或注射器内药物配伍禁忌较为多见，有配伍禁忌的药物不能配伍使用。临床用药要注意避免药物的配伍禁忌，选择合适的给药途径和顺序，静脉注射时可查询静脉给药配伍禁忌表（表1－8）。

表 1－8 静脉给药药物配伍变化表

输液	1	1 0.9%氯化钠溶液pH 4.5~7														
	2	–	2 林格液pH 4.5~7													
	3	–	–	3 葡萄糖溶液(5%、10%)pH 3.5~5.5												
	4	–	–	–	4 葡萄糖氯化钠溶液pH 3.5~5.5											
抗生素	5	–	–	–	–	5 青霉素钠(10万U/1ml)pH 5.0~7.0										
	6	±	±	○	±	●	6 乳糖酸红霉素(50mg/1ml)pH 6.0~7.5※									
	7	–	○	–	–	●	●	7 盐酸四环素(50mg/1ml)pH 2.0~2.8								
	8	–	–	–	–	○	○	●	8 氯霉素(0.2%)pH 5.4~7.5※							
盐类	9	–	–	○	–	●	●	+	±	9 碳酸氢钠(5%)pH 8.2~8.3						
心血管药	10	–	–	–	–	–	±	±	±	–	10 多巴胺(10mg/1ml)pH 4.4~5.4					
	11	○	○	○	○	○	±	±	±	○	○	11 硝普钠(2.5mg/1ml)pH 5.0~7.0				
呼吸系统药	12	–	–	–	–	○	●	+	±	–	–	○	12 氨茶碱(2.5%)pH 8.6~9.3			
中枢兴奋药	13	–	–	–	–	–	–	±	±	–	–	○	–	13 尼可刹米(25%)pH 5.5~7.0		
中枢抑制药	14	–	–	–	–	±	±	±	±	±	±	±	±	±	14 地西泮(0.2mg/1ml)pH 5.5~7.2※	
利尿药	15	–	–	–	–	–	+	▲	±	–	–	○	–	–	±	15 呋塞米(10mg/1ml)pH 8.7~9.3
		1	2	3	4	5	6	7	8	9	10	11	12	13	14	15

说明：
1. “–”示配伍后溶液澄明，无外观变化，可配伍。
2. “+”示有浑浊、沉淀或变色，不能配伍。
3. “±”示浓溶液配伍后浑浊或沉淀，若将其中一种药先在输液中稀释，再加另一种药物可澄明。
4. “○”示配伍后药液效价降低，但外观无变化，不能配伍。
5. “●”示配伍时药液效价降低，并有浑浊、沉淀或变色，不能配伍。
6. “▲”示毒性增加，并有浑浊，沉淀或变色，不能配伍。
7. “※”示①红霉素先稀释（如注射用水）后再与其他药配伍；②氯霉素、地西泮注射液应先稀释，否则析出沉淀。

2. 药物在体内的相互作用

（1）体内过程方面的相互作用：指药物在吸收、分布、代谢和排泄方面的相互作用。主要表现在：①胃肠蠕动、胃的排空、消化液的分泌、pH 等可影响口服药物的吸收。如维生素 C 与铁剂同时服用可增加铁剂的吸收，四环素与铁剂同时服用可减少铁剂的吸收。②血浆蛋白结合率高的药物可将结合率低的药物从血浆蛋白置换下来，使后者作用增强或毒性增加，如阿司匹林与降血糖药格列齐特合用可使后者降糖作用增强，甚至引起低血糖反应。③药酶诱导剂可促进药物代谢，降低药物疗效；药酶抑制剂减慢药物代谢，增强药物疗效，甚至引起毒性反应。④尿液 pH 及肾小管的分泌等可通过影响药物的排泄而影响药物的疗效，如碱化尿液既可促进弱酸性药物的排泄，也可增强氨基苷类抗生素在泌尿系统的抗菌效果。

（2）药效方面的相互作用：药物合用使药物作用增强称为协同作用，使药物作用减弱的称为拮抗作用。如，吗啡与阿托品合用治疗胆绞痛，前者具有镇痛作用，后者可解除胆道痉挛，两药合用可使疗效增强，产生协同作用；沙丁胺醇能扩张支气管，而普萘洛尔会引起支气管痉挛，若两药合用，可产生拮抗作用使疗效减弱。另外，毒性作用相同的药物合用可使毒性增强，此类药物应禁止合用，如氨基苷类抗生素与强效利尿药呋塞米均有耳毒性作用，两者应禁止合用。利用药物之间的拮抗作用，可消除或减轻药物的某些不良反应，如镇静催眠药可消除麻黄碱的中枢兴奋作用。

动动脑:分析下列用药病例:①抢救危急患者时,采取静脉给药而非口服给药;②抗惊厥治疗时,采取硫酸镁肌内注射而非口服给药;③服用药物时,尽量不用茶水服用。

四、合理用药原则

由于药物的有限性和疾病的无限性,临床用药不能简单以疾病是否治愈作为判断用药是否合理的标准。合理用药要求充分发挥药物的疗效而避免或减少可能发生的不良反应。具体原则有以下几条。

(一)药物的选择

1. 明确诊断,选药不仅要针对适应证还要考虑禁忌证。合理用药的原则:①安全,不良反应最小;②有效,疗效最好;③经济,药品价格便宜(抢救或特殊疾病用药除外);④方便,使用及保存方便。

2. 根据药理学特点选药,尽量少用所谓的"撒网疗法",即多种药物合用以防漏诊或误诊,这样不仅浪费而且容易发生相互作用。选药时,应首先考虑选用"国家基本药物"。

3. 了解并掌握各种影响药效的因素,用药必须坚持个体化原则,应根据患者的具体情况选药。

4. 对因对症治疗并重,在采用对因治疗的同时要采用对症支持疗法。如在严重的病毒和细菌感染及癌症化学治疗时,应重视采用免疫增强剂以增强机体免疫功能。

5. 对患者始终负责,开出处方仅是治疗的开始,必需严密观察病情反应,及时调整剂量或更换治疗药物。

(二)药疗须知

1. 避免不合理使用　如剂量过大或过小,疗程不足或过长,给药时间和次数不合理等。

2. 了解患者病史和用药史　如有何基础病、药物过敏史及现用药情况。

3. 选择最适宜的给药方法　根据病情缓急、病灶部位、患者生理或病理状况、药物本身性质及制剂特点等决定。

4. 防止药物蓄积中毒　如注意代谢和排泄缓慢尤其是毒性较大药物及肝肾功能不全者。

5. 考虑年龄、性别和个体差异　如幼儿、老人、妊娠和哺乳期妇女、育龄期、遗传因素等。

6. 避免药物相互作用　注意药物之间,药物与食物之间在体内吸收、分布、代谢和排泄的相互作用对疗效的不利影响。

7. 避免配伍禁忌　注意药物在体外配制和使用过程中的物理化学配伍变化。

8. 新药使用须慎重　注意观察疗效及远近期毒性反应。剂量从最小开始,确保使用安全。

练　一　练

1. 患者,男,53 岁。患原发性高血压 5 年,医嘱口服普萘洛尔治疗,经治疗血压控制在 140/90 mmHg。近期感觉头晕,测量血压为 160/95 mmHg。为降低血压,根据药品说明书的用法自行改用氨氯地平。第 2 日晨起感觉头晕加重,血压测量为 180/100 mmHg。请说明出现此现象的原因及防治措施。

2. 患者,女,55 岁。患有糖尿病、慢性肝病,近来心动过速。空腹血糖 10 ~ 12 mmol/L。

医师给予格列本脲、普萘洛尔治疗。经一周的用药，患者感饥饿、软弱乏力、出汗、焦虑、紧张、心悸等。血糖值 1.1 mmol/L。试分析产生的原因？

实训 1-1　药物基础与应用相关知识

一、药品的名称

药品的名称有通用名、商品名和化学名等。通用名是中国药典委员会按照“中国药品通用名称命名原则”制定的药品名称，可作为国家药典收载的法定名称。商品名是药厂生产新药时，向政府管理部门申请许可证时所用的专属名称，如普萘洛尔的商品名为心得安。化学名是依据药物的化学组成按公认的命名法给药品命名，因过于烦琐，临床很少采用。国际非专利名是世界卫生组织制定的药物（原料药）的国际通用名（INN）。

二、药品的分类与特殊管理药品

药品的分类方法很多，按习惯常分为西药、中药和中成药；按给药途径分为口服药、外用药和注射用药；按药物的自然状态分为天然药品、化学药品和生物药品；按药物产地不同分为国产药和进口药；按国家药品分类管理规定，分为处方药、非处方药和特殊管理药品。

（一）处方药与非处方药

1. 处方药　指必须凭执业医师或助理执业医师的处方才可调配、购买和使用的药品。处方药不得在大众媒体进行宣传。

2. 非处方药　指经国家药政管理部门批准，不需要凭执业医师或助理执业医师的处方，即可按药品说明书自行判断、购买和使用的安全有效的药品，又称为“柜台药”（OTC）。非处方药根据药物的安全性又分为甲类和乙类，分别有特殊的非处方药标识（图 1-16、彩图 1）。甲类非处方药可由执业药师指导使用；乙类非处方药可由消费者自行判断、购买使用。非处方药的安全性是相对的，长期过量应用会产生不良反应，应严格按说明书使用，遇有问题及时向医务人员咨询或到医院就诊。

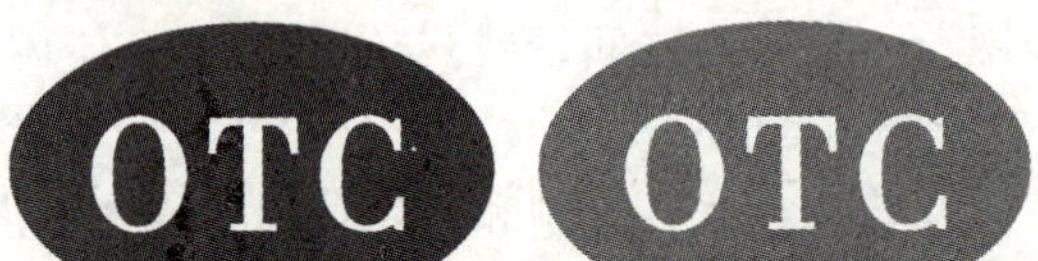

(A) 甲类非处方药标识　注：红底白字　　(B) 乙类非处方药标识　注：绿底白字

图 1-16　甲类和乙类非处方药标识示意图

（二）特殊管理药品

特殊管理药品指由国家药品行政和有关部门指定的单位生产、管理和经营的药品，如麻醉药品、精神药品、毒性药品、放射性药品等。特殊管理药品在药品包装和说明书中均有特殊标志（图 1-17、彩图 2）。这些药品如果应用不当会给社会和个人带来危害，要严格按国家有关规定进行管理和使用。

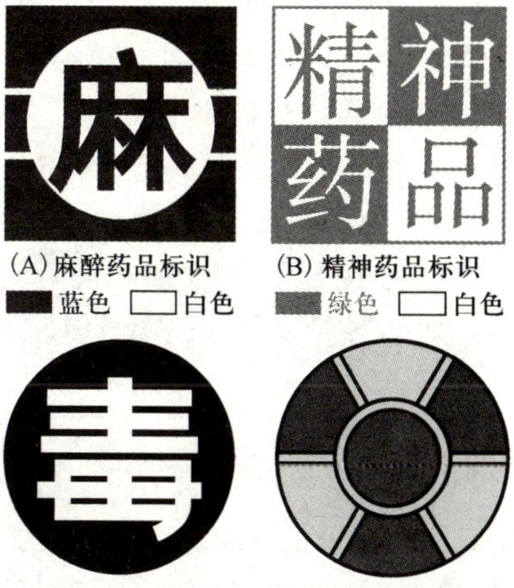

(A) 麻醉药品标识　(B) 精神药品标识
蓝色　白色　绿色　白色
(C) 医用药品药品标识　(D) 放射性药品标识
黑色　白色　红色　黄色

图 1－17　特殊管理药品标识示意图

1. 麻醉药品　指连续用药可产生身体依赖性的药品，包括阿片类、可卡因类和大麻类等。临床上对此类药品实行“五专”（专人、专用处方、专柜加锁、专账、专册）管理，从领取到应用都应遵守严格的程序。处方注射剂不得超过 1 次常用量；片剂、酊剂和糖浆剂等不得超过 3 日常用量，连续使用不得超过 7 日。处方须留存 3 年。

2. 精神药品　指直接作用于中枢神经系统，产生兴奋或抑制作用，连续应用产生精神依赖性的药品，包括镇静催眠药、苯丙胺类中枢兴奋药和致幻药等。依据依赖的程度和危害，分为第一类精神药品和第二类精神药品；第一类精神药品（如安钠咖、哌甲酯、咖啡因等）比第二类精神药品（如地西泮、苯巴比妥、三唑仑等）更易产生依赖性。第一类精神药品处方注射剂为 1 次常用量，其他剂型处方不得超过 3 日用量；第二类精神药品处方一般不得超过 7 日用量。处方须留存 2 年。

3. 毒性药品　指作用强烈、毒性极大，治疗剂量与中毒剂量比较接近，使用不当会导致中毒甚至危及生命的药品，如强心苷类、阿托品等。处方每次不得超过 2 日极量。处方留存 2 年。

4. 放射性药品　指含有放射性元素的一类特殊药品，可释放射线供医学诊断或治疗使用，如放射性碘等。

（三）国家基本药物

为保障城镇职工基本医疗保险用药，合理控制药品费用，规范基本医疗保险用药范围管理，由国家社会劳动保障部组织制定并发布国家《基本医疗保险药品目录》。纳入《基本医疗保险药品目录》的药品须符合“临床必需、安全有效、价格合理、使用方便，市场能保证供应”的原则，未被选入该目录的药品不属于医疗保险支付范围。国家对基本药物目录定期调整，以保证临床需要。

三、药品的标识

1. 批号和生产日期　所谓“批”，即在规定限度内具有同一性质和质量，并在同一连续生产周期中生产出来的一定数量的药品为一批。每批药品均应编制生产批号。所谓“批号”,是用于识别“批”的一组数字或字母加数字,可用以追溯和审查该批药品的生产历史。生产批号一般指的是此批产品在一定时期内的生产序列号,通过批号可以查询到具体的生产责任人。批号和生产日期分列明细,每一个批次都对应一个生产日期。在查询产品的生产来源时首先要查询生产批号,再确认生产日期。

2. 有效期　指在一定的贮存条件下可保证药品安全有效使用的期限。表示方法:①直接标明有效期,以有效月份最后1日为到期日。如某药的有效期为2015年9月,表示该药可使用至2015年9月30日。②直接标明失效期。进口药品一般多采用失效期,用Exp. Date或Use before来表示。如标明Exp. Date:May. 2013,表明该药失效期为2013年5月,有效期可使用至2013年4月30日。

四、药品的保管

各种药品均应按药典规定或说明书上的储存方法妥善保管,药品保管的注意事项是:

(1) 药柜应放在光线充足,但不被日光直射,地面干燥处,并经常保持整齐清洁。

(2) 室温保管的常用药物,注意防止受热、受潮和阳光直照。须低温保存的药物要注意低温保存的温度要求,防止过冷发生冰冻。内服、外用、注射药物必须分开存放。

(3) 药瓶上应有明显的标签,凡没有标签或标签模糊辨认不清者,均不可使用。

(4) 患者个人专用的药物,应单独存放,并注明姓名、床号。

(5) 根据药物不同性质妥善保存,有使用期限的药品,应按“近期先用,远期后用”的原则,过期药品、未经检验不得使用。

实训1-2　药品说明书的临床应用

【实训目的】

1. 能正确解读药品说明书相关内容。
2. 能按药品说明书要求指导患者用药。

【实训地点】　模拟病房、实训室。

【实训材料】　药品制剂若干种,药品说明书每人2~3份(可由学生收集或教师准备)。

【实训内容】　药品说明书系经国家食品药品监督管理局审核批准的法定文件。按要求,药品的说明书包含:药品名称、成分、性状、作用类别、适应证、规格、用法用量、不良反应、禁忌、注意事项、药物相互作用、贮藏、包装、有效期、执行标准、批准文号、生产企业等。在药品说明书上要注明:请仔细阅读说明书并按说明书使用或在药师指导下购买和使用,以及其他警示语等。

【实训过程】

1. 展示药品说明书,解读药品说明书相关内容。
2. 按要求选取相应规格、剂型(批号)的药物。
3. 按说明书正确指导患者用药,并交代注意事项。

【实训考核】

1. 选取2~3组学生为全班进行角色扮演,由同学进行评判。

2. 教师对小组代表和全班活动进行点评。

3. 学生收集药品说明书并利用所学知识解读药品说明书，正确指导患者用药，交代用药过程中的注意事项。

实训 1-3　处方与用药医嘱的执行

【实训目的】

1. 能正确阅读处方和用药医嘱，了解处方和医嘱的格式和内容。
2. 能准确无误地辨认、执行处方和用药医嘱。

【实训地点】 模拟病房、实训室。

【实训材料】 案例及处方、医嘱及相关药品若干。

【实训内容】

一、处方

（一）处方的概念及种类

处方是医师根据患者的病情开写给药房要求配方和发药的药单，也是患者取药的凭证，是一种重要的具有法律意义的医疗文件。医、护、药人员一定要认真开写或执行。麻醉药品处方、急诊处方、儿科处方、普通处方的印刷用纸应分别为淡红色、淡黄色、淡绿色和白色。

（二）处方结构

（1）前记：包括医疗机构名称，患者姓名、性别、年龄、门诊号或住院病历号，科别或病区和床位号，临床诊断，开具日期等。麻醉药品和第一类精神药品处方还应当包括患者身份证编号，代办人姓名及其身份证编号（图 1-18）。

（2）正文：以 Rp 或 R（拉丁文“请取”的意思）标示。在正文中，药物的名称、剂型、规格、取量须一行写完，用法（Sig）另起一行，应包括每次用量、给药次数、给药途径等（图 1-18）。处方通式：

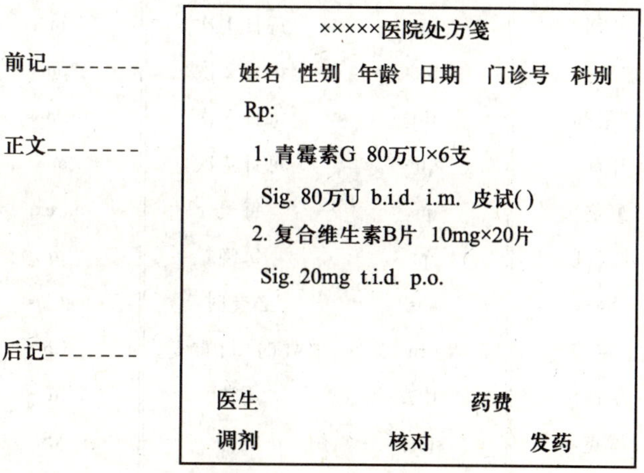

图 1-18　处方示例图

Rp: （浓度）药名　剂型　单位剂量×总需要数（片、支等）

用法：　每次用量　每日次数　给药途径　给药时间

（3）后记：医师签名或者加盖专用签章，药品金额以及审核、调配，核对、发药药师签名或者加盖专用签章（图1-19）。

（三）处方的书写规则

处方必须在专用处方笺上用钢笔或水性笔书写，亦可用打字机打印，要求字迹清晰，内容完整，剂量准确，不得涂改。如有涂改，医师必须在涂改处签名，以示负责。药品名称应以《中华人民共和国药典》规定的通用名（中文或英文）书写。

处方中药品剂量一律用阿拉伯数字表示，写在药名的右侧，采用《中华人民共和国药典》规定的法定计量单位：固体或半固体药物以克（g）、毫克（mg）、微克（μg）、纳克（ng）为单位；液体药物以升（L）或毫升（ml）为单位；少数药物以国际单位（IU）或单位（U）表示。药物浓度一般采用百分浓度。每张处方开写的药物总量，一般以3日为宜，7日为限，慢性病或特殊情况可适当放宽。每张处方麻醉药品和毒性药品不得超过1日量，第一类精神药品不超过3日常用量，第二类精神药品不超过7日常用量。急诊处方应在处方笺左上角写"急"或"cito"字样，以便优先发药。处方只限当日有效，过期需经医师更改日期并签字方能生效。处方中任何差错和疏漏都必须经医师修改签字方可调配。处方中计量单位及用法常用拉丁文缩写词表示（表1-9）。

表1-9　处方中常用拉丁文缩写词及中文意义

缩写	中文意义	缩写	中文意义	缩写	中文意义
1. 常用制剂/剂量单位		2. 给药时间/给药次数		3. 给药途径/其他	
Amp	安瓿剂	Ac	饭前	id	皮内注射
Caps	胶囊剂	am	上午	im	肌内注射
Emui	乳剂	hs	睡前	ip	腹腔注射
Inj	注射剂	pc	饭后	iv	静脉注射
Ocul	眼膏剂	pm	下午	iv gtt	静脉滴注
Ol	油剂	qd	每日1次	ih	皮下注射
Sol	溶液剂	bid	每日2次	po	口服
Syr	糖浆剂	tid	每日3次	pr. dos	顿服
Tab	片剂	qid	每日4次	aa	各
Tr	酊剂	qm	每晨	us ext	外用
Ung	软膏剂	qn	每晚	pr	直肠给药
Gtt	滴	sos	必要时	test/ast	皮试后
g	克	prn	必要时（可重复）	Co	复方的
U	单位	用法	用法	No	数量
μg	微克	stat!	立即	NS	生理盐水
mg	毫克	Lent!	慢慢的	GS	葡萄糖水
ml	毫升	Cito!	急速的	GNS	糖盐水

二、医嘱

医嘱是由医师拟订并由护理人员执行的治疗计划,包括长期医嘱、临时医嘱、备用医嘱和停止医嘱。用药医嘱与处方书写格式的不同点是医嘱无 Rp(请取)、用法(用法)字样,无需写出规格量、总量,其余相同。医嘱中药物的开写格式。

(1) 用药医嘱的开写格式:药名　剂型　每次剂量　给药次数　途径、时间　部位

(2) 医嘱示例

例 1:青霉素钠盐注射剂　80 万 U　一日 2 次　肌内注射

例 2:利福平片　0.6 g　一日 1 次　口服　清晨空腹顿服

三、药疗须知

1. 给药时要严格"三查、八对、一注意",配药时必须在医嘱本、配药登记本上签字,静脉给药、口服给药符合技术操作流程;静脉配药时输液瓶上有床号、姓名、主要药名、配药执行者签字。

知识链接:"三查、八对、一注意"

"三查"是指在药物治疗操作前、操作中和操作后仔细检查;"八对"是指用药时要核对患者床号、姓名、药品、剂量、浓度、用药时间及次数、给药途径和药品批号;"一注意"是指用药后要注意观察患者用药后的反应。

2. 配药给药应现用现配、准确,贵重药保留空瓶至输液完毕。

3. 静脉给药过程中,首次 30 min 巡视 1 次,依次 1 h 巡视记录并填写巡视记录卡。输液开始及停止时间,输液过程中的反应,都应记录;对输液反应情况,应及时查出原因并分析处理。

4. 医师要熟知患者所用药物的作用、不良反应、配伍禁忌。对有过敏反应的药物,掌握过敏试验方法、观察要点,以及药物过敏试验配制方法。

【实训过程】

处方与医嘱示例

(1) 处方示例:患者,女,41 岁。感冒发热咳嗽 3 日。诊断为上呼吸道感染,选用阿司匹林和复方甘草合剂治疗。医师处方:

Rp:

1. 阿司匹林片　0.3 g × 6 片
   用法:　0.3 g　一日 3 次　饭后服
2. 复方甘草合剂　90.0 ml×1 瓶
   用法:　15.0 ml　一日 3 次　口服

(2) 医嘱示例:患者,男,32 岁。患支气管哮喘,选用氨茶碱注射液 0.125 g 与 50% 葡萄糖注射液 20.0 ml 混合后缓慢静脉注射。其医嘱为:

50% 葡萄糖注射液　20.0 ml /
氨茶碱注射液　0.125 g /　静脉注射　慢!

(3) 学生分成若干组,每组由一位扮演患者,一位扮演医师。

(4) 患者讲述病情，学生模拟医师开写处方并给药。

【实训考核】

1. 选取 2 ~ 3 组学生为全班进行角色扮演，由同学进行评判。
2. 教师对小组代表和全班活动进行点评。

（符秀华）

2

项目二　化学治疗药物

化学治疗指用药物抑制或杀灭机体内的病原微生物（包括真菌、细菌、病毒等）、寄生虫及恶性肿瘤细胞的治疗手段。化学治疗药物包括抗微生物药、抗寄生虫药和抗恶性肿瘤药3类。

细菌、放线菌、真菌、病毒、立克次体、支原体、衣原体和螺旋体等病原微生物能引起人体感染性疾病。抗微生物药是对病原微生物具有抑制或杀灭作用，用于防治感染性疾病的一类化学治疗药物的总称。在应用化学治疗药物时，应注意病原体、机体、化学治疗药物三者之间的相互关系（图2－1）。药物能抑制或杀灭病原体，同时增强机体的防御能力；当用药不当，可对机体产生不良反应及病原体产生耐药性。临床用药时，应掌握好三者之间的辩证关系，充分发挥药物的防治作用，避免不良反应并防止耐药性的产生。

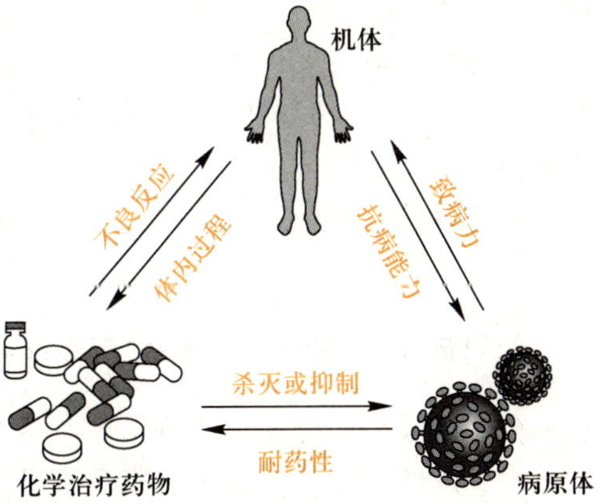

图2－1　机体－病原体－化学治疗药物三者之间的相互关系

任务一　抗菌药物有关的概念和术语

任务目标

1. 掌握抗生素、抗菌谱、抗菌活性、抑菌药、杀菌药及耐药性等基本概念。
2. 熟悉抗菌药的主要作用机制。
3. 了解宿主、药物、病原体三者之间的关系。

一、常用术语

抗菌药　指能抑制或杀灭细菌，用于预防和治疗细菌感染性疾病的药物，包括由一些微生物(如细菌、真菌、放线菌等)所产生的天然抗生素和人工合成、半合成药物,根据抗菌活性分为抑菌药和杀菌药。抑菌药指仅能抑制细菌生长繁殖而无杀灭作用的药物,如大环内酯类、磺胺类等;杀菌药指具有杀灭细菌作用的药物,如青霉素类、头孢菌素类、氨基苷类等。

抗生素 某些微生物产生而对其他微生物有抑制和杀灭作用的物质称为抗生素。由微生物培养液中提取的称为天然抗生素,如青霉素G。对天然抗生素进行结构改造后获得的称为半合成抗生素,如头孢菌素类。

抗菌谱 指抗菌药抑制或杀灭病原微生物的范围。对多种病原微生物有抑制、杀灭作用的称为广谱抗菌药,如氟喹诺酮类、四环素类、氯霉素等对多数革兰阳性(G^+)菌和革兰阴性(G^-)菌都有抑制作用。对一种或有限的几种病原微生物有抑制、杀灭作用的称为窄谱抗菌药,如青霉素类只对G^+菌及少数G^-菌有作用;异烟肼仅对结核杆菌有效,而对其他细菌无效。

抗菌活性 指抗菌药物抑制或杀灭病原微生物的能力,通常用最低抑菌浓度(MIC,指能够抑制培养基内细菌生长的最低浓度)和最低杀菌浓度(MBC,指能够杀灭培养基内细菌的最低浓度)来表示。

抗菌后效应(PAE) 指药物对细菌的抗菌作用持续到药物浓度下降至MIC以下甚至药物消除后。抗菌后效应长的药物其抗菌活性较强,应用时可适当延长用药间隔时间,而疗效不减。

耐药性(抗药性) 在化学治疗中,病原体、寄生虫或肿瘤细胞对药物的敏感性降低或无效的现象。

知识链接:滥用抗生素催生"超级细菌"

抗生素诞生之初曾是杀菌的神奇武器,拯救了无数人的生命。但细菌也逐渐对部分抗菌药产生了耐药性,而抗生素的滥用加剧了细菌耐药性的产生。细菌耐药能力逐步从单一耐药到多重耐药甚至泛耐药,遂被称为"超级细菌"(图2-2)。这类细菌对几乎所有的抗生素都有强劲的耐药性,而新型抗生素的研发速度相对较慢,因此对付"超级细菌"已经成为现代医学面临的一个难题。这给人类敲响了警钟。如果滥用抗生素的势头不能得到有效遏制,人类很可能重返前抗生素时代。

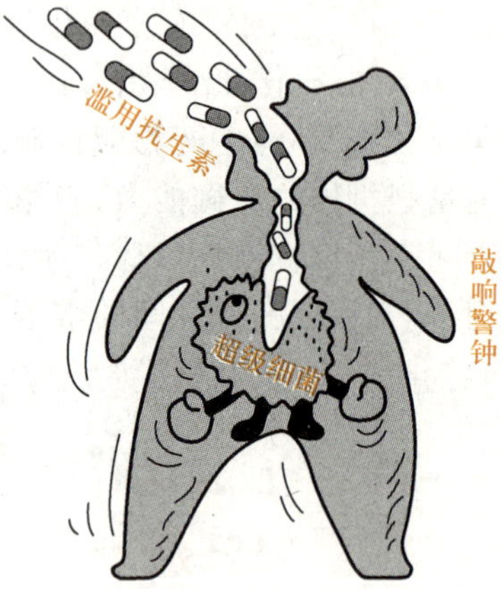

图2-2 滥用抗生素催生"超级细菌"

二、抗菌药物的作用机制

抗菌药物可特异性地干扰病原微生物的生化代谢过程或因此而破坏其结构的完整性,产生抑菌或杀菌作用。根据抗菌药物对细菌结构和功能的干扰环节不同,其作用机制可分为下列几类(图2-3)。

1. 干扰细菌细胞壁合成 细菌外面有一层坚韧而富有弹性的细胞壁,是维持细菌体内环境及正常生长的重要结构。β-内酰胺类抗生素能阻碍黏肽合成,致使细胞壁缺损,菌体外水分内渗,菌体肿胀、变形,最终破裂死亡。

2. 增加细菌胞浆膜的通透性 细菌的胞浆膜(也称细胞膜)位于细胞壁内侧,包着细胞质。多黏菌素类能选择性地与细菌胞浆膜中的磷脂结合而起抗菌作用。制霉菌素、两性霉

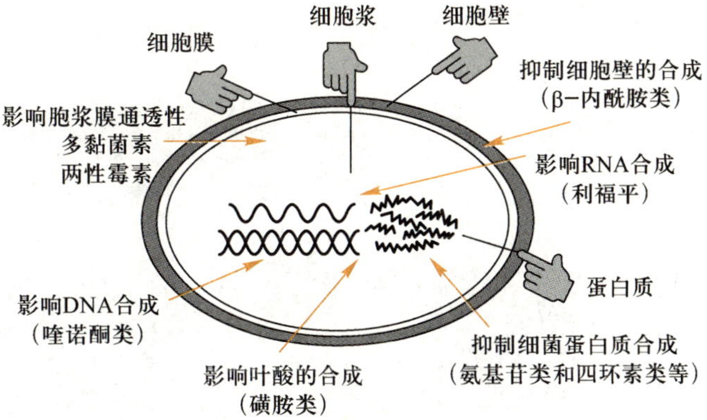

图 2-3　抗菌药物作用机制示意图

素 B 和咪唑类药物能使真菌胞浆膜受损，通透性增加，菌体内物质外漏，造成细菌死亡。

3. 抑制细菌蛋白质合成　细菌的核糖体是由 30S 和 50S 亚基组成的 70S 复合体。如氨基苷类和四环素类能特异性地作用于 30S 亚基，大环内酯类、氯霉素和林可霉素能选择性地作用于 50S 亚基，从而影响其蛋白质合成，进而产生抑菌或杀菌作用。

4. 抑制叶酸代谢　磺胺类药和甲氧苄啶(TMP)通过干扰敏感细菌叶酸合成而影响核酸的合成，抑制细菌生长繁殖。

5. 抑制核酸代谢　利福平特异性地抑制细菌 DNA 依赖的 RNA 多聚酶，阻碍 mRNA 的合成；喹诺酮类抑制 DNA 回旋酶，妨碍细菌 DNA 的复制，从而达到杀灭细菌的目的。

练　一　练

案例分析：抗生素的发现为人类带来了福音，但大量使用、滥用，也产生许多严重的不良反应，并导致大量病原微生物产生耐药性，使抗生素失去作用，给人类又带来了新的灾难。2005 年春节联欢晚会的节目《千手观音》震撼了所有观众，演绎者均为聋哑演员，其中 18 人由于使用氨基苷类抗生素而致聋。

通过上述资料，讨论分析下列问题：抗生素的问世对人类有何重要意义？它们是如何发挥作用的？结合生活实例分析滥用抗生素的危害。

任务二　抗　生　素

任务目标

1. 掌握青霉素类、氨基苷类抗生素的抗菌特点、用途、不良反应及药疗须知。

2. 熟悉半合成青霉素类、头孢菌素类、林可霉素类及大环内酯类抗生素的用途和不良反应。

3. 了解四环素、氯霉素的作用特点及不良反应。

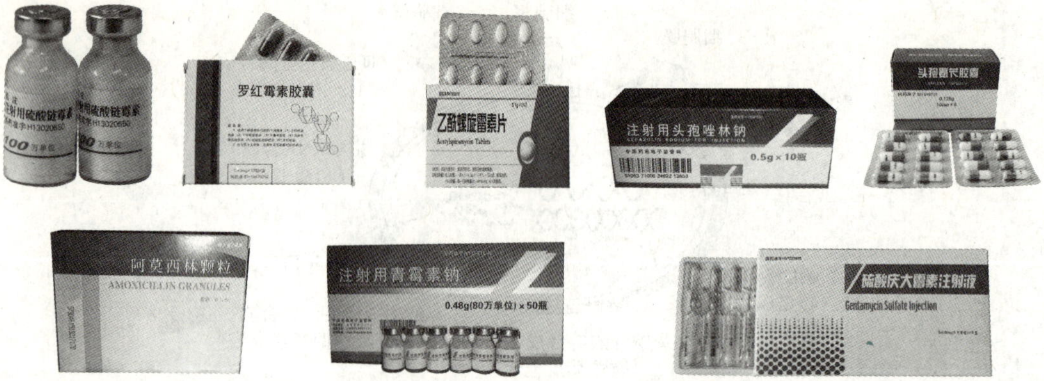

一、β－内酰胺类抗生素

β－内酰胺类抗生素化学结构相似，均具有β－内酰胺环（图2－4，图2－5），包括青霉素类与头孢菌素类等，主要通过干扰细菌细胞壁合成而呈现杀菌作用，属繁殖期杀菌剂。金黄色葡萄球菌等细菌可产生β－内酰胺酶使青霉素、头孢菌素类抗生素的β－内酰胺环裂解而失活，故金黄色葡萄球菌等细菌易产生耐药性。

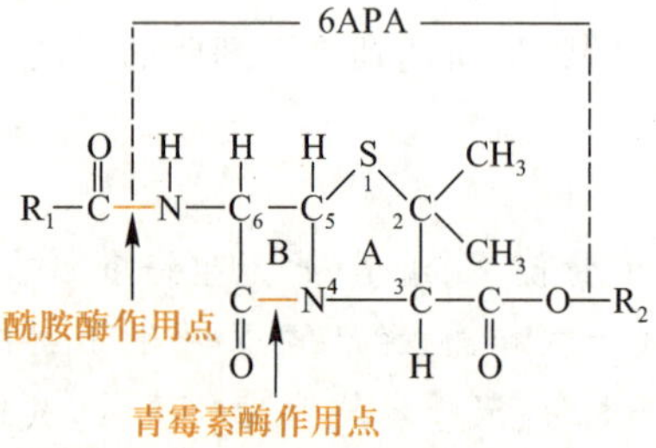

图2－4　青霉素的化学结构示意图
基本结构为　6－氨基青霉烷酸（6－APA）
A环——饱和的噻唑环、B环——β－内酰胺环

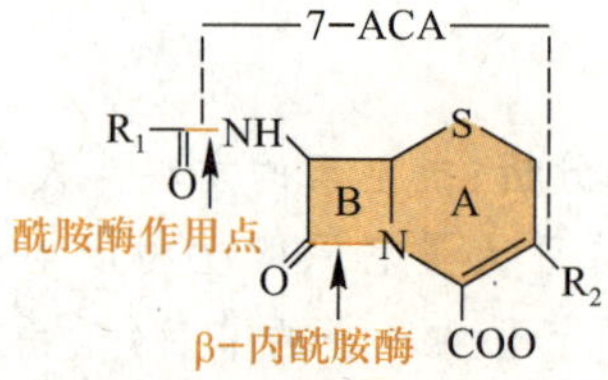

图2－5　头孢菌素化学结构
基本结构为　7－氨基头孢烷酸（7－ACA）
A环——饱和的噻嗪环、B环——β－内酰胺环

（一）天然青霉素类

青　霉　素

青霉素由青霉菌培养液中提取获得，常用其钠盐或钾盐，做成粉针剂（表2－1）。但水溶液极不稳定，易被酸、碱、醇、氧化剂、金属离子分解破坏，不耐热，在室温中放置24 h大部分分解失效，且可生成具抗原性的降解产物，临床应用时需新鲜配制成水溶液并立即使用。该药剂量用单位U表示。

表2－1　临床常用青霉素制剂及用法

药品名称	制剂及规格	用法及用量
青霉素钠	粉针剂：20万U、40万U、80万U	肌内注射：一日80万～200万U，每日3次 静脉滴注：一日200万～2 000万U，每日2次

续表

药品名称	制剂及规格	用法及用量
普鲁卡因青霉素	粉针剂:40 万 U、80 万 U	肌内注射:临用前加适量灭菌注射用水配成混悬液,一次 40 万 ~80 万 U,一日 1 ~2 次。禁止静脉给药
苄星青霉素	粉针剂:40 万 U、80 万 U	肌内注射:临用前加适量灭菌注射用水使成混悬液,一次 60 万 ~120 万 U,每 2 ~4 周 1 次

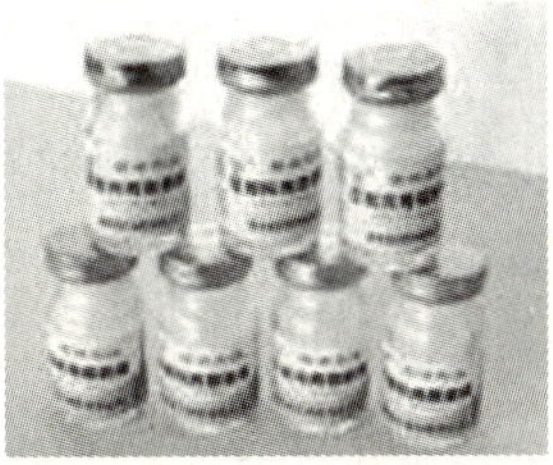

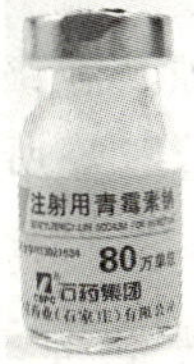

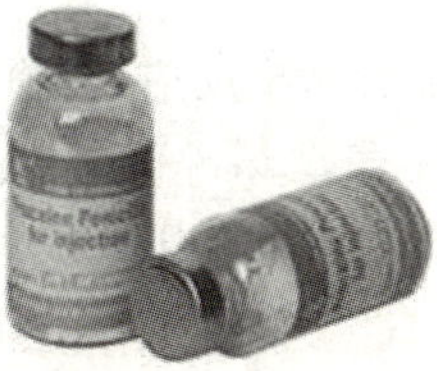

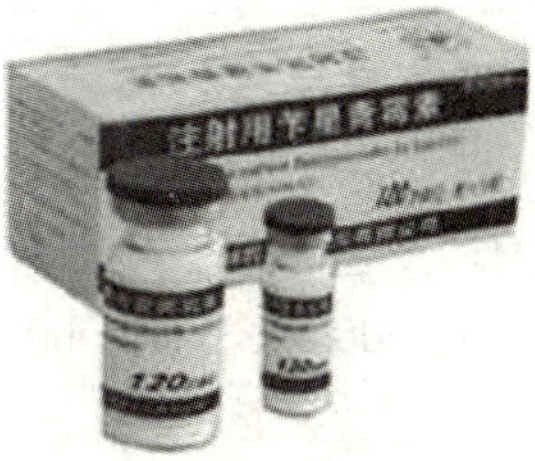

重点提示:青霉素的抗菌谱:革兰阳性球菌、革兰阳性杆菌、革兰阴性球菌、螺旋体和放线菌。青霉素是治疗上述敏感菌感染的首选药。但对革兰阳性杆菌感染引起的疾病,如白喉、破伤风、炭疽和气性坏疽必须与相应的抗毒素合用。

【临床用途】

1. 革兰阳性球菌感染　溶血性链球菌引起的咽炎、扁桃体炎、猩红热、败血症等;草绿色链球菌引起的心内膜炎;肺炎球菌所致的大叶性肺炎、中耳炎等,可作为首选药。

2. 革兰阳性杆菌感染　治疗白喉、破伤风、炭疽和气性坏疽。革兰阳性杆菌不单产生内毒素,还会产生外毒素,青霉素只对内毒素有效,故治疗革兰阳性杆菌感染时应合用相应的抗毒素以对抗其外毒素。

3. 革兰阴性球菌感染　治疗脑膜炎球菌引起的流行性脑脊髓膜炎。

4. 螺旋体感染　治疗梅毒、回归热及钩端螺旋体病。

5. 放线菌病　治疗局部肉芽肿样炎症、脓肿、多发性瘘管、肺部感染及脑脓肿等。

【体内过程及影响因素】　青霉素口服易被胃酸及消化液破坏,故不宜口服,多采用肌内注射,0.5 ~1 h 达血药高峰浓度,有效血药浓度一般可维持 4 ~6 h。主要分布于细胞外液,能广泛分布于各种组织间液中。房水和脑脊液中的含量较低,但炎症时,透入脑脊液和房水的量可提高并达有效浓度。青霉素几乎全部以原形迅速经肾排泄。采用溶解度小的普鲁卡因青霉素或苄星青霉素(长效西林)肌内注射后在注射部位缓慢溶解吸收,可减少给药次数。但这两种制剂血药浓度低,只能治疗轻度感染疾病或用于预防感染。

动动脑:长效青霉素制剂能完全代替青霉素的用途吗?

医嘱示例

患者，男，7 岁。3 日前因受凉出现发热，咳嗽，咳痰，痰白、量不多。无肝病、肾病、糖尿病病史，无药物过敏史。查体：T 38 ℃，P 90 次/min，R 18 次/min，BP 120/80 mmHg。诊断：支气管肺炎。用青霉素治疗，医嘱示例：

0.9% 氯化钠注射液	250 ml	静脉滴注　一日 2 次
青霉素 G 钠盐注射剂	400 万 U	

青霉素　皮试（　）

【不良反应】

1. 变态反应　有药热、血清病型反应、溶血性贫血及粒细胞减少等，严重者可出现过敏性休克，主要由于其降解产物青霉噻唑蛋白、青霉烯酸等所致。过敏性休克的发生率为 0.4/10 000 ~ 1.0/10 000，死亡率为 0.1/10 000。临床表现为胸闷、面色苍白、冷汗、发绀、脉细弱、血压下降、烦躁不安、面部及四肢麻木，意识丧失、抽搐，排尿、排便失禁等。

2. 赫氏反应　青霉素在治疗梅毒、钩端螺旋体病或炭疽时，可有使症状加剧现象，称赫氏反应。一般发生于开始治疗后的 6 ~ 8 h，于 12 ~ 24 h 消失，表现为全身不适、寒战、发热、咽痛、胸痛、心跳加快等，同时有病变加重现象，可危及生命。可能与螺旋体抗原和相应抗体形成免疫复合物或螺旋体释放内毒素致热原有关。

3. 其他　肌内注射局部可发生周围神经炎，钾盐肌内注射疼痛较钠盐明显；鞘内注射和全身大剂量应用可引起青霉素脑部疼痛。

【药疗须知】

1. 青霉素 G 水溶液不稳定，需临用现配，24 h 用完。不宜与其他药物或输液混合注射。

2. 用药前　①询问药物过敏史；②须做皮试，凡初次用药、用药间隔 24 h 以上及更换批号或厂家均应做皮试，反应阳性者禁用；③备好急救药品和抢救设备。

3. 用药时　①避免在饥饿状态时用药；②避免滥用和局部用药；③避免注射用具混用。

4. 患者每次用药后须观察 30 min，无反应者方可离去；一旦发生过敏性休克，立即肌内注射或皮下注射 0.1% 肾上腺素溶液 0.5 ~ 1 ml，必要时可稀释后缓慢静脉注射或静脉滴注，并加用糖皮质激素和 H_1 受体阻断药等，配合给氧、人工呼吸等抢救措施。

5. 对青霉素有过敏史者禁用。

助记口诀：青霉素给药须知"一问二试三避免，仔细观察备抢救"。

注：备抢救指准备好抢救药物肾上腺素、糖皮质激素、注射用具及抢救设备。

（二）半合成青霉素类

由于青霉素具有不耐酸，口服无效；不耐青霉素酶（β－内酰胺酶），对产酶的细菌如金黄色葡萄球菌无效；抗菌谱较窄，对铜绿假单胞菌等多数革兰阴性杆菌无效等缺点，临床常以天然青霉素为原料，生成多种人工半合成青霉素。由于半合成青霉素与青霉素存在交叉过敏现象,故注射给药前要做皮试。根据其不同特点,可分为以下 5 大类(表 2-2)。

表 2-2 临床常用半合成青霉素制剂及用法

类别及名称	制剂及规格	用法及用量
耐酸类		
青霉素 V	片剂:0.125 g、0.25 g、0.5 g	口服:一次 0.125~0.5 g,6~8 h 一次
耐酶类		
苯唑西林钠	粉针剂:0.5 g、1.0 g 胶囊剂:0.25 g	肌内注射:一日 4~6 g,分 4 次给药 静脉滴注:一日 4~8 g,分 2~4 次给药 口服:一日 2~6 g,分 4~6 次,空腹服用
广谱类		
氨苄西林钠	粉针剂:0.5 g、1.0 g	肌内注射:一日 2~4 g,分 4 次给药 静脉滴注:一日 4~8 g,分 2~4 次给药
阿莫西林	胶囊剂:0.25 g、0.5 g	口服:一日 0.5 g,每 6~8 h 一次
抗铜绿假单胞菌类		
羧苄西林钠	粉针剂:0.5 g、1.0 g	静脉注射或肌内注射:一日 4~8 g,分 3~4 次
哌拉西林钠	粉针剂:0.5 g、1 g、2.0 g	静脉滴注和静脉注射:一日 8 g,分 2 次静脉滴注
抗革兰阴性菌类		
美西林	注射剂:0.5 g、1 g	肌内注射:一日 0.4 g,一日 3~4 次 静脉注射:一日 0.4 g,一日 3~4 次 静脉滴注:一日 3.2 g,一日 2~3 次

1. 耐酸类　抗菌特点:①耐酸,口服吸收好;②不耐酶;③抗菌谱与青霉素相同,抗菌活性较青霉素弱,不宜用于严重感染。目前已少用。不良反应与青霉素相似。临床常用药物有青霉素 V 和非奈西林。

2. 耐酶类　抗菌特点:①耐酸,可口服但食物可影响其吸收,宜空腹服用。②耐酶,对耐药金黄色葡萄球菌有效。③对革兰阳性菌的作用不及青霉素,对革兰阴性肠道杆菌或肠道球菌也没有明显作用,主要用于耐青霉素的金黄色葡萄球菌感染的治疗,以双氯西林作用最强。除用于耐药金黄色葡萄球菌感染外,也可用于需长期用药的慢性感染。不良反应仅有胃肠道反应,如嗳气、恶心、腹胀、腹痛、口干等,个别可发生皮疹或荨麻疹。临床常用药物有苯唑西林、氯唑西林、双氯西林等。

3. 广谱类　抗菌特点:①对革兰阳性和革兰阴性菌均有杀菌作用;②耐酸可口服;③不耐酶,对耐药金黄色葡萄球菌和铜绿假单胞菌无效。有药热、皮疹等不良反应。其中,阿莫西林耐酸,可口服,但不耐酶,主要用于一般呼吸道感染的治疗,对耐药金黄色葡萄球菌无效;氨苄西林等主要用于革兰阴性菌,特别是伤寒、副伤寒菌感染。临床常用药物有氨苄西林、阿莫西林、匹氨西林等。

4. 抗铜绿假单胞菌(绿脓杆菌)类　对铜绿假单胞菌和变形杆菌作用强,对其他革兰阴性菌和革兰阳性菌也有作用。主要用于铜绿假单胞菌和变形杆菌引起的各种感染。有胃肠道反应、药热、皮疹等不良反应,羧苄西林偶见粒细胞减少及出血。临床常用药物有羧苄西林、磺苄西林、替卡西林、呋布西林、哌拉西林等。

5. 抗革兰阴性菌类　对革兰阴性菌产生的β－内酰胺酶稳定，对肠杆菌科和其他一些革兰阴性菌有较好的抗菌作用，因此主要替代氨基苷类用于敏感革兰阴性菌所致的尿路和软组织感染的治疗。不良反应除胃肠道反应外，个别患者可出现皮疹、嗜酸性粒细胞增多等。临床常用药物有美西林和替莫西林等。

动动脑：半合成青霉素类中哪几类可以口服给药？哪一类对耐药的金黄色葡萄球菌有效？

（三）头孢菌素类

头孢菌素类抗生素是以7－氨基头孢烷酸（7－ACA）用化学方法接上不同的侧链而成的半合成抗生素。多制成粉针剂，需注射给药，但头孢氨苄、头孢拉定、头孢唑啉、头孢羟氨苄和头孢克洛等耐酸可口服。临床常用头孢菌素制剂及用法见表2－3。

表2－3　临床常用头孢菌素制剂及用法

类别及名称	制剂及规格	用法及用量
第一代		
头孢氨苄	片剂：0.125 g、0.25 g	口服：一次0.25～0.5 mg，一日4次
头孢唑啉	粉针剂：0.2 g、0.5 g	肌内注射或静脉注射：每次0.5 g，一日2～4次
头孢拉定	片剂：0.25 g、0.5 g 注射剂：0.5 g、1.0 g	口服：一次0.25～0.5 g，每6 h一次 肌内注射或静脉滴注：成人一日2～4 g，分4次注射，严重感染者可增至一日8 g
第二代		
头孢呋辛钠	注射剂：0.25 g、0.75 g、1.25 g	肌内注射：0.25 g，一日1次 静脉滴注：1.5 g注射液溶于50～100 ml注射用水
头孢克洛	胶囊剂：0.25 g	口服：一次0.25 g，一日3次
第三代		
头孢噻肟	注射剂：0.5 g、1.0 g	静脉注射或静脉滴注：一日2～6 g，分2～3次
头孢他定	注射剂：0.25 g、0.5 g、1.0 g	肌内注射：每次0.5～1 g，8～12 h一次，严重感染者每日可增至6 g
第四代		
头孢匹罗	注射剂：0.5 g、1.0 g	静脉滴注：1.0～2.0 g药粉分别溶解于10 ml或20 ml灭菌注射用水，然后在3～5 min内将药液直接注入静脉内
头孢吡肟	注射剂：1 g、2 g	肌内注射或静脉注射：一次1～2 g，一日1～2次 静脉滴注：0.5～2.0 g溶于0.9%氯化钠注射液或等渗葡萄糖液100 ml中静脉滴注

头孢菌素类与青霉素比较具有以下特点：①化学结构相似，均有一个β－内酰胺环；

②理化特性相似，抗菌机制相同；③抗菌谱更广，对多数革兰阴性杆菌也有效；④耐青霉素酶，对产酶的金黄色葡萄球菌有效。

重点提示：头孢菌素类主要用于对青霉素治疗无效的感染，如产青霉素酶的金黄色葡萄球菌和革兰阴性杆菌所致的多种严重感染。临床常用头孢菌素类抗生素可分为4代（表2-4），目前常用第一代、第二代、第三代，一般不作为首选药。

表2-4　临床常用头孢菌素类药物的作用特点及应用

分类	药物名称	G^+菌	G^-菌	耐β-内酰胺酶	铜绿假单孢菌	厌氧菌	肾毒性	临床用途
第一代	头孢噻吩 头孢氨苄 头孢唑啉	+++	+	+	-	-	++	敏感菌所致呼吸道、尿路感染及皮肤、软组织感染
第二代	头孢孟多 头孢呋辛 头孢克洛	++	++	++	-	+	+	敏感菌所致肺炎、尿路感染、胆道感染、菌血症及其他组织器官感染
第三代	头孢噻肟 头孢曲松 头孢他定	+	+++	+++	+++	+	±	敏感菌引起的严重感染如败血症、脑膜炎、肺炎、尿路严重感染、骨髓炎及铜绿假单胞菌感染等
第四代	头孢吡肟 头孢匹罗	+++	+++	+++	+++	+	-	对第三代头孢菌素耐药的难治性细菌感染

处方示例

患者，女，14岁。发热，咳嗽咽痛3日。查体：T 39.4℃，扁桃体充血肿大，声音嘶哑，颌下淋巴结肿大。诊断：细菌性咽及扁桃体炎。用头孢氨苄治疗，处方示例：

Rp：

头孢氨苄片　0.25 g×8片

用法：0.25 g　一日4次　口服

【不良反应】

1. 过敏反应　皮疹及荨麻疹、发热等，偶见过敏性休克，5%～10%与青霉素类抗生素有交叉过敏现象。

2. 肾毒性　第一代大剂量可出现肾近曲小管坏死，第二代肾毒性降低，第三代更低，第四代基本无肾毒性。

3. 神经系统　大剂量应用偶可发生头痛、头晕、抽搐、可逆性中毒性精神病反应等。

4. 血液系统　第二代的头孢孟多和第三代的头孢哌酮可导致凝血酶原或血小板减少。

5. 二重感染　第三、四代头孢菌素偶见二重感染或肠球菌、铜绿假单胞菌和念珠菌的增殖现象。

6. 其他　静脉给药可发生静脉炎，口服可引起胃肠道反应，大量静脉注射还应注意高钠血症的发生。

【药疗须知】

1. 口服头孢菌素制剂应在饭前 1 h 或饭后 2 ~ 3 h 服药，避免食物影响其吸收。用药期间应忌酒或含酒精性饮料，否则会导致“双硫仑样反应”。

知识链接：双硫仑样反应

临床上使用头孢菌素类、甲硝唑、替硝唑、酮康唑、呋喃唑酮、氯霉素、甲苯磺丁脲、格列本脲、苯乙双胍等药物后若饮酒，这些药物可抑制乙醇代谢过程所需要的醛糖氧化还原酶，使乙醛不能被氧化为乙酸，致使体内乙醛浓度升高，引起面部潮红、头晕、头痛、视觉模糊、恶心、呕吐、出汗，重者可出现呼吸困难、血压下降、心律失常、心力衰竭、休克甚至死亡等。此类反应被称为双硫仑样反应，又称戒酒硫样反应。

2. 第一、二代头孢菌素类大剂量或与氨基苷类或多肽类等具有肾损害药物合用时，要注意肾损害。

3. 观察临床症状是否减轻、消除；监测体温、脉搏、血常规；密切观察用药期间患者有无过敏反应；注意监测尿常规和肾功能。

4. 对青霉素类、头孢菌素类过敏者禁用；肾功能不全者禁用头孢氨苄等一代头孢菌素；孕妇、哺乳期妇女、婴幼儿禁用或慎用。

（四）其他 β－内酰胺类

头霉素类

头霉素类包括头孢西丁、头孢美唑等。本类药物抗菌谱广，对革兰阳性菌、革兰阴性菌均有较强杀菌作用，抗厌氧菌作用强，对 β－内酰胺酶高度稳定。适用于盆腔、腹腔和妇科等的需氧菌与厌氧菌混合感染。

碳青霉烯类

常用的有亚胺培南（亚胺硫霉素）与脱氢肽酶抑制剂西司他丁按 1∶1 组成的复方注射剂（泰能），具有广谱、强效、耐酶（但可被某些细菌产生的金属酶水解）等特点，主要用于需氧和厌氧的革兰阳性菌、革兰阴性菌引起的重症感染。同类药物还有美罗培南，对肾脱氢肽酶稳定，不需配伍脱氢肽酶抑制药。

单环 β－内酰胺类

包括氨曲南和卡芦莫南，对革兰阴性菌包括铜绿假单胞菌抗菌力强，对革兰阳性菌和厌氧菌作用弱，且具有耐酶、低毒、体内分布广、不良反应少而轻等特点。主要用于革兰阴性杆菌所致下呼吸道、泌尿道、软组织感染及脑膜炎、败血症等。

氧头孢烯类

主要包括拉氧头孢和氟氧头孢，其抗菌谱、抗菌作用强度与第三代头孢菌素相似，对β－内酰胺酶稳定性高。本类药物在脑脊液、痰液中浓度高，可用于脑膜炎、呼吸道、泌尿道、妇科、胆道感染及败血症等的治疗。

β－内酰胺酶抑制剂

β－内酰胺酶抑制剂包括克拉维酸（棒酸）、舒巴坦、他唑巴坦等。本类药物本身没有或只有很弱的抗菌活性，但可抑制多种β-内酰胺酶，从而保护一些不耐酶的抗生素免遭破坏，与β-内酰胺类抗生素联合应用或组成复方制剂，可增强抗菌作用。临床应用的复方制剂有：阿莫西林与克拉维酸配伍称奥格门汀，氨苄西林与舒巴坦配伍称舒他西林，头孢哌酮与舒巴坦配伍称舒普深、哌拉西林与他唑巴坦配伍称他唑星（表2-5）。

表2-5　临床常用β-内酰胺酶抑制剂与其他β-内酰胺类的复方制剂

复方制剂	抗菌药物(g)	辅助药物(g)	用法及用量
舒他西林（优立新）	氨苄西林1.0、0.5	舒巴坦0.5、0.25	口服：一次0.375～0.750 g，一日2次 肌内注射或静脉滴注：1.5～12 g/日，分3～4次
奥格门汀（安灭菌）	阿莫西林0.5、0.25	克拉维酸0.125、0.125	口服：0.375～0.75 g/次，一日3～4次静脉注射：用量可参考口服剂量酌
特治星	哌拉西林2.0、4.0	他唑巴坦0.5、0.5	静脉注射或静脉滴注：4.5 g/次，一日3次（时间20～30 min以上）
泰能	亚胺培南0.5、0.75	西司他丁0.5、0.75	肌内注射、静脉注射：500 mg加入100 ml稀释液中，250 mg加入50 ml稀释液中

动动脑：β　内酰胺酶抑制剂可单独用于治疗细菌感染性疾病吗？

二、氨基苷类抗生素

氨基苷类抗生素包括两大类：①天然类，如庆大霉素、链霉素、新霉素等；②半合成类，如阿米卡星（丁胺卡那霉素）等。庆大霉素、妥布霉素和阿米卡星是目前应用最广泛的氨基苷类抗生素。临床常用剂型有片剂、粉针剂和注射剂等（表2-6）。

表2-6　临床常用氨基苷类制剂及用法

药品名称	制剂及规格	用法及用量
链霉素	注射剂：0.75 g、1 g、2 g	肌内注射：一次1 g，一日1次
庆大霉素	注射剂：20 mg/ml、40 mg/ml、80 mg/ml	肌内注射或静脉滴注：一次80 mg，一日2～3次
阿米卡星	注射剂：0.2 g	肌内注射或静脉滴注：一次0.5 g，一日2～3次
妥布霉素	注射剂：10 mg/ml、40 mg/ml、80 mg/2 ml	肌内注射或静脉滴注：一次80 mg，一日2～3次
奈替米星	注射剂：150 mg/2 ml	肌内注射或静脉滴注：一次4～6 mg/kg，一日1次

【氨基苷类的共同特点】

1. 口服难吸收，仅用于肠道感染或肠道术前准备。全身感染需注射给药。在肾皮质和内耳内、外淋巴液有高浓度积聚，是肾毒性和耳毒性的产生原因。本类药物主要以原形由肾小球滤过排泄，尿液中药物浓度高，因此可用于泌尿道感染的治疗，临床应用时，用碳酸氢钠碱化尿液，可提高抗菌效果，增强疗效。

2. 抗菌谱较广，主要对各种需氧革兰阴性杆菌有强大的杀菌作用；部分品种对分枝杆菌等也具有一定抗菌作用；对革兰阴性球菌作用较差；对革兰阳性球菌作用微弱，对厌氧菌不敏感。

3. 抗菌机制主要是抑制细菌蛋白质合成，并能破坏细菌胞浆膜的完整性，是静止期杀菌药。

4. 不良反应

（1）耳毒性：可引起前庭功能障碍和耳蜗神经损害。前庭功能障碍主要表现为眩晕、恶心、呕吐、头晕、视力减退、眼球震颤、共济失调等。耳蜗神经损害表现为耳鸣、听力减退甚至耳聋等。

（2）肾损害：表现为蛋白尿、管型尿、血尿等，严重时可导致无尿、氮质血症和肾衰竭。停药后一般可恢复。

（3）变态反应：可见发热、皮疹、口周发麻、血管神经性水肿等过敏反应。

（4）神经肌肉阻滞：表现为四肢无力、呼吸困难甚至呼吸停止。抢救时应立即静脉注射新斯的明和钙剂，并配合其他抢救措施。

处方示例

患者，男，50 岁。3 日前突然出现高热，咳嗽，咳痰，痰黏稠带有脓血，量多。有 20 年吸烟史，体质较弱，无药物过敏史。查体：T 39.1℃，精神较差，两肺较多哮鸣音和散在湿啰音，胸部 X 线发现有多发性蜂窝状肺脓肿，痰液细菌培养发现大量肺炎杆菌。诊断：肺炎杆菌肺炎。用庆大霉素治疗，处方示例：

Rp：

硫酸庆大霉素注射液　80 mg × 12 支

用法：80 mg　每日 3 次　肌内注射

临床常用氨基苷类抗生素的作用特点及用途（表 2－7）

表 2－7　临床常用氨基苷类抗生素的作用特点及用途

药物	作用特点及临床用途
链霉素	① 对结核杆菌、革兰阴性杆菌作用强大，对铜绿假单胞菌无效；② 兔热病与鼠疫治疗的首选药；③ 抗结核治疗，应与其他抗结核药联合应用；④ 不良反应多且重，以耳毒性最常见（前庭损害为主）现已少用
庆大霉素	① 对革兰阴性杆菌包括铜绿假单胞菌作用强，对金黄色葡萄球菌有效，对结核杆菌无效；② 临床主要用于革兰阴性杆菌所致的肺炎、脑膜炎、骨髓炎、心内膜炎及败血症等及铜绿假单胞菌所致感染；③ 有耳毒性，以前庭损害为主，有肾损害，偶见过敏反应及神经肌肉接头阻滞作用
卡那霉素	① 抗菌谱与链霉素相似，对结核杆菌有效，对铜绿假单胞菌无效；② 耳毒性、肾毒性大，仅次于新霉素，细菌易耐药；③ 临床少用，可作为二线抗结核药
阿米卡星（丁胺卡那霉素）	① 抗菌谱广，对结核杆菌、铜绿假单胞菌均有效；② 对钝化酶稳定，不易产生耐药性；③ 首选用于耐庆大霉素、妥布霉素等所致的肠道革兰阴性杆菌及铜绿假单胞菌所致的感染，亦可作为二线抗结核药；④ 不良反应有耳毒性和肾毒性，耳毒性以耳蜗损害为主，偶见过敏反应

续表

药物	作用特点及临床用途
妥布霉素	① 对铜绿假单胞菌的作用较庆大霉素强，且无交叉耐药；② 主要用于铜绿假单胞菌所致的严重感染及革兰阴性菌所致全身感染
大观霉素（淋必治）	① 对淋球菌有高度抗菌活性，且对产青霉素酶的淋球菌亦敏感；② 主要用于治疗无并发症的淋病如耐青霉素菌株引起的淋病或对青霉素过敏的淋病患者

【药疗须知】

1. 与β－内酰胺类抗生素有协同作用，但有配伍禁忌，不可混于同一容器注射，以免影响疗效。

2. 可发生过敏性休克反应，尤其是链霉素，发生率仅次于青霉素，防治措施同青霉素，抢救时除首选肾上腺素外，尚需使用钙剂静脉注射。

3. 用药过程中严密观察眩晕、耳鸣等早期中毒症状，注意剂量和疗程，一般用药疗程以7～10日为限。避免同时使用有耳毒性的药物（呋塞米、依他尼酸、红霉素、甘露醇、镇吐药、顺铂等）；避免与能掩盖其耳毒性的镇静催眠药及抗组胺药（苯海拉明、美克洛嗪等）合用。

4. 肾功能不全者、老年人及幼儿、哺乳期妇女慎用，重症肌无力患者禁用、孕妇禁用。

5. 定期检查肾功能，避免同时应用能增加肾毒性的药物（第一代头孢菌素类、右旋糖酐、环丝氨酸、万古霉素、多黏菌素、杆菌肽、两性霉素B等）。

助记口诀：氨基糖苷类

氨基糖苷杀菌剂，抑制菌体蛋白质；
对抗阴性杆菌灵，链卡还治结核病；
庆大妥布链丁卡，不良反应很接近；
损害第八脑神经，耳聋呕吐伴眩晕；
伤肾出现蛋白尿，定期尿检可防止；
神经肌肉易阻断，膈肌麻痹呼吸停。

做一做：角色扮演，分析产生的原因：①患者一，使用后出现听力下降现象；②患者二，使用后尿检尿蛋白呈阳性；③患者三，使用后出现皮疹现象；④患者四，使用后全身无力，呼吸困难。

三、其他类抗生素

（一）大环内酯类

大环内酯类是一类具有大环内酯结构的抗生素。该类药物主要通过抑制细菌蛋白质合成而发挥快速抑菌作用。抗菌谱与青霉素G相似，对革兰阳性菌有较强的抗菌作用，如金黄色葡萄球菌、链球菌等；对革兰阴性菌如脑膜炎奈瑟菌、淋病奈瑟菌、百日咳鲍特菌、流感嗜血杆菌、弯曲菌及军团菌等高度敏感；对某些螺旋体、肺炎支原体、立克次体、衣原体也有抑制作用。同类药物之间有不完全交叉耐药性。

红 霉 素

【临床用途】 临床常用于耐青霉素的轻、中度金黄色葡萄球菌感染及对青霉素过敏的患者;也可用于其他革兰阳性菌感染,如肺炎球菌引起的大叶性肺炎,溶血性链球菌引起的扁桃体炎、猩红热等;还可作为治疗支原体肺炎、军团菌病、弯曲菌所致肠炎、白喉带菌者的首选药物。

【不良反应】 主要为恶心、呕吐、腹痛、腹泻等胃肠道反应,静脉滴注时可发生静脉炎;少数患者可发生肝损害,如转氨酶升高,黄疸等;个别患者可出现过敏反应、耳鸣等。

【药疗须知】

1. 用法 红霉素易被胃酸破坏,常采用肠溶片或制成酯类酯化合物的盐类。注射剂不可用 0.9% 氯化钠注射液溶解,应以 5% 葡萄糖注射液稀释后静脉滴注。肌内注射局部刺激性大,可引起疼痛及硬结,因此不宜肌内注射。

2. 红霉素应空腹服用,肠溶片剂宜整片吞服,不宜与碳酸饮料同服,以免降低疗效及增加消化道反应。滴注速度应缓慢,浓度不宜大于 0.1%,以减少静脉炎的发生。

3. 大环内酯类抗生素由于与林可霉素类和氯霉素等的作用机制相同或相近,合用可发生拮抗作用而降低抗菌活性,故不能联合用药。与 β－内酰胺类合用会发生拮抗作用,故两者不能联合用药。

4. 及时观察感染症状是否减轻、消失,监测体温、脉搏、血象,定期检查肝功能。肝功能不良患者禁用。

动动脑: 红霉素为什么不能与青霉素联合用药?

助记口诀:红霉素
青霉素过敏可替代,抗菌范围胜青霉,
军团白百支弯曲,沙眼气坏炭金葡,
溶解勿用钠盐水,碱性环境增效果。

乙酰螺旋霉素

乙酰螺旋霉素抗菌谱与红霉素相似,其抗菌作用较弱,口服易吸收,临床主要用于敏感菌所致的呼吸道、软组织感染,尤其是不能耐受红霉素的患者。不良反应少,较大剂量则可引起胃肠道反应。

麦迪霉素与麦白霉素

麦迪霉素和麦白霉素的抗菌谱与红霉素相似,但抗菌作用较弱,主要作为红霉素的代用品,用于敏感菌引起的呼吸道、皮肤、软组织、胆道等部位的感染。不良反应较红霉素轻微,口服有胃肠道反应。

阿 奇 霉 素

阿奇霉素抗菌谱与红霉素相似,对肺炎支原体的作用是大环内酯类中最强的,对金黄色葡萄球菌、肺炎球菌、链球菌的抗菌作用弱于红霉素。口服吸收快,分布广,大部分以原形从胆汁排出,半衰期长达 2～3 日。主要用于敏感菌所致的呼吸道、皮肤软组织、泌尿道感染等。

不良反应较红霉素少。

罗红霉素

罗红霉素对革兰阳性菌和厌氧菌的作用大致与红霉素相近，对肺炎支原体、衣原体有较强的作用，对流感杆菌的作用较红霉素弱。临床适用于敏感菌所致的呼吸道、皮肤软组织、泌尿道等部位感染。

克拉霉素

目前为同类药物中抗菌活性最强者，对酸稳定，口服吸收快而完全，且不受饮食影响，体内分布广泛，组织中浓度明显高于血中浓度，不良反应轻。主要用于呼吸道、泌尿生殖系统及皮肤软组织感染。

泰利霉素

口服吸收好，不受饮食干扰，组织和细胞穿透力强，在白细胞、呼吸道组织及上皮组织中浓度较高，主要用于呼吸道感染如社区获得性肺炎、慢性支气管炎急性加剧、扁桃体炎的治疗。

处方示例

患者，女，38 岁。受凉后，寒战、乏力伴刺激性干咳，无痰，自测体温 38.6 ℃，遂入院。查体：肺部呼吸音稍低，上肺叶可闻及少许哮鸣音。诊断：支原体肺炎。用罗红霉素治疗，处方示例：

Rp：

罗红霉素片　150 mg×12 片

用法：300 mg　一日 2 次　饭后口服

（二）林可霉素类

林可霉素（洁霉素）、克林霉素（氯洁霉素）

抗菌谱、抗菌机制与红霉素相似，为快效抑菌药，主要作用于革兰阳性菌及厌氧菌，易渗透进入骨组织和关节腔，是治疗金黄色葡萄球菌引起的急、慢性骨髓炎的首选药。也可用于治疗厌氧菌或其他耐青霉素厌氧菌的严重感染。

主要不良反应是胃肠道反应，长期用药可引起伪膜性肠炎、二重感染。剂量过大或静脉注射过快可引起血压下降，甚至心跳和呼吸暂停。应缓慢静脉滴注，不可静脉推注。用药前应详细询问药物过敏史，与麻醉药、肌松药联合应用时应调整用量。

处方示例

患者，男，17 岁。右大腿长有一疖，今突感右大腿持续性疼痛。查体：生疖处发红、轻度水肿，下面有明显压痛。血常规检查：白细胞 3.2×10^{10}/L，骨髓穿刺抽出脓液。诊断：急性化脓性骨髓炎。用克林霉素治疗，处方示例：

Rp：

盐酸克林霉素注射液　0.3 g×12 支

用法：0.3 g　一日 4 次　肌内注射

知识链接:"欣弗"事件

2006年8月8日,哈尔滨6岁女童刘思辰因感冒注射克林霉素磷酸酯葡萄糖注射液(商品名:欣弗)不幸死亡,随后多个省市陆续出现部分患者使用某药业公司生产的该药物后,出现胸闷、心悸、心慌、寒战、肾区疼痛、腹泻、呕吐、过敏性休克等临床症状,导致多人死亡,令国人震惊,在全国掀起巨大波澜,被称这"欣弗"事件。经国家药监局等有关部门调查,主要原因是某药厂生产的克林霉素磷酸酯葡萄糖注射液未按批准的工艺参数灭菌,降低灭菌温度,缩短灭菌时间,增加灭菌柜装载量,影响了灭菌效果造成的。

(三) 多肽类抗生素

万古霉素与去甲万古霉素

药物通过阻碍细菌细胞壁合成,对革兰阳性球菌有强大的杀灭作用,包括耐甲氧西林葡萄球菌和肠球菌及难辨梭状芽孢杆菌等,对革兰阴性菌无效。细菌对其不易产生耐药性,且与其他抗生素无交叉耐药性。临床主要用于治疗耐甲氧西林和耐青霉素肠球菌所致的严重感染,如败血症、心内膜炎、骨髓炎等。毒性较大,长期大剂量应用可出现较严重的耳毒性及肾毒性,老年人更易发生。

多黏菌素 B 与多黏菌素 E

本类药物对多数革兰阴性杆菌,尤其是对铜绿假单胞菌有强大的杀菌作用。因毒性较大,临床主要局部用于敏感菌所致的眼、耳、皮肤、黏膜感染及烧伤后的铜绿假单胞菌感染。主要不良反应为肾毒性,如蛋白尿、血尿等,肾功能不全者慎用;亦可发生神经系统损害,导致眩晕、乏力、共济失调等,停药后可消失。

动动脑:长期应用其他抗生素(如克林霉素)后引起的伪膜性肠炎要用何药治疗?

(四) 四环素类与氯霉素类

四环素类与氯霉素类抗菌谱广泛,对革兰阳性菌、革兰阴性菌、立克次体、支原体、衣原体和螺旋体均有抗菌作用,故常称广谱抗生素。

四 环 素 类

四环素类包括天然类:四环素、土霉素和金霉素等;半合成类:多西环素(强力霉素)、米诺环素(二甲胺四环素)和美他环素等,其中多西环素和米诺环素常用。常用剂型为片剂、胶囊剂,口服给药。四环素类的基本化学结构如图 2-6 所示。

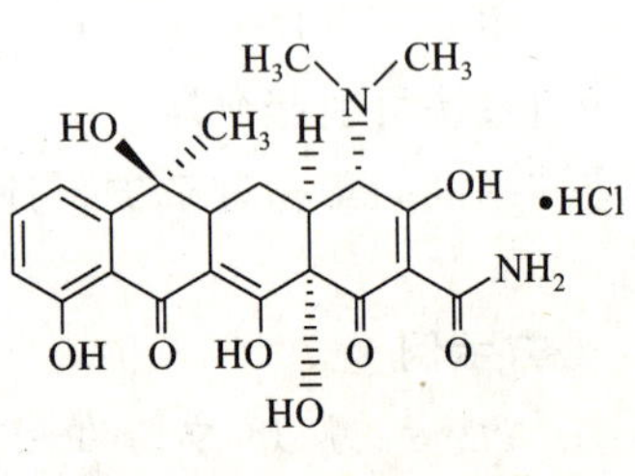

图 2-6 四环素的化学结构示意图

重点提示:四环素类通过抑制细菌蛋白质合成而发挥广谱快效抑菌作用,高浓度也有杀菌作用。抗菌活性依次为:米诺环素 > 多西环素 > 美他环素 > 四环素 > 土霉素。

【临床用途】 治疗支原体肺炎、立克次体病（斑疹伤寒、恙虫病）和霍乱（四环素为首选药）。也可用于螺旋体、衣原体感染的治疗。同时也是各种细菌感染的次选药物。

【体内过程及影响因素】 四环素类大多口服给药。口服时可与乳制品、抗酸药、食物或药物中的 Ca^{2+}、Mg^{2+}、Al^{3+}、Fe^{2+} 等金属阳离子发生络合反应而影响吸收，故不能同时服用。

【不良反应及处理措施】

1. 局部刺激 口服常见恶心、呕吐、厌食、腹胀等症状，饭后服用或与食物同服可减轻。静脉滴注易引起静脉炎。

2. 二重感染 长期应用广谱抗生素后，体内敏感菌被抑制，不敏感菌乘机大量繁殖，造成新的感染，称为二重感染，又称菌群交替症。多见于老、幼和体质衰弱、抵抗力低及合用糖皮质激素或抗肿瘤药的患者。常见的二重感染有两种：①真菌病：白色念珠菌引起的鹅口疮、肠炎等。②难辨梭菌所致的伪膜性肠炎，表现为剧烈的腹泻、发热、肠壁坏死、体液渗出，甚至休克。一旦发生应立即停药，并口服甲硝唑或万古霉素治疗。

3. 影响骨骼和牙齿的生长 四环素类易在新形成的骨和牙釉质中沉积，并与钙相结合，而使牙齿出现黄染、釉质发育不全（俗称四环素牙）或使骨骼生长受抑制。

4. 其他 长期大剂量使用，可致肝损害，也可加重肾损害，多见于孕妇并伴有肾功能不良者。偶见过敏反应。

多 西 环 素

抗菌谱、作用机制与四环素相似，但作用较后者强。由于该药具有速效、强效、长效的优点，所以目前临床上较为常用，特别适合肾外感染伴肾衰竭者，以及胆道系统感染。

米 诺 环 素

米诺环素在四环素类中抗菌活性最强。抗菌谱与四环素相似，但对四环素或青霉素耐药的细菌仍敏感。主要用于治疗酒糟鼻、痤疮和沙眼衣原体所致的性传播疾病，以及上述耐药菌感染。

【药疗须知】

1. 四环素类宜饭后口服，不能用茶叶水送服。乳制品、碳酸氢钠和多价金属离子（如 Ca^{2+}、Mg^{2+}、Fe^{2+}、Ae^{3+}）均能减少四环素类吸收，不能同服。确需合用时，应间隔 3 h 以上。因刺激性大，不宜肌内注射。静脉滴注应稀释后缓慢滴注。

2. 观察感染症状是否减轻、消失，监测体温、脉搏、血象。注意观察患者的口腔、肠道有无异常，定期做 X 线胸片及肝功能检查。

3. 对四环素类过敏患者禁用，孕妇、哺乳期妇女和 8 岁以下儿童禁用。用药期间应避免紫外线和阳光直接照射。

助记口诀：四环素类

抑制三菌四体一虫灵，阳性阴性放线菌，
肺支立克衣原螺旋体，再加原虫阿米巴；
黄牙二重感染系泛用，孕妇小儿要禁用。

氯霉素类

重点提示：氯霉素对革兰阴性菌作用强于革兰阳性菌。对伤寒、副伤寒杆菌作用最强，对流感嗜血杆菌、脑膜炎奈瑟菌和百日咳杆菌作用也较强，对衣原体、支原体和立克次体也有较好疗效。抑制细菌蛋白质的合成而产生抑菌作用，属广谱快效抑菌药。

【临床用途】 因不良反应严重，现已少用，可用于治疗伤寒杆菌和其他沙门菌属感染；局部用药可治疗敏感菌所致的眼部感染及沙眼。

【不良反应】

1. 抑制骨髓造血功能　表现为白细胞与血小板减少，并伴贫血，严重者可导致再生障碍性贫血，发生率低(1/30 000)，但死亡率高。

2. 灰婴综合征　新生儿、早产儿大剂量应用氯霉素可引起恶心、呕吐、腹胀、呼吸困难、循环衰竭、皮肤苍白等症状，称为灰婴综合征。一般用药2～9日内发生，症状出现后2～3日内病死率高达40%。较大儿童和成人在用药剂量过大或肝功能不全时也可发生类似中毒症状。

3. 其他　胃肠道反应、二重感染、视神经炎和视力障碍、皮疹、药热等。还可出现溶血性贫血(葡萄糖-6-磷酸脱氢酶缺陷者)。

【药疗须知】

1. 氯霉素为药酶抑制药，与口服抗凝药及口服降血糖药等合用时应监测凝血酶原时间、血糖，注意调整药物剂量。

2. 用药前、后及用药过程中，系统监护血象，发现异常及时停药。用药时间不宜过长。

3. 药物相互作用。氯霉素是肝药酶抑制剂，与华法林、甲苯磺丁脲、苯妥英钠和氯磺丙脲等药物合用时，应注意用量。

4. 对氯霉素过敏患者禁用，孕妇、早产儿、新生儿、哺乳期妇女、肝肾功能不良者及葡萄糖-6-磷酸脱氢酶缺陷者慎用氯霉素。

助记口诀：氯霉素
毒大抑制造血和灰婴，
用途仅有伤副与沙眼。

练一练

学开处方：患者，女，22岁。突发寒战、咳嗽，痰呈铁锈色，诊断为大叶性肺炎。请为患者拟定处方治疗。

病例分析：患者，男，67岁。近期咳嗽，初为干咳，然后有少量黏液脓痰，有时痰中带血，并伴有乏力、头痛、咽痛等症状，X线片见肺炎阴影，用阿莫西林治疗3日病情不见好转。然后确诊为支原体肺炎，改用红霉素治疗，几日后病情痊愈。请问该患者用阿莫西林治疗为什么无效而改用红霉素治疗？

任务三　人工合成的抗菌药

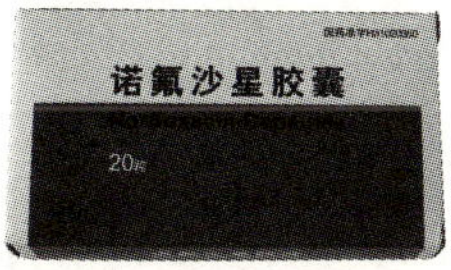

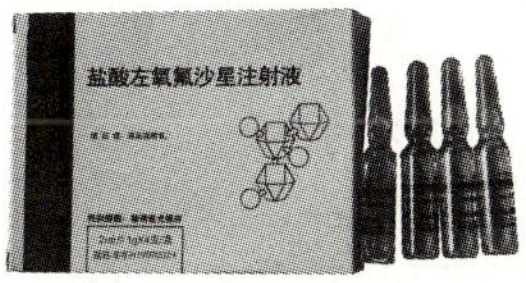

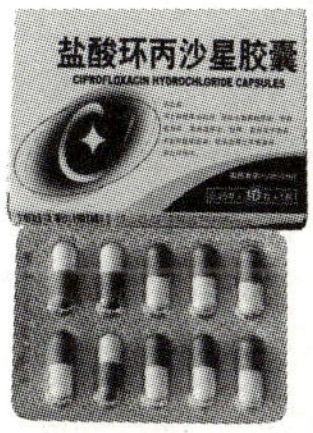

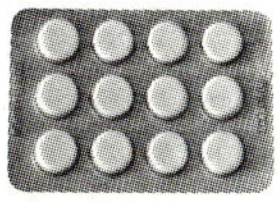

任务目标

1. 掌握喹诺酮类、磺胺类和甲硝唑的抗菌作用、作用机制、用途和不良反应。
2. 熟悉常用喹诺酮类药物的作用特点。
3. 了解呋喃妥因和呋喃唑酮的作用特点和用途。

一、喹诺酮类药物

喹诺酮类抗菌药物第一代是1962年合成的萘啶酸，因毒性大、作用差，已被淘汰；第二代是1973年合成的吡哌酸等；第三代为氟喹诺酮类，如诺氟沙星、环丙沙星、氧氟沙星、左氧氟沙星、洛美沙星、氟罗沙星、司帕沙星等。临床常用剂型包括片剂、胶囊剂及注射剂等（表2－8）。

表2－8　临床常用喹诺酮类制剂及用法

类别及名称	制剂及规格	用法及用量
第二代		
吡哌酸	片剂：0.25 g、0.5 g	口服：一次0.5 g，一日2～4次
第三代		
诺氟沙星	胶囊剂：0.1 g； 注射剂：0.2 g/100 ml	口服：一次0.1～0.2 g，一日3～4次 静脉滴注：一次0.2～0.4 g，一日2次
氧氟沙星	片剂：0.1 g；	口服：一次0.3 g，一日2次
环丙沙星	片剂：0.25 g、0.5 g； 注射剂：0.1 g/50 ml	口服：一次0.25～0.5 g，一日2次 静脉滴注：一次0.1～0.3 g，一日2次
左氧氟沙星	注射剂：0.4 g/100 ml 片剂：0.1 g	静脉滴注：一次0.4 g，一日2次 口服：一次0.1～0.2 g，一日3次

喹诺酮类是以4-喹诺酮为基本结构的人工合成药物（图2-7），其结构特点：A、B环稠合而成，A环：芳香杂环，4-酮-3-羧酸吡啶衍生，X：C原子或杂原子，N1：有取代基，B环：芳环、杂环（含取代基），在N1、C3、C6、C7、C8引入不同基团可形成不同药物。

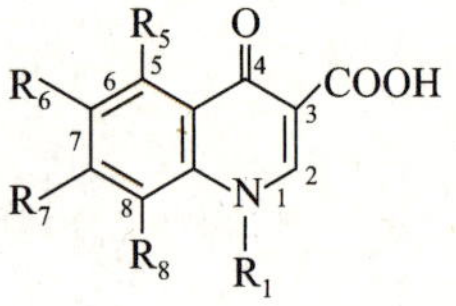

图2-7 喹诺酮类的化学结构

动动脑：第三代喹诺酮类药物药名有什么特点？

重点提示：喹诺酮类药物能抑制细菌的DNA回旋酶，从而干扰细菌DNA复制而导致细菌死亡，是杀菌剂，对静止期和生长繁殖期细菌均有明显作用（图2-8）。第二代抗菌谱窄，仅对革兰阴性菌有效。第三代除对革兰阴性菌，如大肠杆菌、变形杆菌、伤寒杆菌、沙门菌属、志贺菌属的部分菌株等作用进一步增强外，对铜绿假单胞菌也有效，且抗菌谱扩大到金黄色葡萄球菌、肺炎链球菌、溶血性链球菌、肠球菌等革兰阳性球菌、立克氏体、衣原体、支原体、军团菌及结核杆菌。

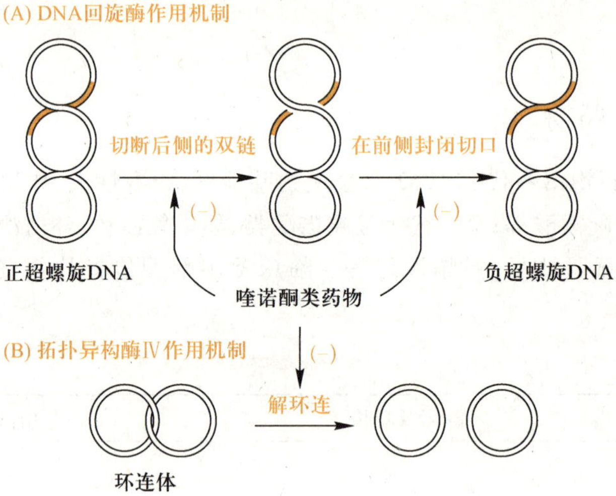

图2-8 喹诺酮类药物的抗菌机制示意图

【临床用途】

1. 泌尿生殖道感染　用于多种细菌引起的单纯性、复杂性尿路感染，细菌性前列腺炎、尿道炎和宫颈炎。

2. 肠道感染　治疗多种细菌所致的腹泻、胃肠炎和细菌性痢疾，也可治疗伤寒、副伤寒及腹泻。

3. 呼吸道感染　常用于治疗支气管炎、肺炎和鼻窦炎。可替代大环内酯类用于军团菌所致的肺炎。

4. 骨骼系统感染　用于革兰阴性杆菌所致的骨髓炎和关节感染。

5. 皮肤软组织感染　用于革兰阴性杆菌所致的五官科和外科伤口感染。

6. 其他　培氟沙星治疗化脓性脑膜炎、败血症；也可作为β-内酰胺类治疗全身性感染的替代药。

【体内过程及影响因素】 大部分喹诺酮类药物口服吸收迅速而完全。喹诺酮类可与二价、三价金属阳离子发生络合反应，如 Ca^{2+}、Mg^{2+}、Al^{3+}、Zn^{2+} 等，因而不能与含有这些离子的食品和药物同服。

处方示例

患者，女，35 岁。发冷发热，全身不适，腹痛腹泻。大便初为稀便，后转为脓血便，量不多，每日 10 余次，伴有里急后重。查体：T 38.5 ℃，精神较差，左下腹压痛明显，粪便细菌培养可见大量痢疾杆菌。诊断：急性细菌性痢疾。用诺氟沙星治疗，处方示例：

Rp：

诺氟沙星胶囊　0.1 g×36 粒

用法：0.4 g　一日 4 次　口服

【不良反应】

1. 胃肠道反应　最常见味觉异常、食欲缺乏、恶心、呕吐、腹痛、腹泻及便秘等。

2. 神经系统反应　表现为头晕、头痛、失眠、眩晕及情绪不安等，以失眠最多见；严重时可发生复视、色视、抽搐、神志改变等中枢神经和幻觉、幻视等精神症状，但极少见。

3. 过敏反应　可出现血管神经性水肿、皮肤瘙痒、皮疹等过敏症状；偶见过敏性休克；个别出现光敏性皮炎，以服用洛美沙星最为多见。

4. 软骨损害　儿童用药后部分患者可出现关节疼痛和水肿。

5. 其他　少数患者有肌无力、肌肉疼痛、肝肾损害等，停药后可恢复。药物可经乳汁分泌，用药期间暂停哺乳。

【药疗须知】

1. 用药期间应多喝水，避免阳光或紫外线直接照射，用药 30 日以上应注意观察有否关节肿胀等症状出现。

2. 药物相互作用　①抑制咖啡因、口服抗凝血药和茶碱类在肝的代谢，同服时可增加它们的血药浓度而引起不良反应。②与含钙、镁、铝等金属离子药物和抗酸药合用会减少其在肠道的吸收，应避免同服。③不能与茶碱类或非甾体类抗炎镇痛药同用，可增加中枢系统的毒性反应。

3. 喹诺酮类过敏者、孕妇、小儿、癫痫病患者禁用；消化性溃疡、肝肾功能不良者慎用。哺乳期妇女应用时应停止哺乳。肾功能不良者应适当减少剂量。

附：常用喹诺酮类药物

诺氟沙星

对大多数革兰阴性杆菌有较强抗菌活性，对金黄色葡萄球菌、肺炎链球菌、溶血性链球菌等革兰阳性菌也有一定作用。主要用于治疗肠道和泌尿生殖道感染。

氧氟沙星

氧氟沙星（泰利必妥，氟嗪酸）在体内抗菌活性为诺氟沙星的 3～5 倍。对革兰阳性菌、革兰阴性菌的作用比诺氟沙星强。对支原体、衣原体及部分厌氧菌也有杀灭作用。主要用于敏感菌所致的泌尿道、呼吸道、胆道、皮肤软组织、耳鼻喉及眼部的感染。因有较好的抗结核杆菌活性，是治疗结核病的二线药物，与其他抗结核药合用时呈相加作用。不良反应少而轻，主要有胃肠道反应，偶见神经系统症状和转氨酶升高。

左氧氟沙星

左氧氟沙星（可乐必妥）是氧氟沙星的左旋体，抗菌活性比氧氟沙星强2倍。抗菌谱、用途与氧氟沙星相同。最突出的特点是不良反应是目前氟喹诺酮类药物中最小的。

环丙沙星

环丙沙星（环丙氟哌酸）对革兰阴性杆菌的体外抗菌活性是目前临床应用的氟喹诺酮类药物中最高的，其对铜绿假单胞菌、肠球菌、肺炎链球菌、葡萄球菌、军团菌、淋球菌及流感杆菌的抗菌活性也高于其他同类药物；对某些耐氨基苷类及第三代头孢菌素类的耐药菌株仍有抗菌活性。主要用于治疗敏感菌引起的泌尿道、胃肠道、呼吸道、骨关节、腹腔及皮肤软组织等感染。不良反应常见胃肠道反应，也有神经系统症状。静脉滴注时有血管局部刺激反应。

助记口诀：喹诺酮类
抗菌谱广疗效强，全身感染均有效，疗效一代胜一代。
儿童孕妇哺乳妇，加上癫痫精神病，不能乱用该类药。

二、磺胺类药物和甲氧苄啶

磺胺类药物分为三类：全身感染用药、肠道感染用药和外用药三类。临床常用剂型有片剂、注射剂、滴眼剂、软膏等（表2－9）。

表2－9　临床常用磺胺类药物制剂及用法

类别及名称	制剂及规格	用法及用量
全身感染用药		
磺胺嘧啶	片剂：0.5 g 注射剂：0.4 g/2 ml	口服：一次1 g，一日2次，首剂加倍肌内注射或缓慢静脉注射：一次2 g，一日2次，首剂加倍
磺胺甲噁唑	片剂：0.5 g	口服：一次1 g，一日2次，首剂加倍
肠道感染用药		
柳氮磺吡啶	片剂：0.25 g	口服：一次1～1.5 g，一日3～4次
外用药		
磺胺嘧啶银	软膏或乳膏	涂敷创面
磺胺米隆	软膏或溶液	外用
磺胺醋酰钠	15%滴眼液	滴眼：一次1～2滴，一日3～5次

磺胺类药物的基本化学结构是对氨基苯磺酰胺。细菌不能直接利用周围环境中的叶酸，只能以对氨苯甲酸（PABA）、二氢蝶啶、L－谷氨酸为原料，在菌体内二氢叶酸合成酶的催化下形成二氢叶酸，再经二氢叶酸还原酶的作用还原成四氢叶酸。后者是一碳基团转移酶的辅酶，

参与核酸的合成。磺胺药的化学结构与PABA极其相似，通过与PABA竞争性抑制二氢叶酸合成酶，阻碍二氢叶酸的形成，从而影响核酸的合成，抑制细菌的生长繁殖（图2-9）。

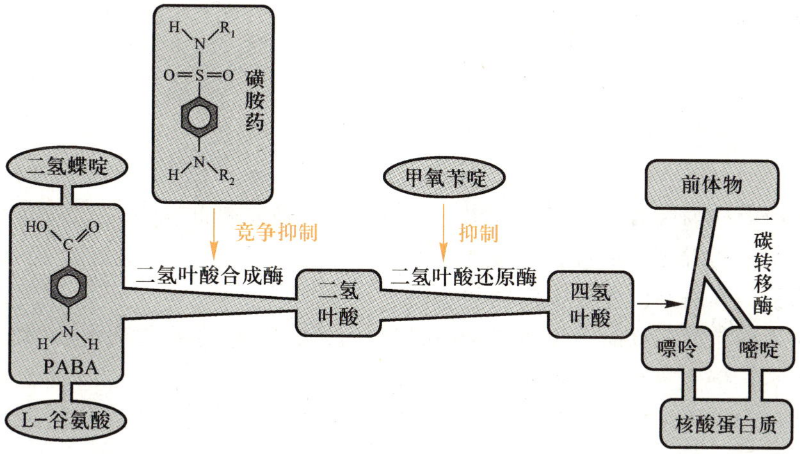

图2-9　磺胺类药物的化学结构与抗菌机制

重点提示：磺胺类药物是慢速抑菌剂，对大多数革兰阳性菌和革兰阴性菌、部分放线菌及沙眼衣原体、弓形体、疟原虫等病原体均有较好的抗菌活性，但对病毒、螺旋体、支原体、立克次体无效。磺胺米隆和磺胺嘧啶银盐对铜绿假单胞菌有效。

【体内过程及影响因素】 用于全身性感染的磺胺类药物口服吸收快而完全；用于肠道感染时口服不吸收，在肠内保持高浓度。磺胺嘧啶可透过血脑屏障进入脑脊液中，脑膜炎时透过率可达血药浓度的90%；也可通过胎盘屏障进入胎儿体内。磺胺类药物以原型及其代谢产物由肾排出。口服难吸收的磺胺类药物主要经肠道排出。

处方示例

患者，男，33岁。发热，头痛，呕吐2日。查体：T 39.8 ℃，P 140次/min，R 44次/min，BP 14.3/8 kPa；患者烦躁不安，颈抵抗，胸、腹部有散在紫红色出血点。脑脊液检查：呈乳白色，蛋白质（+++），白细胞 800×10^6/L，细菌培养为脑膜炎球菌。诊断：流行性脑脊髓膜炎。用磺胺嘧啶治疗。处方示例：

Rp：

磺胺嘧啶钠注射液　0.4 g×8支

用法：0.4 g　一日4次　肌内注射

【不良反应】

1. 泌尿系统损害　磺胺类药物的乙酰化代谢产物在尿液中溶解度较低，尤其在尿液偏酸性时易析出结晶而损害肾，出现结晶尿、血尿、少尿、无尿等症状。

2. 过敏反应　以皮疹、药疹较常见，偶见剥脱性皮炎和多形性红斑。本类药物间有交叉过敏反应。

3. 血液系统反应　偶见粒细胞减少、血小板减少甚至再生障碍性贫血等。对葡萄糖-6-磷酸脱氢酶缺乏的患者可致溶血性贫血，应禁用。

4. 其他　新生儿可致脑核黄疸和溶血。尚可引起恶心、呕吐、头痛、乏力、精神不振等，驾驶员及高空作业者慎用。

【药疗须知】

1. 服用磺胺嘧啶（SD）、磺胺甲噁唑（SMZ）期间应同服碳酸氢钠碱化尿液和适当增加饮水，可以减少尿液中结晶析出而预防肾损害。

2. 用药前应询问有无药物过敏史。对磺胺类药物过敏者禁用。

3. 长期用药者应定期检查血常规和肝功能。

4. 驾驶员和高空作业者工作期间禁用。

5. 应用磺胺类药物时必须注意严格掌握适应证、使用足够的剂量和疗程，或与甲氧苄啶（TMP）合用增强疗效及延缓耐药性的发生。

6. 药物相互作用　由于磺胺类药物能从血浆蛋白结合点上取代其他药物，所以能增强甲苯磺丁脲的降血糖作用、华法林的抗凝血作用和甲氨蝶呤的毒性反应。

7. 老年人及肝、肾功能不全者慎用或禁用；新生儿、临产妇及哺乳期妇女禁用；有过敏史者禁用。

甲 氧 苄 啶

【抗菌作用及机制】　甲氧苄啶（TMP）的抗菌谱与磺胺类相似，单用易产生耐药性。抗菌机制是抑制二氢叶酸还原酶，使二氢叶酸不能还原为四氢叶酸，阻碍细菌核酸合成而产生抑菌作用。TMP 与磺胺类药物合用，可使细菌的核酸合成受到双重阻断，使磺胺类药物的抗菌作用增强数倍至数十倍，甚至出现杀菌作用，并可延缓耐药性的产生，故甲氧苄啶又称磺胺增效剂。此外，TMP 还可增强其他抗生素（如四环素、庆大霉素、红霉素等）的抗菌作用。

【临床用途】　常与 SMZ 或 SD 合用或制成复方制剂，用于治疗敏感菌引起的呼吸道、泌尿道和肠道（包括伤寒、副伤寒）感染。

做一做：“泻痢停！泻痢停！痢疾拉肚一吃就停！”泻痢停为颠茄磺苄啶片，其活性成分包括磺胺甲噁唑、甲氧苄啶、颠茄流浸膏。请分析组方意义。

【不良反应】　可引起恶心、过敏性皮疹等；大剂量长期用药或原有叶酸缺乏（营养性或吸收不良、孕妇等）可出现轻度可逆性血象变化，如白细胞减少、血小板减少、巨幼红细胞性贫血。严重者可用亚叶酸钙治疗。严重肝、肾功能不良、骨髓造血功能不全者、孕妇、新生儿禁用。

动动脑：SMZ 与 TMP 合用为什么可使抗菌作用明显增强？

助记口诀：磺胺类

磺胺抑菌范围广，抑制脑链志贺强，
SD 流脑列首选，SMZ 与 TMP 合用，
肾脏损害最常见，饮水服碱为关键。

三、硝基呋喃类和硝基咪唑类药物

（一）硝基呋喃类

本类药物抗菌谱广，对多数革兰阳性菌、革兰阴性菌都有抑制或杀灭作用。细菌对其不易产生耐药性，且与其他抗菌药物无交叉耐药性（表 2－10）。

表 2－10　硝基呋喃类药物及其作用特点

药物名称	作用特点及应用	不良反应
呋喃妥因（呋喃吡啶）	口服吸收迅速，排泄快，血药浓度低，尿中药物浓度高，仅用于治疗泌尿系统感染	胃肠道反应，大剂量引起周围神经炎，偶见皮炎、药热
呋喃唑酮（痢特灵）	口服吸收差，肠道内药物浓度高，主要用于治疗肠炎、细菌性痢疾、伤寒、副伤寒等	胃肠道反应，过敏反应
呋喃西林	仅作表面消毒剂，用于化脓性中耳炎、伤口感染等	内服毒性大

（二）硝基咪唑类

甲硝唑（灭滴灵）

【临床用途及药理】 甲硝唑对革兰阳性菌和革兰阴性厌氧菌均有抗菌作用，对脆弱类杆菌尤为敏感，但对需氧菌无效；此外，还具有抗破伤风梭菌、抗滴虫和阿米巴原虫的作用。临床用于治疗厌氧菌感染、滴虫性阴道炎和抗阿米巴原虫的首选药，适用于治疗口腔、腹腔和盆腔厌氧菌感染、滴虫性阴道炎、肠内外阿米巴原虫病和贾第鞭毛虫病。

【不良反应】

1. 胃肠道反应　恶心、厌食、口腔金属味、腹泻、腹痛等。
2. 神经系统　大剂量使用时，出现头痛、头晕、四肢麻木及感觉异常等。
3. 过敏反应　少数患者可出现皮疹、白细胞减少等。
4. 其他　本药可干扰乙醇代谢，用药期间饮酒可导致双硫仑样反应。动物实验证明，大量长期使用可致癌、致畸。

【给药须知】

1. 可口服或静脉滴注，宜饭后服用。
2. 用药期间及停药 1 周内应忌酒并减少钠盐摄入量。
3. 发生感觉异常或四肢麻木应立即停药。
4. 妊娠早期及哺乳期妇女禁用。

替硝唑（甲硝磺酰咪唑）

与甲硝唑的作用相似，半衰期较甲硝唑长，毒性较轻。对脆弱类杆菌及梭杆菌的作用较甲硝唑强，对梭状芽孢杆菌属作用较甲硝唑弱。

助记口诀：甲硝唑
抗阿灭滴为首选，厌氧感染疗效好。
服药牢记需戒酒，神血病孕哺禁用。

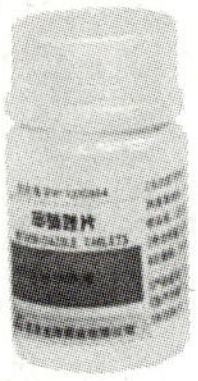

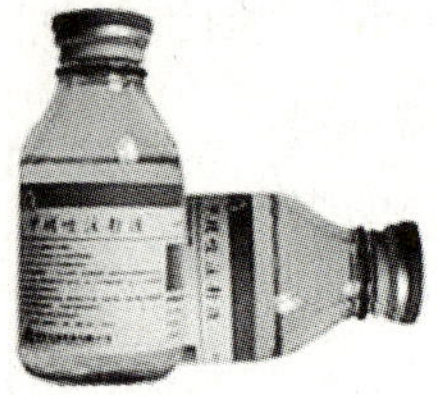

附:抗菌药物的合理应用

细菌、病毒、支原体、衣原体等病原微生物所致的感染性疾病很多见,其中以细菌性感染最为常见,因此抗菌药物成为临床最广泛应用的药物之一。抗菌药物在治愈并挽救了许多患者生命的同时,也出现了由于应用不合理导致的不良后果,如不良反应增多、细菌耐药性增加,以及治疗失败等,对患者的生命健康造成了重大影响。抗菌药物的不合理应用表现在诸多方面,如无指征的预防用药,无指征的治疗用药,抗菌药物品种、剂量的选择错误,给药途径、给药次数及疗程不合理等。因此,为提高细菌性感染的抗菌治疗水平,保障患者用药安全及减少细菌耐药性,必须十分重视抗菌药的合理应用,使其疗效最大化、不良反应最小化,以及减少或延缓耐药性的产生。

(一) 合理应用抗菌药物的基本原则

1. 明确病原诊断　根据患者的症状、体征及血、尿常规等实验室检查结果,被初步诊断为细菌性感染者,以及经病原学检查确诊为细菌性感染者;由真菌、结核分枝杆菌、非结核分枝杆菌、支原体、衣原体、螺旋体、立克次体及部分原虫等病原微生物所致的感染,均有指征应用抗菌药物。缺乏细菌及上述病原微生物感染的证据,诊断不能成立者和病毒性感染者均没有指征应用抗菌药物。

2. 掌握药物特点合理选药　各种抗菌药物的药效学(抗菌谱和抗菌活性)和药代动力学(吸收、分布、代谢和排泄过程)特点不同,因此各有不同的临床适应证。应根据病原种类及细菌药物敏感试验结果,按照抗菌药物的抗菌作用特点及其体内过程特点,正确选用抗菌药物。

3. 根据患者状况合理选药　患者的病理、生理、免疫等自身因素均影响到抗菌药物的选择。有肝功能不全的患者应避免使用主要经肝代谢或对肝有损害的药物;有肾功能不全的患者应避免使用主要经肾排泄或对肾有损害的药物;新生儿、早产儿如有遗传性 G-6-PD 缺陷时,应禁用可能导致溶血性贫血的磺胺类、氯霉素及硝基呋喃类等药物;妊娠期应禁用可能损害胎儿听神经及肾的氨基苷类药物。此外,抗菌药的合理应用还要考虑患者的遗传、防御功能及有无过敏史等全身状况,做出合理选择。

4. 制订合理方案　抗菌药物的合理应用应依据临床和病原学的诊断及患者病情等情况确定用药剂量、方法和疗程。

5. 避免局部用药　抗菌药物在皮肤、黏膜的局部用药易产生耐药性及变态反应。

6. 谨慎预防性用药　为避免耐药菌株的产生,没有感染指征的预防性用药一定要十分谨慎。

(二) 抗菌药物的联合应用

临床上绝大多数的感染性疾病,一般只用一种抗菌药物治疗即可。不必要或不合理地联合应用抗菌药物，不仅会使不良反应及费用增加，耐药菌株更易出现，而且有时会由于药物相互间发生拮抗作用而降低疗效。因此，我们必须了解抗菌药物联合用药的目的、指征及可能出现的结果等，做到合理地联合用药。

1. 目的　提高疗效，降低毒性，扩大抗菌谱，延缓或减少抗药性的产生。

2. 指征　单一药物可有效治疗的感染不需联合用药，仅在下列情况下有指征联合用药：

（1）病原菌尚未查明的严重感染，包括免疫缺陷者的严重感染。

（2）单一抗菌药物不能控制的需氧菌及厌氧菌混合感染，两种或两种以上病原菌感染。

（3）单一抗菌药物不能有效控制的感染性心内膜炎或败血症等重症感染。

（4）需长程治疗，但病原菌易对某些抗菌药物产生耐药性的感染，如结核病、深部真菌病等。

（5）由于药物的协同抗菌作用，联合用药时应将毒性大的抗菌药物剂量减少，如两性霉素 B 与氟胞嘧啶联合治疗隐球菌脑膜炎时，前者的剂量可适当减少，从而减少其毒性反应。

联合用药时宜选用具有协同或相加抗菌作用的药物联合，如青霉素类、头孢菌素类等其他 β-内酰胺类与氨基苷类联合，两性霉素 B 与氟胞嘧啶联合。联合用药通常采用两种药物联合，三种及三种以上药物联合仅适用于个别情况，如结核病的治疗。此外，必须注意联合用药后药物不良反应将增多。

3. 效果　抗菌药物根据其作用性质可分为四类：Ⅰ类为繁殖期杀菌剂，如青霉素类及头孢菌素类；Ⅱ类为静止期杀菌剂，如氨基苷类、多黏菌素类及喹诺酮类；Ⅲ类为速效抑菌剂，如四环素类、林可霉素类、氯霉素及大环内酯类；Ⅳ类为慢效抑菌剂，如磺胺类。各类抗菌药联用的可能效果为：Ⅰ类 + Ⅱ类 = 协同，原因是Ⅰ类药物使细菌细胞壁缺损，使Ⅱ类药物易于进入菌体内的作用靶位；Ⅰ类 + Ⅲ类 = 拮抗，原因是Ⅲ类药物可迅速抑制细菌细胞蛋白质合成，使细菌处于静止状态，致使Ⅰ类药物难以发挥其繁殖期杀菌作用；Ⅲ类 + Ⅳ类 = 相加，因两类均为抑菌药，Ⅱ类 + Ⅲ类也可获得相加或增强作用；Ⅰ类 + Ⅳ类 = 无关或相加，因Ⅳ类为慢效抑菌药，并不影响Ⅰ类的杀菌活性。如青霉素与 SD 合用治疗流行性脑膜炎时可发生相加作用。应该注意，抗菌药物中作用机制或作用方式相同的药物联用不但不增效，反而增加毒性反应（如两种氨基苷类药物联用），甚至竞争同一作用靶位而出现拮抗现象（如氯霉素 + 大环内酯类或林可霉素类），因此一般不宜联用。两类药物有同类毒性时，也不宜联用，如利福平与酮康唑均有肝毒性，氨基苷类与多黏菌素均有肾毒性等。

练一练

学开处方：患者，男，41 岁。拔牙，为防止拔牙后厌氧菌感染，请为患者拟定处方治疗。

病例分析：患者，女，14 岁。因与“流脑”患者接触几日后，突然发热、头痛、呕吐，很快发生昏迷。诊断为流行性脑脊髓膜炎。用大剂量青霉素治疗后，病情有一定缓解。请问为了使该患者病情尽快好转，应加用什么药物治疗，为什么？

任务四　抗结核病药

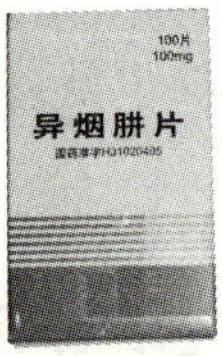

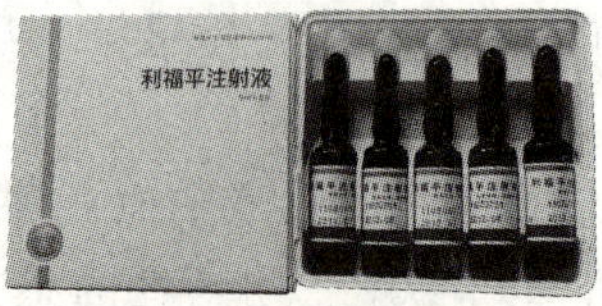

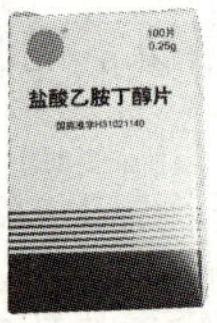

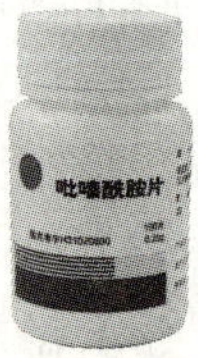

任务目标

1. 掌握异烟肼、利福平的作用和用途，熟悉其不良反应。
2. 熟悉一、二线抗结核病药的名称。
3. 了解其他常用抗结核病药的特点和抗结核病药的用药原则。

结核病是由结核杆菌引起的慢性传染病，自 20 世纪 80 年代中期起，结核病在全球范围内又死灰复燃，成为死亡率较高的感染性疾病。由于耐药、HIV 感染和人口流动等因素，使结核病成为当前世界性的严重公共卫生问题。结核杆菌可以感染人体各个脏器而引起病变，归纳起来可分为两大类：肺结核和肺外结核，其中肺外结核有结核性胸膜炎、淋巴结核、骨结核、肾结核、肠结核等。

目前用于临床的抗结核病药种类很多，可分为一线药和二线药。一线药疗效较高，不良反应较少，是适合常规应用的首选药，如异烟肼（H）、利福平（R）、乙胺丁醇（E）、链霉素（S）和吡嗪酰胺（Z）等。二线药疗效较差或毒性较大，主要有对氨基水杨酸（P）、丙硫异烟胺、阿米卡星等。此外，近几年又开发出一些疗效较好、毒副作用相对较小的新一代的抗结核药，如司帕沙星、利福定等。临床常用抗结核病药大多为片剂，口服给药（表 2 - 11）。

表 2 - 11　临床常用抗结核药制剂及用法

类别及名称	制剂及规格	用法及用量
一线抗结核病药		
异烟肼	片剂：0.05 g、0.1 g 注射剂：0.1 g/2 ml	口服：一次 0.3 g，一日 1 次，清晨空腹顿服 静脉注射或静脉滴注：一次 0.2 ~ 0.3 g，一日 3 次
利福平	片剂：0.15 g、0.3 g	口服：一次 0.45 ~ 0.6 g，一日 1 次，空腹顿服
利福喷丁	片剂：0.15 g、0.3 g	口服：一次 0.6 g，一周 1 ~ 2 次，空腹顿服
乙胺丁醇	片剂：0.25 g	口服：结核初治，按体重 15 mg/kg，每日一次顿服；结核复治，按体重 25 mg/kg，每日一次顿服

续表

类别及名称	制剂及规格	用法及用量
吡嗪酰胺	片剂:0.25 g、0.5 g	口服:口服1次0.25～0.5 g,一日3次
链霉素	注射剂:0.75 g、1.0 g	肌内注射:一日0.75～1.0 g,一日1次
二线抗结核病药		
对氨基水杨酸	片剂:0.5 g 注射剂:2 g、4 g/瓶	口服:一次2～3 g,一日4次 静脉滴注:一日4～12 g,2 h滴完
丙硫异烟胺	片剂:0.1 g	口服:一次0.1～0.2 g,一日3次

一、常用抗结核病药

异　烟　肼

重点提示:异烟肼能选择性杀灭结核杆菌,对繁殖期结核杆菌有强的杀灭作用,对静止期则有抑制作用。

【临床用途及药理】 异烟肼是抗结核病的首选药之一,单用时容易产生抗药性,与其他抗结核药合用无交叉耐药性,临床常联合用药。治疗急性粟粒性肺结核和结核性脑膜炎应增大剂量,延长疗程,必要时静脉滴注给药。

【体内过程及影响因素】 口服吸收快而完全,在脑脊液、胸腔积液、腹腔积液、胆汁、关节腔、干酪样病灶及淋巴结中都可达到一定浓度,且易通过血脑屏障。大部分在肝内乙酰化后失活。异烟肼在肝内乙酰化有明显的遗传差异,分为快代谢型($t_{1/2}$平均为70 min)和慢代谢型($t_{1/2}$约3 h),临床用药时应注意调整给药方案。

【不良反应】

1. 神经系统反应　常见周围神经炎,表现为四肢乏力、反射迟钝、麻木、手指、脚趾疼痛、步态不稳等;过量时可引起中枢神经系统毒性,出现头痛、头晕、惊厥,偶尔可见中毒性脑病或精神异常。发生原因可能是异烟肼使维生素B_6排泄增加,导致体内维生素B_6的缺乏。

2. 肝毒性　异烟肼可损伤肝细胞,引起转氨酶升高、食欲减退、腹胀及黄疸等,严重者可出现肝小叶坏死。

3. 其他　可致过敏反应,如药热、皮疹;偶尔可引起粒细胞缺乏、血小板减少等。

利　福　平

利福平(RFP)又称甲哌利福霉素,属广谱抗菌药,对细胞内、细胞外的结核杆菌均有作用。其抗结核效力与异烟肼相近而较链霉素强。结核杆菌对利福平易产生耐药性,所以不宜单用。与异烟肼、乙胺丁醇等合用有协同作用,并能延缓耐药性的产生。

【临床用途】

1. 治疗各种结核病,常与其他抗结核药合用。利福平对繁殖期和静止期的结核杆菌均有强大抗菌作用。

2. 治疗麻风病。利福平能抑制或杀灭麻风杆菌。

3. 治疗革兰阳性球菌特别是耐药金黄色葡萄球菌引起的感染。

4. 治疗沙眼(滴眼)。对沙眼衣原体等有抑制作用。

【体内过程及影响因素】 口服吸收迅速而完全。食物可减少其吸收,所以应空腹服药。穿透力强,能进入细胞、结核空洞、痰液及胎儿体内。原型药物及其代谢产物经粪便和尿液排泄,因药物及其代谢产物是橘红色,患者的尿液、粪便、泪液、痰液等均可染成橘红色。

【不良反应】

1. 胃肠道反应　常见恶心、呕吐、食欲缺乏、腹痛、腹泻。

2. 肝毒性　少数患者出现黄疸、肝肿大。有肝病、嗜酒者及老年患者,或与异烟肼合用时较易发生。

3. 过敏反应　如皮疹、药热、血小板和白细胞减少等多见于间歇疗法,出现过敏反应时需停药。

4. 流感综合征　大剂量间隔使用时偶尔出现,表现为发热、寒战、头痛、嗜睡、肌肉酸痛等类似感冒样症状。

利福定、利福喷丁

利福喷丁和利福定均为利福平的衍生物,抗菌谱与利福平相似,抗结核杆菌作用强度分别是利福平的 3～8 倍。主要用于结核病、麻风病的治疗。与异烟肼、乙胺丁醇等有协同作用。不良反应较利福平少且轻。

乙胺丁醇

【临床用途及药理】 乙胺丁醇对繁殖期结核杆菌有较强抑制作用。单用可产生耐药性,故常联合其他抗结核病药物使用。临床上主要与异烟肼或利福平等联合用药治疗各种结核病。

【不良反应】 连续使用可引起球后视神经炎,表现为弱视、视野缩小、红绿色盲或分辨能力减退。偶见胃肠道反应、过敏反应及高尿酸血症。

链霉素

链霉素抗结核作用较异烟肼和利福平弱,在体内仅呈现抑菌作用。可与其他抗结核药合用治疗结核病。易产生耐药性,使用不方便且不良反应多,现在少用。

对氨基水杨酸钠

对氨基水杨酸钠(PAS)为二线抗结核病药。其特点是仅对结核杆菌有抑制作用,但耐药性产生缓慢。常与异烟肼等联合使用以增强疗效并延缓耐药性的产生。不良反应发生率高,主要有胃肠道反应、过敏反应,长期使用可出现肝、肾损害。

吡嗪酰胺

吡嗪酰胺(PZA)抗结核杆菌作用介于链霉素和 PAS 之间,对细胞内结核杆菌有作用。与其他抗结核病药合用治疗各种结核病。长期用药可引起肝毒性,出现转氨酶升高甚至肝坏死。

丙硫异烟胺

丙硫异烟胺为异烟肼衍生物,但疗效较差,对结核杆菌仅有抑制作用。临床与其他抗结核病药联合,用于一线药物治疗无效的结核病患者。不良反应发生率高,主要为胃肠道反应、肝损害及神经系统症状。

喹诺酮类

哇诺酮类中的氧氟沙星、左氧氟沙星、司帕沙星等对结核杆菌有强的杀灭作用。与其他抗结核病药有协同作用，对耐链霉素、异烟肼的菌株仍有效。被认为是一类有发展前途的新型抗结核病药。

处方示例

患者，男，17岁。5日前开始出现发热，咳嗽，盗汗，夜间咳嗽较多，咳黏液性痰，偶带血丝。查体：T 38.1 ℃，痰液细菌培养为结核杆菌。诊断：肺结核。用异烟肼、利福平治疗，处方示例：

Rp：

1. 异烟肼片　0.1 g×21
   用法：0.3 g　一日1次　口服　清晨空腹顿服
2. 维生素B_6片　10 mg×21
   用法：10 mg　一日3次　口服
3. 利福平片　0.3 g×7
   用法：0.3 g　一日1次　口服　清晨空腹顿服

二、抗结核病药的应用原则

1. 早期用药　早期结核病变主要是渗出性炎症反应，病灶局部血液循环没有明显障碍，药物容易渗入而发挥抗菌作用；加之早期病灶内的结核分枝杆菌正处在代谢旺盛、繁殖最快的时期，易被药物抑制或杀灭，所以早期用药可获得较好疗效。

2. 联合用药　两种或两种以上抗结核病药联合使用可以延缓耐药性的产生，提高疗效，降低毒性，因此一般在异烟肼的基础上加用其他敏感的抗结核病药。联合用药两联、三联或四联则取决于疾病的严重程度、以往用药情况及结核杆菌对药物的敏感性，一般至少应两种药物合用，但毒性相似的药物不宜合用。

3. 适量　用药剂量要适当。药量不足，组织内药物难以达到有效浓度，且易诱发细菌产生耐药性使治疗失败；药物剂量过大则容易产生严重不良反应而使治疗难以继续。

4. 坚持全程、规律用药　结核病是慢性病，需长期用药。治疗不规则，疗程不足易产生耐药性或复发。目前提倡采用6～9个月的短疗程法。常用的治疗方案为：2 HRZ/4 HR，最初2个月每日合用异烟肼、利福平和吡嗪酰胺治疗，以后继续用异烟肼、利福平连续治疗4～7个月。

动动脑：治疗结核病为什么要采用联合用药？

三、抗结核病药药疗须知

1. 服用异烟肼时应同时服用维生素B_6可以防止周围神经炎的发生。癫痫或精神病患者慎用该药。

2. 利福平可激活肝微粒体酶，加速皮质激素和雌激素等的代谢，因而它能降低肾上腺皮质激素、口服避孕药、双香豆素和甲苯磺丁脲等的作用。动物实验证实该药有致畸胎作用，妊娠早期（前3个月）禁用。肝功能不良者、老年人、幼儿、嗜酒者慎用。

3. 长期使用异烟肼、利福平及吡嗪酰胺等药物者应定期检查肝功能。

4. 长期使用乙胺丁醇者应定期检查视力。

5. 吡嗪酰胺可抑制尿酸盐排泄，诱发痛风，故痛风患者慎用。

助记口诀：异烟肼
各型结核是首选，抗菌穿透力均强，
单独使用易耐药，联合用药可防止，
长期用药毒性小，加服 B_6 防周炎。

练 一 练

学开处方：患者，女，22岁。近1个月低热、盗汗、咳嗽，偶尔痰中可见血丝，诊断为急性粟粒性肺结核。请为患者拟定处方治疗。

病例分析：患者，男，26岁。因患肺结核病在医院治疗3个月后，带药回家继续治疗，并定期回医院复查。患者回家服药1个月后自觉病情痊愈，没有继续服药。之后1个月又出现剧烈干咳、低热、盗汗，请问该患者发生了什么？什么原因所致？应继续用什么药物治疗？

任务五　抗真菌药、抗病毒药与消毒防腐药

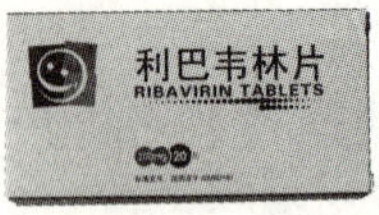

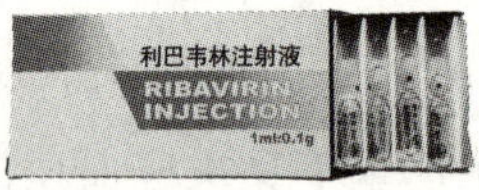

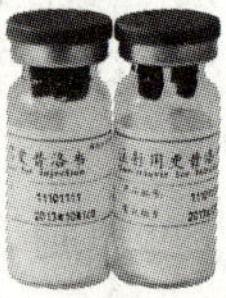
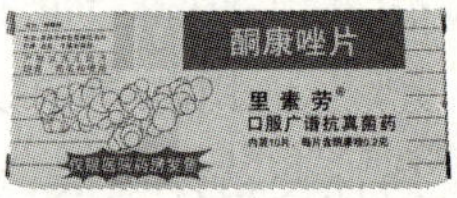

任务目标

1. 熟悉两性霉素B、制霉菌素、唑类抗真菌药的抗菌作用特点，临床用途及不良反应。

2. 了解常用抗病毒药、消毒防腐药的作用特点及临床用途。

一、抗真菌药

真菌感染可分为浅部真菌感染和深部真菌感染两类。前者常由各种癣菌引起，主要侵犯皮肤、毛发、指（趾）甲等，引起体癣、头癣、手足癣、花斑癣等，发病率高；后者多由白色念珠菌和新型隐球菌引起，主要侵犯内脏器官和深部组织，病变严重，甚至危及生命。严重的全身性疾病（如艾滋病、恶性肿瘤）及长期应用广谱抗生素、免疫抑制剂、肾上腺皮质激素的患者，由于其机体免疫功能低下，容易导致真菌感染的发生。临床常用的抗真菌药有抗生素

类抗真菌药如两性霉素 B、灰黄霉素等和人工合成的广谱抗真菌药如酮康唑、咪康唑、克霉唑、特比萘芬等(表 2-12)。

表 2-12 临床常用人工合成抗真菌药

药名	作用与应用	不良反应及注意事项
克霉唑	口服吸收少而不规则,仅局部用于治疗浅表真菌感染	毒性大,局部用药毒性少
酮康唑	可口服用于治疗全身、皮下及浅部真菌感染;外用治疗各种癣菌等浅表真菌感染	口服常见恶心、呕吐、厌食等。严重者可出现肝毒性。服药期间禁酒
氟康唑	对多种真菌抗菌活性强,脑脊液中药物浓度高;口服吸收好,体内分布广。主要用于治疗各种念珠菌、隐球菌等引起的深部真菌感染,是治疗艾滋病隐球菌脑膜炎的首选药	不良反应少,常见恶心、腹痛、腹泻等轻度胃肠道反应;肝毒性较小
伊曲康唑	对多种浅、深部真菌有较强抑制作用,是治疗罕见真菌如组织胞浆菌、芽生菌感染的首选药物	不良反应小,常见胃肠道反应、头痛、头晕、低血钾等。肝毒性较小
特比萘芬	口服吸收好,主要分布于皮肤角质层。作用特点是高效、速效、低毒、低复发率。外用或口服用于治疗体癣、股癣、手足癣及甲癣等。另外,也可用于念珠菌病的治疗	不良反应小,胃肠道反应多见
氟胞嘧啶	口服吸收好,体内分布广,用于治疗隐球菌、念珠菌和着色真菌引起的严重感染	胃肠道反应及肝损害

制霉菌素

制霉菌素对白色念珠菌等有抑制作用。局部外用可防治皮肤、口腔及阴道念珠菌感染;口服用于治疗胃肠道感染;亦可用于长期使用广谱抗生素患者,防治真菌引起的二重感染。毒性较大,不良反应有胃肠道反应,个别阴道给药可见白带增多。

两性霉素 B

两性霉素 B 对各种深部真菌如白色念珠菌、新型隐球菌、荚膜组织胞浆菌及皮炎芽生菌等有强大抑制作用,高浓度有杀菌作用。主要治疗深部真菌感染,真菌性脑膜炎可配合鞘内注射。口服、肌内注射均难吸收,临床多采用静脉滴注给药。

不良反应较多且严重。静脉滴注可出现高热、寒战、头痛、恶心、呕吐,静脉滴注过快出现血压下降、心律失常、眩晕、惊厥;有肾毒性,表现为蛋白尿、管型尿及尿素氮增高;也可出现贫血、血小板及白细胞减少、肝损害等。孕妇及肝、肾功能不全者禁用。

动动脑:什么叫广谱抗真菌药?哪些属于广谱抗真菌药?

处方示例

患者,男,45 岁。患脚癣,用咪康唑外用治疗,处方示例:

Rp:

硝酸咪康唑乳膏　1 支

用法:一日 3 次　用于患处　外用

二、抗病毒药

病毒包括DNA病毒和RNA病毒。病毒能吸附并穿入宿主细胞，在细胞内脱去蛋白质外壳，释放出感染性核酸，并进行核酸的复制、转录和蛋白质合成，合成的核酸与蛋白质装配成子代病毒颗粒，以各种形式从细胞释出，再感染新的细胞。由于病毒的细胞内寄生特性，导致抗病毒药在杀灭病毒的同时也可能杀伤宿主的正常细胞，由此导致抗病毒药的应用受到一定限制。目前治疗病毒感染性疾病依赖于疫苗、抗体、干扰素等免疫手段，较常用的抗病毒药物有阿昔洛韦、金刚烷胺、碘苷、利巴韦林、齐多夫定和干扰素等。

阿 昔 洛 韦

此药物为广谱抗病毒药，对单纯性疱疹病毒、带状疱疹、水痘等均有效，是治疗单纯疱疹病毒感染的首选药，局部应用治疗疱疹病毒性角膜炎、皮肤黏膜感染、生殖器疱疹和带状疱疹等。

不良反应中口服有恶心、呕吐等胃肠道反应，饭后服药可减轻；滴眼和外用可出现局部轻微疼痛；静脉滴注可发生静脉炎，不宜肌内注射。孕妇禁用，肾功能减退者慎用。

金 刚 烷 胺

金刚烷胺能特异性地抑制甲型流行性感冒病毒，主要用于甲型流感的防治，亦可治疗帕金森病。不良反应有恶心、厌食、头晕、失眠等。孕妇慎用。

利 巴 韦 林

利巴韦林为广谱抗病毒药，对多种DNA和RNA病毒均有抑制作用，包括疱疹病毒、腺病毒、痘病毒、甲、乙型流感病毒、呼吸道合胞病毒、麻疹病毒等。可采用口服、滴鼻、气雾吸入和静脉滴注等，主要用于防治甲、乙型流感、流行性出血热、疱疹、麻疹、小儿腺病毒肺炎、甲型肝炎和角膜炎、结膜炎等。

不良反应有头痛、腹泻、乏力和血清胆红素增加等。大剂量使用可导致白细胞减少及溶血性贫血等，用药期间应定期检查血象。有致畸作用，孕妇禁用。

碘 苷

碘苷可抑制单纯疱疹病毒、水痘带状疱疹病毒。全身应用毒性大，临床仅限于局部短期用药，治疗疱疹性角膜炎及其他疱疹性眼病。

长期应用可出现角膜浑浊或染色小点。局部有瘙痒、疼痛、水肿，甚至眼睫毛脱落等。对碘过敏患者禁用。

齐 多 夫 定

口服吸收快，可透过血脑屏障，体内分布广。此药物是用于治疗艾滋病的首选药，可减轻艾滋病相关症候群。联合用药可降低艾滋病感染者的发病率，延长其存活期，减少母婴传播率。可抑制乙型肝炎病毒，是目前治疗乙型肝炎病毒感染常用药之一。

主要不良反应有骨髓抑制，表现为贫血、中性粒细胞和血小板减少等，用药期间要定期检查血象。治疗初期常出现头痛、恶心、呕吐、味觉改变、肌痛等，继续用药可自行消退。

干 扰 素

干扰素有α、β、γ三种类型。目前临床常用的是利用基因重组技术生产的α-干扰素，口服无效，需注射给药。具有广谱抗病毒作用，通过使未受感染的细胞产生抗病毒蛋白而干扰病毒的复制和增殖，对RNA和DNA病毒均有效。临床主要用于防治病毒性肝炎、呼吸道病毒感染、疱疹性角膜炎、带状疱疹、单纯疱疹、巨细胞病毒感染；此外，还具有抗恶性肿瘤的作用等。不良反应少，注射部位可出现硬结，偶见可逆性骨髓抑制。

动动脑：病毒感染性疾病应以预防还是治疗为主？为什么？

知识链接："鸡尾酒疗法"与 AIDS 的药物治疗

20 世纪 90 年代初，AIDS 在全球广泛传播，促进了反转录病毒 HIV 的生物学研究和抗 HIV 药的研制。目前抗 HIV 药主要通过抑制反转录酶或 HIV 蛋白酶发挥作用。1995 年美籍华人科学家何大一首先提出将核苷类反转录酶抑制剂与蛋白酶抑制剂中的 2～3 种药组合在一起使用，即为"鸡尾酒疗法"，又称"高效抗反转录病毒治疗方法"（HAART），因其与鸡尾酒配制形式相似而得名。该疗法的应用可以减少单一用药产生的抗药性，最大限度地抑制病毒的复制，使被破坏的机体免疫功能部分甚至全部恢复，从而延缓病程进展，延长患者生命，提高生活质量。该疗法把蛋白酶抑制剂与多种抗病毒的药物混合使用，从而使艾滋病得到有效的控制。

三、消毒防腐药

消毒药指能迅速杀灭微生物的药物；防腐药指能抑制病原微生物的生长繁殖的药物。两者无严格界限，低浓度消毒药有防腐作用，防腐药在高浓度时也可能有杀菌作用，故统称为消毒防腐药。消毒防腐药对各种生物机体（包括微生物、病原微生物和人体组织）无明显选择性，对人体往往具有强烈毒性，故不能作全身用药。脓性分泌物可降低消毒防腐药的效果，用药前注意创面或物品上的脓血。主要用于体表（皮肤、黏膜、伤口）、器械、病员排泄物和周围环境的消毒。临床常用消毒防腐药的应用见表 2－13。

表 2－13　临床常用消毒防腐药

类别	药物	作用与应用	用药须知
醇类	乙醇	作用强，对芽孢、肝炎病毒无效；药物浓度过高可使菌体表面蛋白质凝固妨碍杀菌效果。75% 的乙醇溶液用于皮肤及器械表面消毒等；50% 的乙醇溶液用于预防压疮，20%～30% 的乙醇溶液用于高热患者物理退热擦浴	有刺激性，不能用于破损皮肤及糜烂渗液的部位，使用时应避免接触眼睛。稀释后使用
酚类	甲酚	作用强，腐蚀性及毒性较小；2% 溶液用于皮肤、橡胶手套消毒；3%～5% 溶液用于消毒器械；5%～15% 溶液用于环境及排泄物消毒。甲酚皂溶液（来苏儿）为常用的消毒剂	有臭味，对黏膜有刺激性。一般不用于食具和厨房的消毒
醛类	甲醛	杀菌作用强，对细菌、芽孢、真菌、病毒均有效；10% 甲醛溶液用于固定标本及保存疫苗等；2% 甲醛溶液用于器械消毒	挥发性较强，对黏膜和呼吸道有强烈刺激性，可引起流泪，咳嗽等
酸类	苯甲酸	毒性小，抑制细菌和真菌，用于治疗体癣、手足癣；也可用于食物和药品防腐	酸性环境中作用增强，忌与含重金属盐配伍

续表

类别	药物	作用与应用	用药须知
卤素类	碘酊	含2%碘及1.5%碘化钾的乙醇溶液，杀菌力强，对细菌、芽孢、真菌、病毒、阿米巴原虫均有效；2%的碘酊用于皮肤消毒；10%浓碘酊可治疗甲癣	碘过敏者禁用；有刺激性，皮肤、黏膜可出现烧灼感；碘酊消毒后须用乙醇脱碘
表面活性剂	聚维酮碘(碘附)	作用强、持久，能杀死细菌、病毒、芽孢、真菌、原虫等；0.5%的碘附手术部位的皮肤消毒；5%~10%的碘附治疗烫伤；0.05%的碘附用于餐具和食具的消毒	刺激小，毒性低，碘过敏者禁用，不宜用于20%以上的大面积烧伤
染料类	次氯酸钠	对细菌、病毒、芽孢均有杀灭作用；“84消毒液”由次氯酸钠+表面活性剂组成，具有广谱、高效、快速、去污性强等特点，用于各种用具、排泄物及不锈钢医疗器械的消毒	有腐蚀性，避免与眼睛接触，金属器械消毒后应及时取出擦干存放
重金属类	苯扎溴铵	对G^+菌作用强，对铜绿假单胞菌和芽孢无效，杀菌和去污作用快而强、渗透力强、无刺激性。0.05%~0.1%的溶液用于外科手术前洗手(浸泡5 min)；0.01%~0.05%的溶液用于黏膜和创面消毒；0.1%的溶液用于食具及器械消毒(浸泡30 min)	毒性低，不宜用于膀胱镜等器械消毒及痰、粪便消毒。忌与肥皂、洗衣粉等合用。金属器械需加0.5%亚硝酸钠以防锈
氧化剂	氯己定	作用快而强、对芽孢、真菌和病毒无效，无刺激性。0.02%溶液用于术前洗手消毒(浸泡3 min)；0.05%溶液用于冲洗伤口及牙根炎、牙周炎；0.1%溶液用于器械消毒(加0.5%亚硝酸钠以防锈)；0.5%醇溶液用于手术前皮肤消毒；1%氯己定软膏用于烧伤、创伤表面消毒	毒性小，不可与碘酊、高锰酸钾、红汞配伍以免沉淀。不可与肥皂、合成洗涤剂同用。高温时易分解
	甲紫	对G^+菌、念珠菌、皮肤真菌有杀灭作用；对铜绿假单胞菌有效。对革兰阴性菌无效；本品有收敛作用，无刺激性及毒性，1%~2%溶液用于皮肤、黏膜、创伤感染、烫伤及真菌感染，也可用于小面积烧伤	不宜在黏膜或开放的创面上使用。脓血、坏死组织等可降低其效力
	红汞	杀菌作用弱，无刺激性，穿透力弱，对芽孢无效；2%溶液用于皮肤及表面创面消毒	不可与碘酊同涂一处
	过氧乙酸	强氧化剂，对细菌、芽孢、真菌、病毒均有较强的杀灭作用。0.1%~0.2%溶液用于洗手消毒(浸泡1 min)；0.3%~0.5%溶液用于器械消毒(浸泡15 min)；0.04%溶液喷雾或熏蒸用于食具、空气、地面、墙壁、家具及垃圾物消毒；1%溶液用于衣服、被单消毒(浸泡2 h)	禁用于金属器械消毒；气温低时应延长消毒时间；现配现用，存于阴凉处

续表

类别	药物	作用与应用	用药须知
	过氧化氢	杀菌力弱，对细菌、芽孢、病毒均有效，作用时间短，遇有机物放出氧分子产生气泡，可机械消除脓块、血痂及坏死组织，除臭。3%溶液用于清除创伤、松动痂皮尤其是厌氧菌感染的伤口；1%溶液用于化脓性中耳炎和口腔炎、扁桃体炎和坏死性牙龈炎等局部冲洗	遇光、热易分解变质，避光保存。高浓度对皮肤、黏膜有刺激性灼伤，形成疼痛性“白痂”。连续漱口可出现舌头肥厚，停药可恢复
	高锰酸钾	为强氧化剂，杀菌力强，有收敛作用。0.1%～0.5%溶液用于膀胱及创面洗涤；0.01%～0.02%溶液用于某些药物中毒时洗胃；0.012 5%溶液用于阴道冲洗或坐浴；0.01%溶液用于足癣浸泡；0.02%溶液用于口腔科冲洗感染；0.1%溶液用于蔬菜、水果消毒（浸泡5 min）	临用时用凉开水配制；高浓度溶液有刺激性，易损伤皮肤；避光保存

助记口诀：消毒防腐药

消毒防腐九类药，醇酚醛酸和卤素；
氧化染料重金属，还有表面活性剂；
抑制杀灭微生物，选择外用勿内服。

练 一 练

学开处方：患者，男，20岁。手背有两个呈环状的丘疹，自觉瘙痒，抓破有少量液体且环形变大。诊断为手癣。请为患者拟定处方治疗。

病例分析：患者，男，50岁。家里养鸽子。近几日突感头痛并伴有恶心、呕吐，偶有手足抽搐。诊断为新型隐球菌脑膜炎。注射两性霉素B 2周病情有一定好转，为什么？为了使病情尽快痊愈，请问应加用或改用什么药物治疗？

任务六　抗寄生虫病药

任务目标

1. 熟悉甲硝唑、甲苯达唑、阿苯达唑的作用、用途和不良反应。
2. 掌握氯喹、伯氨喹、乙胺嘧啶的药理作用、用途及不良反应。

一、抗肠蠕虫药

肠道蠕虫包括钩虫、蛔虫、蛲虫、绦虫、鞭虫和姜片虫等。抗肠蠕虫药是驱除或杀灭肠道蠕虫的药物。不同蠕虫对药物的敏感性不同，必须根据感染蠕虫的类别正确选择药物。近年来高效、低毒、广谱的驱肠蠕虫药不断问世，使多数肠道蠕虫病得到有效治疗和控制。临床常用抗肠蠕虫药制剂、临床用途和药疗须知见表 2－14、表 2－15、表 2－16。

表 2－14　临床常用抗肠虫药制剂及用法

药品名称	制剂及规格	用法及用量	临床用途
甲苯达唑	片剂:50 mg	口服:一次 200 mg,顿服 口服:一次 200 mg,一日 2 次,连用 3 日 口服:一次 300 mg,一日 3 次,连用 3 日	驱蛔虫和蛲虫 驱钩虫和鞭虫 驱绦虫
阿苯达唑	片剂:100 mg	口服:一次 400 mg,顿服 口服:一次 300 mg,一日 3 次,连用 3 日	驱肠道线虫 驱绦虫
哌嗪	片剂:0.25 g、0.5 g	口服:成人一次 3～3.5 g;小儿一次 0.15 g/kg 睡前顿服	驱蛔虫
噻嘧啶	片剂:0.3 g	口服:成人一次 1.2～1.5 g;小儿一次 30 mg/kg 睡前顿服	驱蛔虫、钩虫和蛲虫
左旋咪唑	片剂:25 mg、50 mg	口服:0.1～0.2 g,顿服 口服:0.1～0.2 g,顿服,连用 2～3 日	驱蛔虫 驱钩虫
氯硝柳胺	片剂:0.5 g	口服:首次 1 g,1 h 后再服 1 g,2 h 服硫酸镁导泻	驱绦虫

表 2－15　临床常用抗肠蠕虫药作用比较表

药物	蛔虫	蛲虫	钩虫	鞭虫	绦虫	华支睾虫	猪囊尾蚴	其他
甲苯达唑	√☆	√☆	√☆	√☆	√			粪圆线虫
阿苯达唑	√☆	√☆	√☆	√	√	√☆	√☆	
左旋咪唑	√	√	√☆					丝虫
噻嘧啶	√☆	√☆	√☆	√				
哌嗪	√	√						
氯硝柳胺					√☆			姜片虫
吡喹酮					√☆	√	√	血吸虫、肺吸虫

注:☆为首选药,其他为次选药

表 2-16 常用抗肠蠕虫药药疗须知

药物	药疗须知
甲苯达唑（甲苯咪唑）	孕妇、2 岁以下婴幼儿及对本品过敏者禁用。蛔虫感染较重者应与左旋咪唑等合用，以防止蛔虫游走引起腹痛、吐蛔虫或胆道蛔虫症。除习惯性便秘者外不必服泻药。本品可使氨基转移酶及尿素氮增高
阿苯达唑（肠虫清）	孕妇、哺乳期妇女及 2 岁以下婴幼儿禁用。有药物过敏史、癫痫病史、蛋白尿、化脓性皮炎及各种急性病者不宜用
左旋咪唑	肝肾功能不良及肝炎活动期患者、妊娠早期或原有血吸虫病的患者禁用。类风湿关节炎患者服后易诱发粒细胞减少。干燥综合征患者慎用
噻嘧啶	孕妇、1 岁以下婴儿、肝功能不良者禁用。冠心病、严重溃疡病、肾病患者慎用。本品与哌嗪合用有拮抗作用
哌嗪（驱蛔灵）	本品有潜在的神经肌肉毒性，不宜长期或过量服用。对本品过敏者、肝肾功能不良者、有神经系统疾病或癫痫史患者禁用。本品对化验诊断有干扰，化验前应停服。不能与氯丙嗪或噻嘧啶合用
氯硝柳胺	在服药前加服止吐药，少喝水，服药后 2 h 服硫酸镁导泻，以防节片被消化后，散出的虫卵因呕吐倒流入胃及十二指肠，诱发囊尾蚴病

知识链接：“宝塔糖”的变迁

许多成年人小时候均曾吃过“宝塔糖”打虫，吃药期间要禁吃荤油。那时候的“宝塔糖”是中药蛔蒿又称“山道年蒿”中提取的，专门用于驱除蛔虫，开始为片剂，后来，为了让小孩愉快地服药，加入一定比例的食糖后，制成淡黄色、粉红色圆锥体的宝塔形状，人们便将这种驱蛔药称为“宝塔糖”。现在的“宝塔糖”与以前用的虽然名字相同但成分却发生了根本的变化，有双羟萘酸嘧啶宝塔糖、盐酸哌嗪宝塔糖（“六一宝塔糖”）、盐酸左旋咪唑宝塔糖等多种，可治疗蛔虫、蛲虫、钩虫等肠道寄生虫，与传统的宝塔糖相比，毒性更低，疗效更好，用药时不需要“忌油荤”。

二、抗阿米巴病与抗滴虫病药

（一）抗阿米巴病药

阿米巴病是由溶组织阿米巴原虫感染引起的疾病。根据感染部位的不同分为肠内和肠外感染（图 2-10）。肠内感染可表现为急、慢性阿米巴痢疾；肠外感染有阿米巴肝脓肿、肺脓肿和脑脓肿等，以阿米巴肝脓肿常见。抗阿米巴病药的选用主要根据感染部位和类型。临床常用抗阿米巴病药见表 2-17、表 2-18。

表 2-17 临床常用抗阿米巴病制剂及用法

药品名称	制剂及规格	用法及用量
甲硝唑	片剂：0.2 g	口服：一次 0.4～0.8 g，一日 3 次或一次 0.2～0.4 g，一日 3 次
	注射剂：0.05 g/10 ml 0.1 g/20 ml、0.5 g/100 ml、0.5 g/250 ml	静脉滴注：一次 0.5 g，一日 3 次
巴龙霉素	片剂：0.1 g、0.25 g	口服：一次 0.5～0.75 g，一日 3～4 次

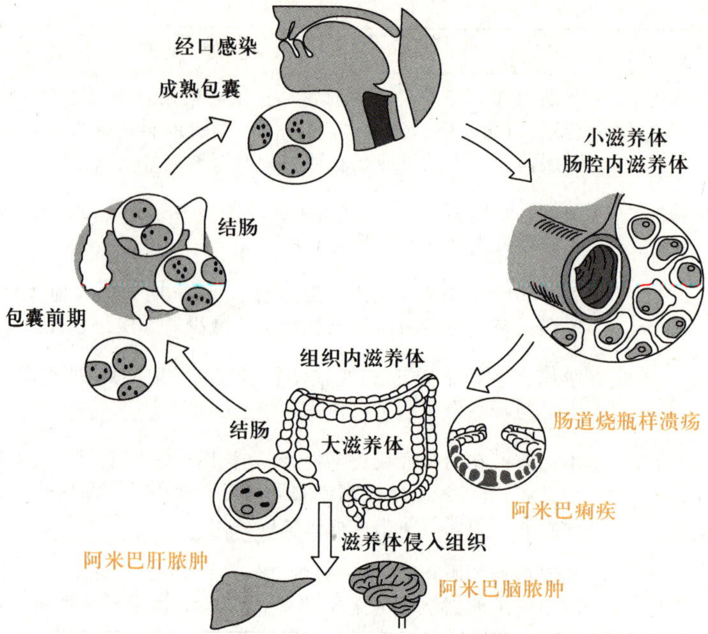

图 2－10　溶组织阿米巴原虫生活史及阿米巴病示意图

处方示例

患者，男，16 岁。腹痛、腹泻 3 日。4 日前突感轻微腹痛，伴有腹泻，排便 4～7 次/日，大便呈糊状、暗红色。现大便增加到 10 余次/日，呈果酱样，有腥臭味。粪便检查发现有大量阿米巴滋养体。诊断为急性阿米巴痢疾。处方示例：

Rp：

甲硝唑片　0.2 g×27 片

用法：0.6 g　一日 3 次　口服

表 2－18　临床常用抗阿米巴病药比较

药物	包囊	小滋养体	大滋养体（肠内）	大滋养体（肠外）	临床用途	不良反应
甲硝唑（灭滴灵）			√	√	是治疗急性阿米巴痢疾和肠外阿米巴病的首选药，宜合用肠内抗阿米巴药。治疗阴道滴虫病为首选；治疗厌氧菌感染	头晕、恶心、呕吐和口腔金属味，偶见白细胞减少；服药期间应禁酒；孕妇及哺乳期妇女禁用
氯喹				√	用于甲硝唑无效或禁忌的阿米巴肝炎或肝脓肿患者	见抗疟药

续表

药物	包囊	小滋养体	大滋养体（肠内）	大滋养体（肠外）	临床用途	不良反应
卤化喹啉类 双碘喹啉		√			治疗慢性阿米巴痢疾和无症状排包囊者	本品毒性低，主要反应是腹泻，儿童则毒性较大
二氯尼特	√	√			是目前最有效的杀阿米巴包囊药，对无症状或症状轻微的排包囊者有较好疗效。对慢性阿米巴痢疾也有效，对急性阿米巴痢疾须与甲硝唑合用，可预防复发	偶有呕吐和皮疹等。大剂量时可致孕妇流产

（二）抗滴虫病药

滴虫病是由阴道毛滴虫感染所致的一种常见的性传播疾病，可累及泌尿生殖道系统，主要是阴道、尿道及前列腺。最常见的是阴道毛滴虫引起的滴虫性阴道炎，表现为阴道口灼痒、泡沫性白带等。甲硝唑是治疗滴虫病首选药物。对已婚患者应告知需夫妇同时服药。耐药者用乙酰胂胺局部给药治疗。

乙酰胂胺

复方制剂称滴维净，将其片剂置于阴道后穹隆部有直接杀滴虫作用。有局部刺激作用，使阴道分泌物增加。

助记口诀：甲硝唑
厌氧米巴列首选，服药禁酒要记牢；
阴道滴虫疗效好，夫妻同服应知晓。

三、抗血吸虫病药和抗丝虫病药

（一）抗血吸虫病药

吡喹酮

为广谱抗蠕虫病药，是治疗血吸虫病的首选药，具有疗效高、疗程短（急性4日、慢性2日）、毒性小、可口服的优点。其次对绦虫病、囊尾蚴病及肝、肺吸虫病均有效。

本品毒性低，主要有腹部不适、腹痛、恶心，腹泻，以及头晕、头痛、肌束颤动等，一般不需处理，停药数小时或1～2日即可消失。少数患者出现心悸、胸闷、心电图改变等。孕妇禁用。

（二）抗丝虫病药

乙胺嗪（海群生）

对微丝蚴和成虫均有杀灭作用，为抗丝虫病首选药，用于治疗各种丝虫病。将本品掺拌于食盐中制成药盐，以作流行区全民防治用。

不良反应较少，可引起厌食、恶心、呕吐、头痛、眩晕等，一般不严重，用药数日后可消失。

但因杀死的丝虫释放出大量异性蛋白可引起过敏反应及淋巴管炎，表现为畏寒、发热、皮疹、支气管痉挛或哮喘、血管神经性水肿、淋巴结肿大或淋巴管炎等，可用抗过敏药或激素治疗。

四、抗疟药

疟疾，俗称"打摆子"、"冷热病"、"发疟子"等，是由疟原虫感染引起，经按蚊传播的一种疾病。典型临床表现：周期性、规律性寒战、发热和汗出热退。致病疟原虫有恶性疟、间日疟和三日疟，后二者又称良性疟。抗疟药作用于疟原虫生活史的不同环节（图 2-11），是防治疟疾的重要手段。临床常用抗疟药的作用特点、应用及主要不良反应见表 2-19。

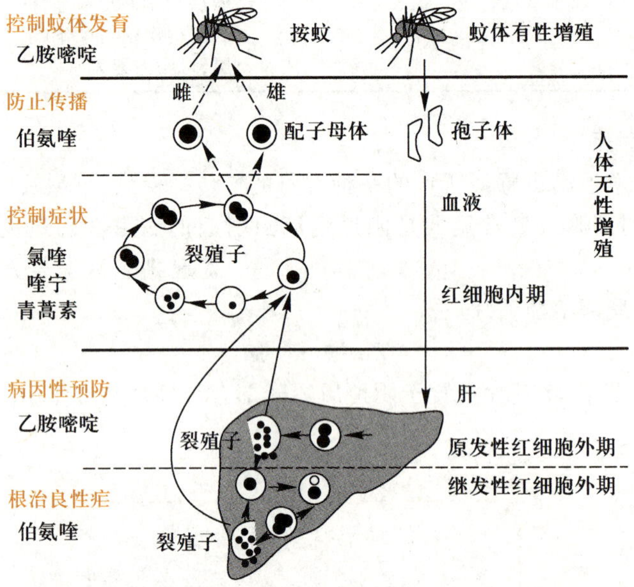

图 2-11 疟原虫生活史及抗疟药的作用环节示意图

表 2-19 临床常用抗疟药

药物	作用环节	临床应用	不良反应及给药须知
氯喹	红细胞内期	是控制疟疾症状发作首选药物，用于治疗各型疟疾	轻度头晕、头痛、胃肠不适和皮疹等。禁止静脉推注，不宜肌内注射；孕妇禁用
奎宁	红细胞内期	控制疟疾症状发作，主要用于耐氯喹或耐多药的恶性疟，尤其是脑型疟，静脉滴注，作用强，疗效显著	①金鸡纳反应，停药后可恢复；②先天缺乏 G-6-PD 者可出现急性溶血反应；③其他：能抑制心肌、兴奋子宫，孕妇禁用
青蒿素	红细胞内期	控制疟疾症状发作，用于治疗各型疟疾，尤其是耐氯喹的恶性疟疾及抢救脑型疟疾	偶见四肢麻木感和心动过速。浅部注射可引起局部疼痛及硬块，应深部肌内注射。孕妇慎用

续表

药物	作用环节	临床应用	不良反应及给药须知
伯氨喹	① 继发性红细胞外期 ② 雌按蚊体内有性生殖阶段	是根治间日疟(阻止复发)和控制疟疾传播的首选药物	①头晕、乏力、恶心、呕吐、发绀、腹痛;②先天缺乏G-6-PD者可发生急性溶血和高铁血红蛋白症,应注意观察尿液颜色,如变黑色,为溶血的表现,应及时处理
乙胺嘧啶	① 原发性红细胞外期 ② 雌按蚊体内有性生殖阶段	是病因性预防的首选药,还具有阻断传播作用	大剂量久服导致叶酸缺乏,引起巨幼红细胞性贫血及消化系统症状,定期检查血象

处方示例

患者,男,30岁。骤感畏寒,进而全身寒战,口唇、指甲发绀,颜面苍白,持续约18 min后,冷感消失,面色转红,发绀消失,体温迅速上升达39 ℃,患者辗转不安,头痛、口渴、全身酸痛,持续3 h。高热后期,全身大汗淋漓,约3 h体温降至35.5 ℃。患者感觉舒适,但十分困倦,安然入睡。醒来,精神轻快,食欲恢复,又可照常工作。但正常2日后,上述症状重新出现。家属送入院,经诊断为:疟疾。用氯喹和伯氨喹治疗,处方示例:

Rp:

1. 磷酸氯喹片　0.5 mg×4片
   用法:0.5 mg　一日1次　首剂加倍
2. 磷酸伯氨喹片　13.2 mg×16片
   用法:26.4 mg　一日1次

知识链接:蚕豆病

葡萄糖-6-磷酸脱氢酶(G-6-PD)对红细胞膜和血红蛋白具有保护作用,使其免受氧化物质的威胁。缺乏该酶的患者服用伯氨喹、磺胺等药物及吃蚕豆后,红细胞膜及血红蛋白易被氧化,发生急性溶血及高铁血红蛋白症,出现酱油血尿、贫血、全身黄疸等。

练一练

学开处方:患者,女,31岁。近段时间偶感阴部瘙痒、阴道分泌物增多,诊断为阴道滴虫病。请为患者拟定处方治疗。

病例分析:患者,男,26岁。森林探险回家后出现寒战、高热,出汗后病情缓解,每隔约48 h反复出现上述症状,诊断为疟疾(间日疟)。服用氯喹后寒战、高热症状缓解,没有继续用药,1周后又出现寒战、高热、大汗,请问为什么?应继续服用什么药物治疗才能根治?

任务七　抗恶性肿瘤药

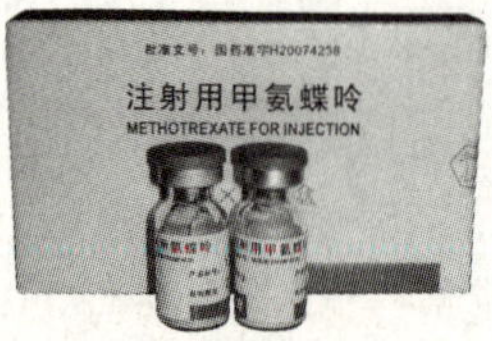

任务目标

1. 熟悉细胞增殖周期与药物治疗的关系。
2. 了解常用抗恶性肿瘤药的药理作用、用途和不良反应。

恶性肿瘤是严重威胁人类健康的常见病、多发病，多采用综合治疗，包括外科手术、放射治疗、化学治疗和免疫治疗，以及中药治疗。化学治疗强调全身治疗，对已播散、转移的晚期恶性肿瘤也有一定的治疗作用。

一、细胞增殖周期

细胞从前一次分裂结束开始，到下一次分裂完成为止的过程称细胞增殖周期。根据肿瘤细胞生长繁殖的特点可将其分为增殖细胞群和非增殖细胞群（图 2－12）。

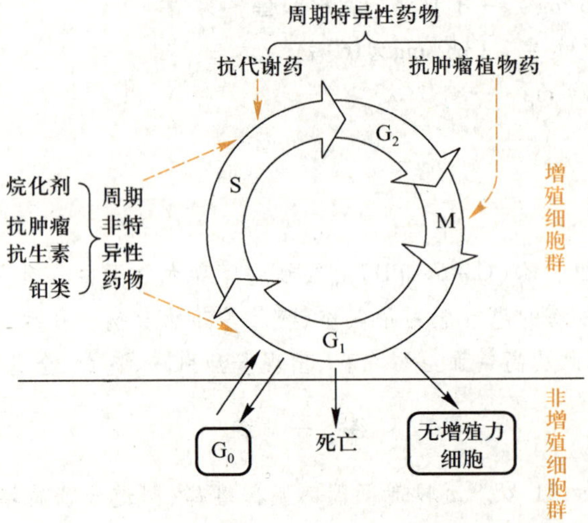

图 2－12　细胞增殖周期及药物作用环节示意图

二、抗恶性肿瘤药物分类

（一）按细胞增殖周期分类

1. 细胞周期特异性药物　仅对细胞增殖周期的某一期细胞有杀灭作用。

(1) 主要作用于S期的药物:主要有抗代谢药,如甲氨蝶呤、巯嘌呤、氟尿嘧啶等。

(2) 主要作用于M期的药物:主要有抗肿瘤植物药,如长春碱、长春新碱、紫杉醇等。

2. 细胞周期非特异性药物　这类药物能杀灭增殖细胞群中各期细胞,如烷化剂、抗肿瘤抗生素等。

(二) 根据抗肿瘤药物作用的生化机制分类

1. 抑制DNA合成的药物　如甲氨蝶呤、巯嘌呤、氟尿嘧啶、羟基脲、阿糖胞苷等。

2. 干扰蛋白质合成和功能的药物　如长春碱、长春新碱、三尖杉碱、紫杉醇、门冬酰胺酶等。

3. 破坏DNA结构和功能的药物　如环磷酰胺、白消安、塞替派、卡莫司汀、丝裂霉素、博来霉素、卡铂、顺铂等。

4. 干扰转录过程和阻止RNA合成的药物　如放线菌D、柔红霉素、多柔比星等。

5. 影响激素平衡的药物　如肾上腺皮质激素类药、雌激素类药、雄激素类药、抗雌激素药等。

三、抗恶性肿瘤药联合应用原则

为了提高疗效、降低毒性及延缓耐药性的产生,临床上常根据抗恶性肿瘤药物的作用机制和肿瘤的增殖动力学,合理设计联合化学治疗方案。

(一) 根据细胞动力学规律用药

1. 交替应用周期非特异性和周期特异性药物　增长缓慢的实体瘤G_0期细胞较多,一般先用周期非特异性药物,杀灭增殖期及部分G_0期细胞,使瘤体缩小而驱动G_0期细胞进入增殖周期,再用周期特异性药物将肿瘤细胞杀灭。对增长较快的肿瘤如急性白血病,则先用细胞周期特异性药物杀灭S期和M期的肿瘤细胞,然后再用周期非特异性药物杀灭其他各期细胞。

2. 联合应用作用于不同时相的药物　先用细胞周期特异性药物,将肿瘤细胞阻滞于某一时相(如G_1期),待药物作用消失后,肿瘤细胞即同步进入下一时相,再应用作用于后一时相的药物。

(二) 根据抗恶性肿瘤药物的作用机制用药

联合应用作用机制不同的药物,可以分别杀灭各期细胞,使疗效提高,如甲氨蝶呤和巯嘌呤的合用。

(三) 根据药物的毒性用药

大多数抗恶性肿瘤药物均有抑制骨髓作用,而泼尼松、长春新碱、博莱霉素无明显抑制作用,合用可以提高疗效、降低毒性。

(四) 根据抗瘤谱用药

胃肠道腺癌宜用氟尿嘧啶、塞替派、环磷酰胺、丝裂霉素、羟基脲等;鳞癌宜用博来霉素、甲氨蝶呤等;肉瘤可用环磷酰胺、顺铂、阿霉素等。

(五) 给药方法

一般均采用机体能耐受的最大剂量,特别是对病期较早、健康状况较好的肿瘤患者应用环磷酰胺、阿霉素、甲氨蝶呤等,大剂量一次用药往往比小剂量连续用药的效果好。因为前者杀灭瘤细胞数更多,而且大剂量用药后的间歇期也有利于造血系统、消化道等组织的修复,有利于提高机体的抗病能力及减少耐药性。

处方示例

患者，女，57岁。绝经2年后阴道流血流液4个月，初步诊断为：子宫内膜癌Ⅱ期。采取顺铂化疗，处方示例：

Rp：

顺铂注射液　10 ml × 3 支

5% 葡萄糖注射液　500 ml

用法：一日 1 次　静脉滴注

四、抗恶性肿瘤药常见不良反应及处理措施

大多数抗肿瘤药的治疗指数较小，且选择性低，在杀伤肿瘤细胞的同时，也损伤正常组织，尤其是增殖迅速的组织，故不良反应较多较重，常见的有：

1. 骨髓抑制　常见白细胞、血小板及血细胞减少，可导致出血、贫血、感染等。但长春新碱、博来霉素骨髓抑制毒性较小，而激素类、门冬酰胺酶无骨髓抑制作用。应定期检查血象，当白细胞低于 $3 \times 10^9/L$、血小板低于 $80 \times 10^9/L$ 时应暂停用药，必要时采取保护性隔离、用抗生素预防感染、输血、给予升白细胞药物等措施。

2. 胃肠道反应　表现为食欲减退、恶心、呕吐、腹痛、腹泻、口腔溃疡等，甚至出现胃肠出血。应给予高蛋白、高热能的饮食，避免进食过硬、过热及刺激性食物；要保持口腔清洁，采用消毒液漱口；注意补充水、电解质；呕吐严重者，可给予止吐剂。

3. 肝、肾损害　肝大、黄疸、肝功能减退及血尿、蛋白尿、管型尿，甚至肾功能不良等。用药期间应注意监测肝、肾功能变化。

4. 免疫抑制　长期大量用药时，可抑制机体的免疫功能，使机体抗病能力降低，容易诱发感染。如患者有发热、咽喉疼痛等症状时应特别重视，可停药和抗感染治疗。

5. 损害皮肤及毛发　多数抗肿瘤药可损伤毛囊上皮细胞，引起脱发；损害皮肤引起红斑、水肿等。应保持患者皮肤及毛发清洁，经常检查皮肤有无瘀点、红斑，定时翻身以防止压疮。

6. 其他　如致畸、致癌、致突变，心脏毒性、神经毒性、肺纤维化，影响生殖功能等。

知识链接：化学治疗药外渗的损害

化学治疗药在静脉给药过程中意外渗漏到静脉外，可导致局部皮肤及软组织非特异性炎症，表现为轻度红斑、局部疼痛、肿胀、局部组织坏死，严重者甚至经久不愈，溃疡可深及肌腱和关节，药物外渗后发生组织损伤的时间也有差异，蒽环类药、氮芥和长春碱类药物引起的损伤缓慢。蒽环类药物外渗时经常会感到刺痛，7～10 日后出现红斑、发热和疼痛，可发展成溃疡，2～3 个月内溃疡逐渐增大较难治愈。

助记口诀：抗恶性肿瘤药不良反应

抗癌药物毒性大，抑制骨髓及脱发，
恶心呕吐口溃疡，三致作用肝肾损，
药液外渗致坏死，免疫功能也低下。

五、抗恶性肿瘤药物药疗须知

1. 给药前,应了解给药速度、配伍及药物的不良反应,备好急救药品。

2. 抗肿瘤药物要现用现配,并在规定时间内用完。

3. 在准备注射药物时应戴手套操作,避免药液溅到皮肤上刺激、损伤皮肤或药物经皮肤吸收。

4. 在给药时,要选择合适的静脉,不要在肘窝、手腕、手背静脉治疗。若化疗时间较长,则可采用套管留置针或中心静脉插管。

5. 注射药物前要先注射 0.9% 氯化钠注射液,以确保针头在血管内,严防化学治疗药渗出;如有药液外渗,需立即停止给药,回抽渗液,渗漏处注入解毒剂,24 h 内局部冷敷以防扩散,24 h 后局部热敷增加吸收,也可配合硫酸镁湿敷,外用醋酸可的松软膏以防局部溃烂。

6. 注射药物后,应注射 0.9% 氯化钠注射液 10 ~ 20 ml,以减轻化学治疗药对血管的刺激。

附:常用抗恶性肿瘤药

常用抗恶性肿瘤药物按作用机制分为五类,其特点、应用及主要不良反应见表 2-20。

表 2-20　常用抗肿瘤药

分类及药物名称	缩写	主要特点及用途	主要不良反应
抑制 DNA 合成的药物		主要作用于 S 期	
5-氟尿嘧啶	5-FU	抗嘧啶药。对消化道肿瘤及乳腺癌疗效好,亦用于绒癌、卵巢癌等	胃肠道反应、骨髓抑制、脱发
6-巯基嘌呤	6-MP	抗嘌呤药。主要用于儿童急性淋巴细胞白血病,亦用于绒癌、恶性葡萄胎等	胃肠道反应、骨髓抑制
甲氨蝶呤	MTX	抗叶酸药。各型急性白血病,特别是儿童急性白血病,也可用于恶性葡萄胎、绒毛膜上皮癌、乳腺癌等	胃肠道反应、骨髓抑制
阿糖胞苷	Ara C	DNA 多聚酶抑制剂。主要用于急性粒细胞性白血病、单核细胞白血病	胃肠道反应、骨髓抑制
羟基脲	HU	核苷酸拮抗剂。主要用于慢性粒细胞白血病、黑色素瘤等	骨髓抑制
破坏 DNA 结构与功能的药物		属周期非特异性药物	
环磷酰胺	CTX	对恶性淋巴瘤疗效显著,亦用于急性白血病、慢性淋巴细胞白血病、卵巢癌、乳腺癌、多发性骨髓瘤、肺癌、鼻咽癌等	胃肠道反应、骨髓抑制,脱发、出血性膀胱炎

续表

分类及药物名称	缩写	主要特点及用途	主要不良反应
白消安	马利兰	慢性粒细胞白血病首选药	骨髓抑制
丝裂霉素	MMC	消化道肿瘤、乳腺癌、慢性粒细胞白血病、恶性淋巴瘤等	骨髓抑制、胃肠道反应
博莱霉素	BLM	鳞状上皮癌、亦用于淋巴瘤和睾丸癌	发热、脱发、肺纤维化
顺铂	DDP	睾丸癌、卵巢癌、乳腺癌、膀胱癌、头颈部癌等	胃肠道反应、肾毒性。
抑制蛋白质合成与功能的药物		主要作用于 M 期	
长春碱	VLB	主要用于急性白血病、恶性淋巴肉瘤、绒毛膜上皮癌	骨髓抑制
长春新碱	VCR	对儿童急性淋巴细胞白血病疗效较好,其他适应证与长春碱相同	周围神经损害较重、骨髓抑制较轻
紫杉醇		转移性的卵巢癌和乳腺癌,非小细胞性肺癌、头颈部恶性肿瘤及脑肿瘤等	骨髓抑制,周围神经性病变及心脏毒性
干扰转录过程和阻止 RNA 合成的药物		属周期非特异性药物	
多柔比星(阿霉素)	ADM	急性白血病、恶性淋巴瘤及实体瘤如乳腺癌、肺癌、肝癌、膀胱癌、宫颈癌、骨肉瘤等	骨髓抑制、心脏毒性。药液勿漏出血管外;用药后尿液可呈红色
放线菌素 D(更生霉素)	DACT	绒毛膜上皮癌、恶性葡萄胎、恶性淋巴瘤、肾母细胞瘤、横纹肌肉瘤及神经母细胞瘤	骨髓抑制、胃肠道反应。药液勿漏出血管外
柔红霉素(正定霉素)	DNR	急性非淋巴细胞白血病和急性淋巴细胞白血病	骨髓抑制、心脏毒性。药液勿漏出血管外
影响体内激素平衡的药物		属周期非特异性药物	
他莫昔芬	TAM	为雌激素竞争性拮抗剂,用于乳腺癌	无骨髓抑制作用

最新进展:CLS 自体细胞靶向治疗技术,能系统杀灭肿瘤细胞,有效解决其转移和扩散,克服了手术、放射、化学治疗三大传统治疗方式“不彻底、易转移、副作用大”等弊端,是国际公认的有希望完全消灭肿瘤细胞的第四大新技术疗法。

练一练

学开处方:患者,男,50 岁。近期出现消化不良、消瘦,昨日突然出现呕血。经胃镜加活检,诊断为胃癌晚期,经手术切除癌肿。请试为患者拟定化疗处方。

案例分析:患者,女,42 岁。上腹部疼痛、食欲缺乏、消瘦、体重减轻,诊断为胃角腺癌,手术切除后给予 5-FU 进行化学治疗，用药后出现畏食、恶心、呕吐、脱发、白细胞减少等症状，患者为什么会出现上述情况？如何处理？

实训 2-1　青霉素类过敏性休克的抢救

【实训目的】

1. 能准确判断青霉素类药物过敏的症状。
2. 能掌握青霉素过敏性休克抢救措施。

【实训地点】 配药室、模拟病房、实训室。

【实训材料】 青霉素过敏休克及处理的录像片、青霉素、0.9% 氯化钠注射液、0.1% 盐酸肾上腺素注射液、地塞米松、注射器若干、吸氧设备如面罩、氧气瓶等。

【实训内容】

1. 学生观看青霉素过敏性休克及抢救的录像片。
2. 角色扮演。

【实训过程】

1. 观看录像片后，请学生回答以下问题：

(1) 青霉素过敏性休克的临床表现有哪些？

(2) 青霉素性休克的预防和处理措施有哪些？

2. 案例讨论及角色扮演。

(1) 案例：患者，女，25 岁。因患扁桃体炎而采用青霉素治疗，给药后约 1 min，患者面色苍白，冷汗，烦躁不安，脉搏细弱，血压下降至 60/45 mmHg，并伴有呼吸困难，四肢麻木。诊断：青霉素过敏性休克。

(2) 讨论问题：诊断依据是什么？如何预防和处理？

(3) 学生分成若干组，每组由一位扮演患者。

(4) 学生模拟医师按医嘱给患者注射青霉素，做好用药指导。

(5) 患者表演发生过敏性休克的症状表现。

(6) 学生模拟医师表演预防过敏性休克及抢救处理的措施。

【实训考核】

1. 选取 2~3 组学生为全班进行模拟扮演，由同学进行评判。
2. 教师对小组代表和全班活动进行点评。

（郑新军）

3

项目三　外周神经系统药物

任务一　传出神经系统药概述

任务目标

1. 掌握传出神经的递质、受体及其效应。
2. 熟悉传出神经系统药的作用方式及其分类。

传出神经系统药指能直接或间接作用于传出神经突触部位，影响突触化学传递过程而发挥作用的药物。这类药物的作用与传出神经生理功能相似或相反，其作用环节主要是影响传出神经系统的递质和受体的功能，药物通过直接与受体结合或通过影响递质合成、储存、释放、代谢等环节而产生药理效应。

传出神经系统各神经元之间、神经元与效应器之间主要通过突触联系。突触由突触前膜、突触后膜、突触间隙三部分构成。突触传递是由突触前膜释放递质至突触间隙，与突触后膜的受体结合进而引起后继神经元的兴奋产生效应。

一、传出神经的分类与化学传递

（一）传出神经的分类

传出神经包括运动神经和自主神经。①自主神经：包括交感神经和副交感神经。它们从中枢发出后，首先经过神经节更换神经元，再到达所支配的效应器，如心脏、平滑肌、腺体等。自主神经有节前纤维和节后纤维之分。但肾上腺髓质直接受交感神经节前纤维的支配。②运动神经：从中枢发出后，中途不更换神经元，直接到达所支配的骨骼肌。

重点提示：传出神经冲动的传导是靠递质来完成的。传出神经的递质主要有乙酰胆碱（Ach）和去甲肾上腺素（NA）两种。传出神经按其末梢释放的递质不同，可分为胆碱能神经和去甲肾上腺素能神经（图 3－1）。

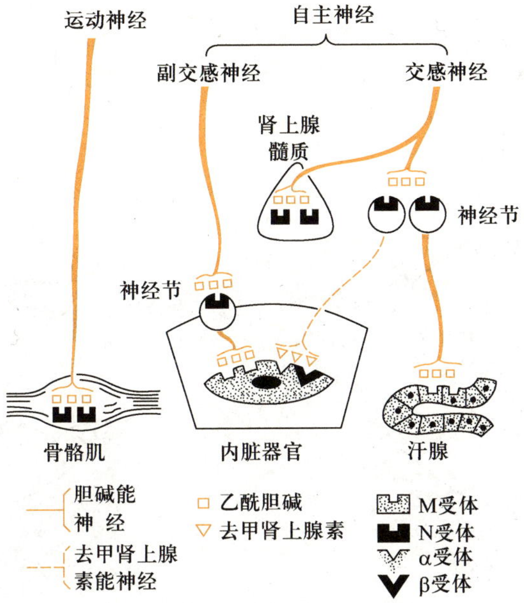

图 3-1 传出神经的分类与化学传递示意图

1. 胆碱能神经　在传出神经中，合成并释放乙酰胆碱的神经纤维称为胆碱能神经。包括：①交感神经的节前纤维；②副交感神经的节前纤维；③副交感神经的节后纤维；④极少数交感神经的节后纤维（如支配汗腺分泌和骨骼肌血管扩张的神经纤维）；⑤运动神经。

2. 去甲肾上腺素能神经　在传出神经中，合成并释放去甲肾上腺素的神经纤维称为去甲肾上腺素能神经。绝大多数交感神经的节后纤维属于此类神经。

此外，在某些效应器官，如肾血管和肠系膜血管，还有多巴胺能神经，兴奋时释放多巴胺（DA），使血管扩张。

（二）传出神经系统的递质

传出神经末梢膨大的部位称为膨体，在膨体中含有很多囊泡，是神经递质合成、储存及释放的重要场所。

1. 乙酰胆碱　乙酰胆碱的合成是在胆碱能神经末梢进行的，合成后即进入囊泡储存。当神经冲动到达神经末梢时，囊泡中的乙酰胆碱通过胞裂外排的方式释放到突触间隙，与突触后膜的胆碱受体结合并产生效应。乙酰胆碱作用短暂，释放后迅速被突触部位的胆碱酯酶（AchE）水解，形成乙酸和胆碱。胆碱还可被胆碱能神经末梢再摄取，作为乙酰胆碱合成的原料（图 3-2）。

2. 去甲肾上腺素　去甲肾上腺素的合成主要在去甲肾上腺素能神经末梢进行，合成后储存于囊泡中。当神经冲动到达神经末梢时，去甲肾上腺素通过胞裂外排的方式释放到突触间隙，与突触后膜的肾上腺素受体结合并产生效应。去甲肾上腺素作用短暂，其大部分通过细胞膜胺泵的作用，被突触前膜再摄取，进入神经末梢内；少部分被儿茶酚胺氧位甲基转移酶（COMT）和单胺氧化酶（MAO）破坏（图 3-3）。

动动脑：乙酰胆碱和去甲肾上腺素作用消除的方式相同吗？

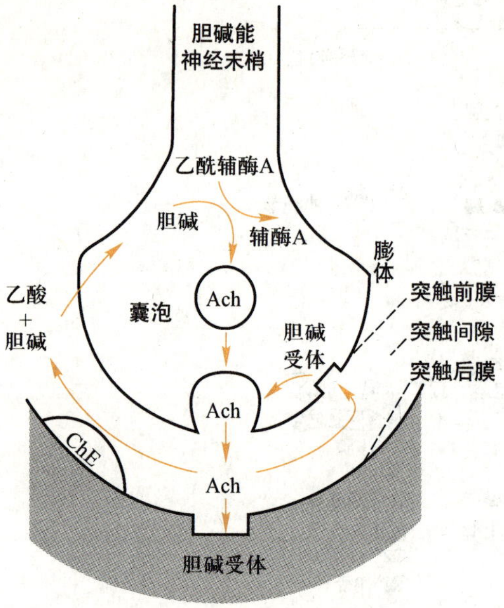

图 3-2　乙酰胆碱的生物合成、储存和释放示意图

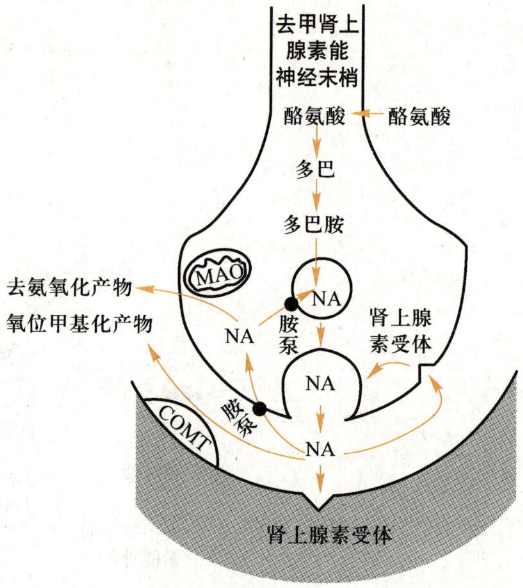

图 3-3　去甲肾上腺素的生物合成、储存和释放示意图

二、传出神经系统的受体

在传出神经系统突触前膜和突触后膜上，有能与递质结合的受体，根据选择性不同，可分为胆碱受体、肾上腺素受体和多巴胺受体。

1. 胆碱受体　能选择性地与乙酰胆碱结合的受体称为胆碱受体。又可分为：

（1）毒蕈碱型胆碱受体：指选择性与毒蕈碱结合的胆碱受体，简称 M 受体，主要分布在心脏、血管、内脏平滑肌、腺体及瞳孔括约肌等处。突触后膜 M 受体激动时主要表现心脏抑制、血管扩张、内脏平滑肌收缩、腺体分泌增多、瞳孔缩小等效应，称为 M 样作用；突触前膜 M 受体激动时，乙酰胆碱释放减少。

（2）烟碱型胆碱受体：指选择性与烟碱受体结合的胆碱受体，简称 N 受体，又分为 N_1 受体和 N_2 受体两种亚型。N_1 受体分布在自主神经节细胞和肾上腺髓质，其激动时表现自主神经节兴奋、肾上腺髓质分泌；N_2 受体分布在骨骼肌细胞膜上，其激动时骨骼肌收缩。N 受体激动时的表现称为 N 样作用。

2. 肾上腺素受体　能选择性与去甲肾上腺素或肾上腺素结合的受体称为肾上腺素受体，可分为：

（1）α 型肾上腺素受体（简称 α 受体）：包括 α_1 受体与 α_2 受体两种亚型。α_1 受体主要分布在皮肤、黏膜、内脏的血管、瞳孔开大肌及腺体等处，其激动时主要表现为皮肤、黏膜和内脏血管收缩，瞳孔扩大等 α 型效应；α_2 受体主要分布在突触前膜上，其激动时去甲肾上腺素释放减少。

（2）β 型肾上腺素受体（简称 β 受体）：包括 β_1 受体与 β_2 受体两种亚型。β_1 受体主要分布在心脏和肾小球球旁细胞等处；β_2 受体主要分布在支气管平滑肌、骨骼肌血管、冠状血管及去甲肾上腺素能神经突触前膜等处。突触后膜β受体激动时表现为心脏兴奋、骨骼肌血管和冠状血管扩张、肾素分泌、支气管平滑肌松弛、糖原及脂肪分解等β型效应；突触前膜上的β受体激动时，去甲肾上腺素释放增多。

3. 多巴胺受体（简称DA受体） 能选择性地与多巴胺结合的受体。外周多巴胺受体主要分布在肾、肠系膜血管、冠状血管等部位，激动后引起肾、肠系膜血管及冠状血管扩张。

人体大多数器官接受胆碱能神经和去甲肾上腺素能神经双重支配，它们作用的结果大多是相互对立的，只是对不同效应器，其支配优势不同。生理状态下心血管系统以去甲肾上腺素能神经支配为主，胃肠道、膀胱平滑肌及腺体以胆碱能神经支配为主。在中枢神经系统的调节下，两种神经支配既对立又统一，共同维持所支配的效应器官的正常活动。

传出神经系统的受体类型、分布与效应见表3－1。

表3－1 传出神经系统的受体类型、分布与效应

受体类型			分布	效应
胆碱受体	M受体		心脏	收缩力减弱、心率减慢、传导减慢
			眼	瞳孔括约肌、睫状肌收缩（缩瞳、近视）
			腺体	分泌增多
			内脏平滑肌	收缩
			血管	舒张
	N受体			
		N_1受体	自主神经节	兴奋
			肾上腺髓质	分泌肾上腺素
		N_2受体	骨骼肌	收缩
肾上腺素受体	α受体			
		α_1受体	血管（皮肤、黏膜、内脏）	收缩
			眼	收缩（扩瞳）
		α_2受体	突触前膜	抑制NA释放
	β受体			
		β_1受体	心脏	收缩力增强，心率、传导加快
			肾近球细胞、脂肪	肾素分泌、脂肪分解
		β_2受体	支气管平滑肌	舒张
			血管（冠脉、骨骼肌）	舒张
			肝糖原、肌糖原	分解
			突触前膜	NA释放增加
多巴胺受体			血管（肾、肠系膜、冠脉）	舒张

动动脑：M样作用的具体表现有哪些？

三、传出神经系统药的作用方式

1. 直接与受体结合　许多传出神经系统药物能直接与受体结合而呈现激动或阻断受体的作用。药物激动或阻断胆碱受体时，呈现拟胆碱或抗胆碱作用；药物激动或阻断肾上腺素受体时，呈现拟肾上腺素或抗肾上腺素作用。

2. 影响递质

（1）影响递质代谢：有些药物能抑制胆碱酯酶的活性，妨碍乙酰胆碱水解，使乙酰胆碱堆积，产生拟胆碱作用，如新斯的明等。

（2）影响递质的释放：有些药物在直接激动受体的同时，还可促进去甲肾上腺素释放而发挥拟肾上腺素作用。如麻黄碱、间羟胺等。

（3）影响递质的摄取和储存：有些药物抑制去甲肾上腺素能神经末梢对去甲肾上腺素的摄取；影响囊泡膜的功能，使囊泡内储存的去甲肾上腺素减少乃至耗竭，发挥抗肾上腺素作用，如利血平等。

传出神经系统药物根据其作用方式及对受体的选择性，分类见表3－2。

表3－2　常用传出神经系统药物的分类

拟　似　药	拮　抗　药
一、拟胆碱药	一、抗胆碱药
（一）胆碱受体激动药	（一）胆碱受体阻断药
1. M、N受体激动药（乙酰胆碱）	1. M受体阻断药（阿托品）
2. M受体激动药（毛果芸香碱）	2. N_1受体阻断药（美甲明）
3. N受体激动药（烟碱）	3. N_2受体阻断药（筒箭毒碱）
（二）胆碱酯酶抑制药（新斯的明）	（二）胆碱酯酶复活药（氯解磷定）
二、拟肾上腺素药	二、抗肾上腺素药
1. α、β受体激动药（肾上腺素）	1. α、β受体阻断药（拉贝洛尔）
2. α受体激动药（去甲肾上腺素）	2. α受体阻断药（酚妥拉明）
3. β受体激动药（异丙肾上腺素）	3. β受体阻断药（普萘洛尔）

任务二　胆碱受体激动药与抗胆碱酯酶药

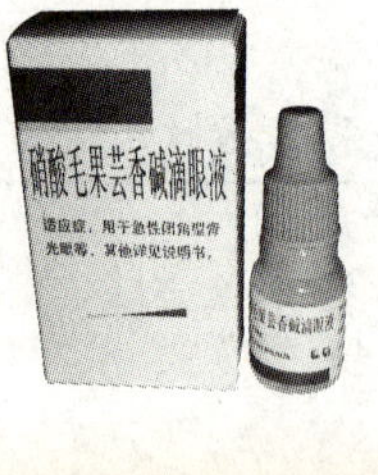

任务目标

1. 掌握毛果芸香碱、新斯的明的药理作用、临床用途、不良反应。
2. 熟悉毒扁豆碱的作用特点及药疗须知。

胆碱受体激动药与抗胆碱酯酶药均可通过不同的作用机制激动胆碱受体，产生与胆碱能神经递质乙酰胆碱相似的作用，又称为拟胆碱药。前者能直接与胆碱受体结合，并激动胆碱受体，产生药理效应，临床常用药物为M受体激动药如毛果芸香碱。后者则通过抑制胆碱酯酶活性，使其失去水解乙酰胆碱的能力，导致乙酰胆碱在突触间隙堆积而激动胆碱受体，常用药物有易逆性胆碱酯酶抑制药新斯的明和毒扁豆碱。有机磷酸酯农药类系难逆性胆碱酯酶抑制药，为有毒物质，易中毒，常作为杀菌虫剂。临床常用胆碱受体激动药、抗胆碱酯酶药剂型及给药方法见表3－3。

表3－3　临床常用胆碱受体激动药、抗胆碱酯酶药剂型及给药方法

类别及名称	制剂及规格	用法及用量
胆碱受体激动药		
毛果芸香碱	滴眼液或眼膏：0.5%、2% 注射剂：50 mg/10 ml、100 mg/10 ml	滴眼：一次1滴，一日3～6次 皮下注射
抗胆碱酯酶药		
新斯的明	片剂：15 mg 注射剂：0.5 mg/1 ml、1 mg/2 ml	口服：一次15 mg，一日次 皮下或肌内注射：一次0.25～1 mg，一日1～2次
毒扁豆碱	滴眼液：0.25%	滴眼：一次1滴，一日3～6次

毛果芸香碱（匹罗卡品）

毛果芸香碱是从美洲毛果芸香属植物叶中提取的生物碱，现已能人工合成，为叔胺类化合物，其水溶液稳定。

重点提示：毛果芸香碱选择性激动M受体，对眼和腺体的作用较强。吸收入血后，全身作用广泛，为眼科常用药。滴眼后，①激动瞳孔括约肌M受体，使瞳孔括约肌收缩，瞳孔缩小；②由于瞳孔括约肌收缩，虹膜向中心拉紧而根部变薄，虹膜前房角扩大，房水回流通畅，眼内压下降（图3－4）；③激动睫状肌M受体，使睫状肌向瞳孔中心方向收缩，睫状小带松弛，由于自身弹性晶状体变凸、屈光度增加，从而使远距离的物体不能成像在视网膜上，导致近视状态，此作用称为调节痉挛（图3－5）。

【临床用途及药理】

1. 青光眼　对闭角型青光眼疗效较好，可迅速缓解或消除青光眼的各种症状。对开角型青光眼也有一定疗效。

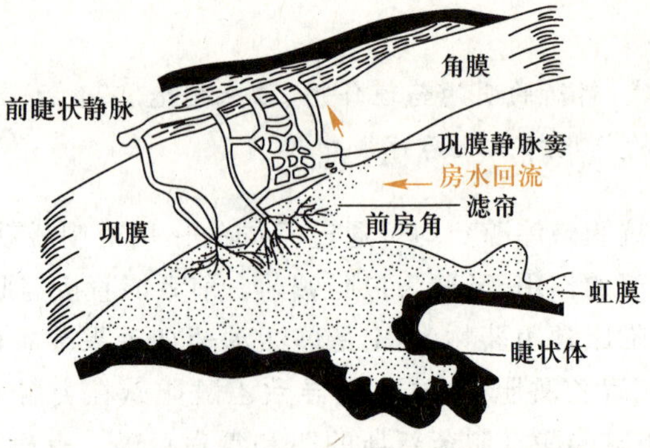

图 3-4　房水循环及 M 受体激动药和 M 受体阻断药对眼压的影响示意图
注：M 受体激动药使前房角扩大，房水回流通畅，降低眼压，M 受体阻断药相反

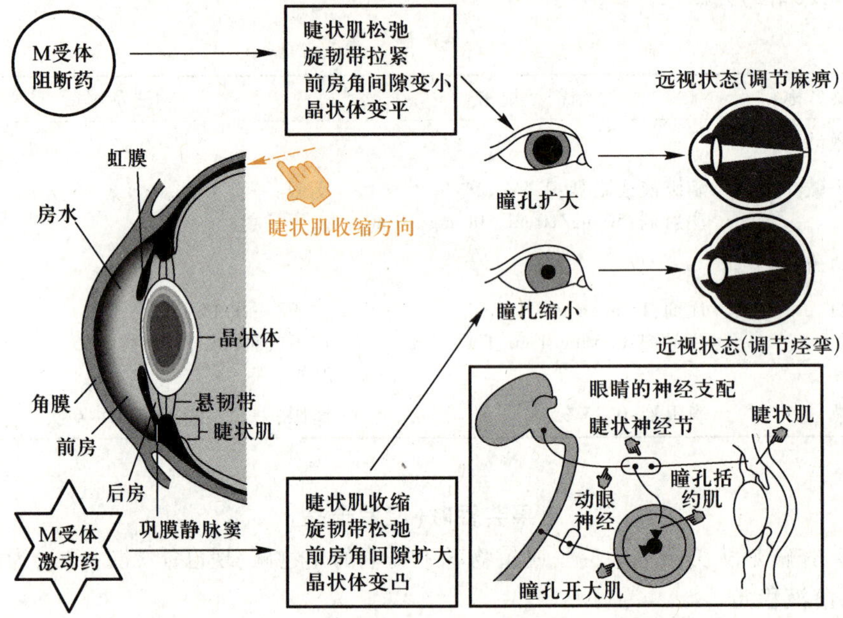

图 3-5　M 受体激动药与 M 受体阻断药对眼的作用示意图

知识链接：青光眼

青光眼为全球排名第二的致盲眼疾，被称为视力的沉默杀手，主要由于房水排出障碍或产生过多引起眼压明显增高的一种眼病，表现为头痛、视力减退、视野缩小。长期眼压增高可使视网膜、视神经萎缩，严重者可致失明。眼压的正常范围为 10～21 mmHg（1.33～2.80 kPa）。

2. 虹膜炎　与扩瞳药交替使用，以防止虹膜与晶状体粘连。

3. 阿托品类药物中毒　注射给药用于对抗阿托品等 M 受体阻断药中毒引起的外周症状。

动动脑：毛果芸香碱为什么可以治疗青光眼？

【不良反应】　滴眼液浓度过高（超过 2%）时可引起眼痛；全身给药或滴眼吸收入血后可引起全身不良反应，表现为流涎、多汗、恶心、呕吐、视物模糊、头痛、支气管痉挛和呼吸困难等。

处方示例

患者，女，53岁。2个月前右眼疼痛，视物模糊，偶伴有右侧头痛、眼眶痛。2日前突感右眼球胀痛，头痛加剧，视力极度下降。眼球常规检查，眼内压增高，右眼视力0.6，扩瞳检查未见视神经损伤。视野检查：双眼微弱旁中心暗点。双侧瞳孔2 mm，等大等圆，对光反应迟钝。诊断为青光眼，用毛果芸香碱治疗，处方示例：

Rp：

2%毛果芸香碱滴眼液　1支

用法：1滴　一日4次　滴眼

【药疗须知】

1. 滴眼液浓度不宜过高，常用1%～2%溶液。

2. 滴眼时用手指压迫内眦，避免药液经鼻泪管流入鼻腔而吸收中毒。出现全身不良反应时可用阿托品对抗。

3. 滴用后会出现视物模糊（近视）等，应避免驾驶、机械操作或高空作业。

4. 用药后观察眼局部有无充血，头痛、眼痛及视力有无改变以确定疗效。若患者出现恶心、呕吐、流涎等症状，说明药物过量被吸收，应及时处理。

新斯的明（普鲁斯的明）

新斯的明为人工合成的季铵类化合物，脂溶性低，口服吸收少且不规则，一般口服剂量应比注射剂量大10倍以上。不易透过血脑屏障，对中枢作用小。不易透过角膜，对眼的作用也较弱。重症病例宜皮下或肌内注射给药。一般不作静脉注射，以免引起严重的心动过缓甚至心搏骤停。

重点提示：新斯的明抑制胆碱酯酶，使乙酰胆碱堆积并能直接激动骨骼肌运动终板上的N_2受体，促进运动神经末梢释放乙酰胆碱（图3-6），对骨骼肌有强大的兴奋作用。

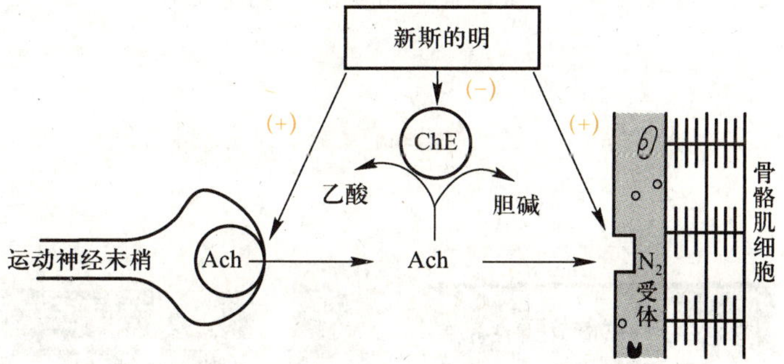

图3-6　新斯的明的作用机制示意图

【临床用途及药理】

1. 重症肌无力　重症肌无力是一种神经肌肉接头传递功能障碍的一类自身免疫性疾病。患者出现骨骼肌进行性肌无力，表现为眼睑下垂、四肢无力及吞咽困难，重者可致呼吸困难。常用新斯的明治疗。

2. 腹胀气及尿潴留　可促进排气和排尿，用于手术后平滑肌麻痹引起的腹胀气及尿潴留。

3. 阵发性室上性心动过速。

【不良反应】　治疗剂量时不良反应较少；用量过大可引起恶心、呕吐、腹痛、腹泻、心动过缓等M样症状和肌肉震颤等N样症状，严重时可能引起“胆碱能危象”，使骨骼肌持久性去极化而阻断神经肌肉接头的正常传导，加重肌无力症状，出现大量出汗、大小便失禁、瞳孔缩小、睫状肌痉挛、共济失调、惊厥、昏迷、语言不清、焦虑不安、恐惧等。严重者可引起呼吸肌麻痹。

【药疗须知】

1. 用药过程中应注意鉴别是用药不足还是药物过量引起的肌无力症状。

2. 用药后应注意监测心率等变化，若患者出现上腹部不适、心动过缓、肌束颤动或肌无力加重等症状，说明用药过量，应及时处理。

3. 禁忌证：机械性肠梗阻、尿路梗阻和支气管哮喘患者禁用。

毒扁豆碱（依色林）

毒扁豆碱作用与新斯的明相似，滴眼后易透过角膜进入前房而降低眼内压。缩瞳、降低眼内压作用较强而持久。主要用于治疗青光眼，滴眼时应压迫内眦，以防吸收中毒。由于其吸收后选择性差，毒性大，一般不作全身用药。主要不良反应为眼痛、头痛、视物模糊等。剂量过大可致呼吸抑制。

动动脑：毒扁豆碱和毛果芸香碱治疗青光眼的作用特点和机制有何不同？

练　一　练

学开处方：患者，男，60岁。近日感觉眼胀、视力减退、头晕、头痛，入院检查眼内压为6.5 kPa，诊断为开角型青光眼。请为患者拟定处方治疗。

病例分析：青光眼患者用毛果芸香碱治疗后，头痛及眼胀减轻，病情缓解，1个月后开始出现哮喘、恶心、呕吐、视物模糊、头痛加重。出现上述现象是什么原因？应如何避免？

任务三　胆碱受体阻断药

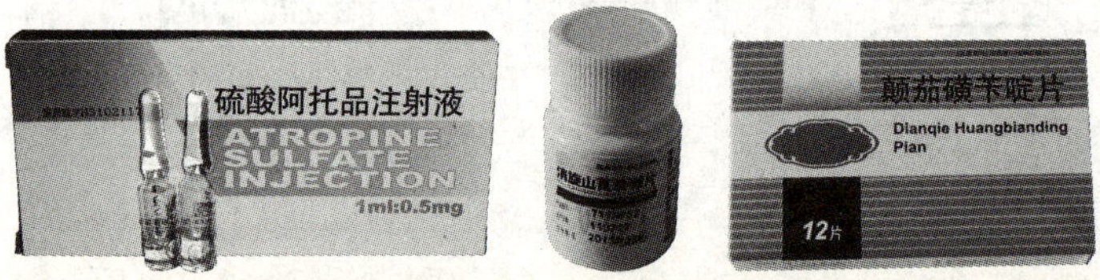

任务目标

1. 掌握阿托品药理作用、临床用途、不良反应和药疗须知。
2. 熟悉山莨菪碱、东莨菪碱的作用特点及临床用途。

胆碱受体阻断药是一类能与胆碱受体结合，阻碍乙酰胆碱、拟胆碱药与胆碱受体结合，而产生抗胆碱作用的药物。按其对受体的选择性不同，可将药物分为M受体阻断药和N_1、N_2受体阻断药。

一、M受体阻断药

该类药物包括阿托品类天然生物碱及其半合成衍生物。阿托品类生物碱从茄科植物颠茄、曼陀罗、洋金花、唐古特莨菪中提取，包括阿托品、山莨菪碱、东莨菪碱等。这些药物的化学结构均相似，氧桥具有中枢镇静作用，羟基可使中枢镇静作用减弱（图3-7）。阿托品和山莨菪碱均无氧桥，故其中枢镇静作用极弱。存在于天然植物的左旋莨菪碱，性质不稳定，经化学提取可获得稳定的消旋莨菪碱即为阿托品，也可人工合成（表3-4）。

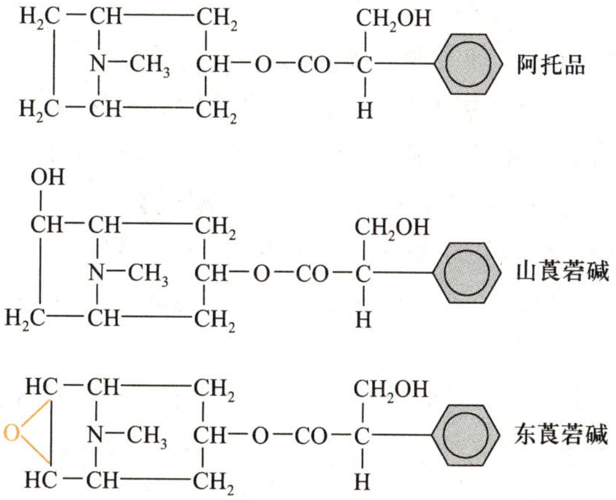

图3-7 阿托品及其他M受体阻断药的化学结构

表3-4 临床常用M受体阻断药剂型及用法

药品名称	制剂及规格	用法及用量
阿托品	片剂：0.3 mg 注射剂：0.5 mg/1 ml、1 mg/2 ml、5 mg/1 ml 滴眼液：0.5%～1% 眼膏：1%	口服：一次0.3～0.6 mg，一日3次 皮下或静脉注射：一次0.5 mg，极量一日3 mg 滴眼 滴眼
山莨菪碱	片剂：5 mg、10 mg 注射剂：5 mg/1 ml、10 mg/2 ml、20 mg/1 ml	口服：一次5～10 mg，一日3次 静脉注射或肌内注射：一次5～10 mg，一日1～2次
东莨菪碱	片剂：0.2 mg 注射剂：0.3 mg/1 ml、0.5 mg/1 ml	口服：一次0.2～0.3 mg，一日3次 皮下注射：一次0.2～0.5 mg
琥珀胆碱	注射剂：50 mg/1 ml、100 mg/2 ml	静脉注射或肌内注射：一次1～2 mg/kg
泮库溴铵	注射剂：4 mg/2 ml	静脉注射：首次0.1～0.15 mg/kg，重复给药时剂量减半

阿　托　品

重点提示：阿托品能竞争性阻断各种M胆碱受体亚型，大剂量也可阻断神经节N_1受体。不同器官对阿托品敏感性有差异，随剂量的递增，依次出现抑制腺体分泌、扩瞳、升高眼压、调节麻痹、松弛平滑肌、兴奋心脏等作用，大剂量则出现中枢兴奋的不良反应。

【临床用途及药理】

1. 适用于各种内脏绞痛　对胃肠绞痛及膀胱刺激症状如尿频、尿急等疗效较好；对胆绞痛、肾绞痛疗效较差，常需与阿片类镇痛药（如哌替啶）合用，以增加疗效。

2. 用于麻醉前给药，减少呼吸道腺体及唾液腺分泌，防止因分泌物过多阻塞呼吸道或引起吸入性肺炎；还可用于治疗严重盗汗和流涎症。

3. 用于治疗虹膜睫状体炎、检查眼底和儿童验光配眼镜。

4. 用于治疗窦性心动过缓、房室传导阻滞等缓慢型心律失常。

5. 用于治疗中毒性菌痢、中毒性肺炎、暴发型流行性脑脊髓膜炎等引起的感染性休克。由于中枢兴奋等不良反应较多，目前临床常用山莨菪碱代替。

大剂量阿托品可扩张外周和内脏血管，解除小血管痉挛，改善微循环。其扩张血管作用与抗胆碱作用无关，可能与直接扩张血管或抑制汗腺分泌引起的代偿性散热反应有关。

6. 解救有机磷酸酯类中毒　大剂量阿托品可解除有机磷酸酯类中毒的M样症状和部分中枢症状，对中、重度中毒，应配合使用氯解磷定及其他抢救措施。

处方示例

患者，女，17岁。上腹部疼痛，无呕吐，腹泻，面色苍白，大汗淋漓，来院初步诊断为胃肠痉挛，用阿托品治疗。处方示例：

Rp：

硫酸阿托品注射液　0.5 mg×1支

用法：0.5 mg　肌内注射

【体内过程及影响因素】　阿托品口服易吸收，可分布于全身并透过胎盘屏障及血脑屏障，也可经黏膜吸收，部分被酶水解，部分由肾排出。滴眼作用可持续数日，可能与通过房水循环从眼内消除较慢有关。

【不良反应】

1. 一般反应　治疗剂量时常见口干、皮肤干燥、畏光、视物模糊、面部发红、心悸、排尿无力、体温升高等外周M受体阻断的症状，停药后可逐渐自行缓解。

2. 毒性反应　过量中毒时除外周症状加重外，还可出现焦躁、头晕、幻觉、言语不清、精神错乱、谵妄、高热、抽搐、惊厥等中枢中毒症状，严重者可由兴奋转入抑制，出现昏迷、血压下降、呼吸抑制，甚至因呼吸麻痹而死亡。可用毛果芸香碱、新斯的明等药物解救。

动动脑：解救有机磷酸酯类中毒应用阿托品过量时，可用新斯的明解救吗？为什么？

【药疗须知】

1. 用药期间注意监测心率、体温、呼吸等体征。
2. 阿托品抑制汗腺分泌,高温状态下易导致体温升高。
3. 大剂量应用阿托品时,应密切观察患者全身反应和瞳孔大小,随时调整剂量。
4. 配伍禁忌　阿托品与碱性药物、碘及碘化物等有配伍禁忌。
5. 禁忌证　青光眼、前列腺肥大、高热患者禁用。心动过速及老年人慎用。

山莨菪碱

山莨菪碱是我国学者从茄科植物唐古特莨菪中提取的生物碱。现已人工合成,人工合成品称654－2。山莨菪碱与阿托品作用相似而较弱,解除内脏和小血管痉挛作用明显。临床常作为阿托品治疗内脏绞痛和感染性休克的代用品。

不良反应与阿托品相似而较少。颅内压增高、脑出血急性期及青光眼患者禁用。

东莨菪碱

东莨菪碱外周作用与阿托品相似,中枢作用不同于阿托品,对中枢神经系统产生较强抑制作用,可出现镇静、催眠作用,但对呼吸中枢有兴奋作用,并有防晕止吐和调节麻痹作用。临床常用于麻醉前给药、晕动病、放射病、妊娠呕吐及帕金森病。

不良反应除嗜睡外,其他与阿托品相似。禁忌证同阿托品。

溴丙胺太林(普鲁本辛)

溴丙胺太林对胃肠道M受体选择性高,治疗量可明显抑制胃肠平滑肌,解痉作用强而持久,还可减少胃液分泌。用于胃、十二指肠溃疡、胃肠痉挛和泌尿道痉挛,也可用于遗尿症、多汗症及妊娠呕吐。不良反应与阿托品相似,但反应较轻。青光眼患者禁用。

贝那替秦(胃复康)

贝那替秦具有缓解平滑肌痉挛,抑制胃液分泌和安定作用。适用于兼有焦虑症的溃疡患者,还可用于肠蠕动亢进及膀胱刺激征患者。不良反应有口干、头晕及嗜睡等。

动动脑:儿童验光配镜应该选用何药?为什么?

二、N_1受体阻断药与N_2受体阻断药

N_1受体阻断药又称神经节阻断药,曾用于治疗高血压病,由于其选择性较差,不良反应多且严重,现已少用。N_2受体阻断药又称骨骼肌松弛药,可选择性阻断骨骼肌运动终板膜上的N_2受体,使神经肌肉传导障碍,骨骼肌松弛(图3－8)。

琥珀胆碱(司可林)

琥珀胆碱能选择性地与N_2受体结合,阻碍神经冲动的传递,使骨骼肌松弛。静脉滴注用于外科麻醉辅助用药;静脉注射适用于气管内插管、气管镜和食管镜检查等短时操作。

主要不良反应为肌肉酸痛、血钾升高、眼内压升高等,用量过大或遗传性胆碱酯酶活性低下者,可引起呼吸肌麻痹。用药时应备有人工呼吸机,一旦出现窒息,立即进行人工呼吸,以恢复正常呼吸功能。中毒禁用新斯的明解救。青光眼患者禁用。

筒箭毒碱

筒箭毒碱通过阻断N_2受体产生肌肉松弛作用。临床主要用于麻醉辅助用药。过量可引起呼吸肌麻痹,解救可用新斯的明。由于不良反应多,现已少用。

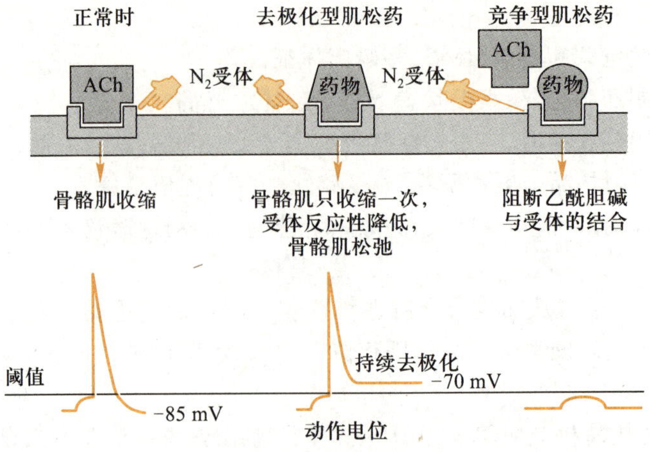

图 3-8　肌松药作用模式示意图

练　一　练

学开处方：患者，男，48岁。因剧烈腹痛入院，诊断为胆绞痛，请为患者拟定处方治疗。

病例分析：患者，女，30岁。因高热、寒战、昏睡入院，查体：T 39.5℃，BP 80/50 mmHg，HR 125次/min，白细胞计数 16×10^9/L，中性粒细胞0.78。诊断为感染性休克。医嘱除了应用抗生素外，医师又开了硫酸阿托品注射液静脉滴注给药，用药过程中，患者体温没有降低反而有升高的现象，请问这是为什么？应如何预防这种现象的出现？

任务四　肾上腺素受体激动药

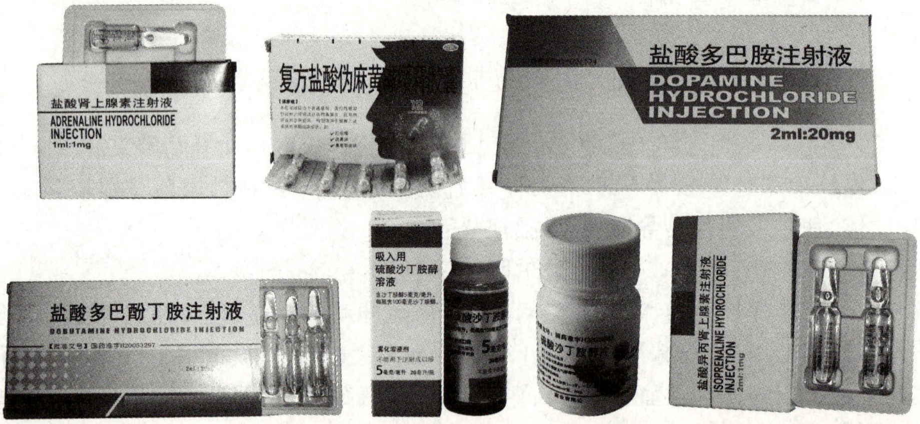

任务目标

1. 掌握肾上腺素、去甲肾上腺素、异丙肾上腺素、酚妥拉明及普萘洛尔的药理作用、临床用途、不良反应。

2. 熟悉麻黄碱、多巴胺的特点及药疗须知。

肾上腺素受体激动药又称拟交感胺类药。该类药物兴奋肾上腺素受体或促进肾上腺素能神经末梢释放递质而产生肾上腺素样作用。由于该类药物的基本化学结构是β苯乙胺，当苯环上有两个邻位羟基时，成为儿茶酚结构，故本类药又称为儿茶酚胺类药物（图3-9），主要包括肾上腺素、去甲肾上腺素、异丙肾上腺素和多巴胺等。这些药物的结构相似，作用也相似，但作用强度、作用时间、对受体的选择性不同。按与肾上腺素受体选择性结合的不同，可将该类药物分为三大类：①α、β受体激动药；②α受体激动药；③β受体激动药。

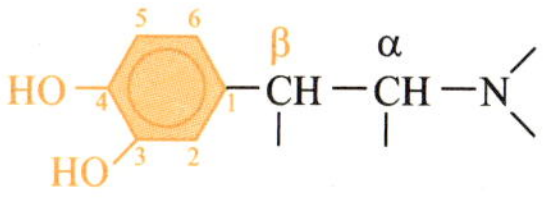
图3-9　儿茶酚胺类结构

一、α、β受体激动药

本类药物的代表药是肾上腺素，主要激动α、β受体产生药理作用，另外多巴胺还能激动DA受体。临床多采用注射给药，常用剂型及用法见表3-5。

表3-5　临床常用α、β受体激动药制剂及用法

药物名称	制剂及规格	用法及用量
肾上腺素	注射剂：0.5 mg、1 mg	皮下注射或肌内注射：一次0.25～1.0 mg。必要时可心室内注射：一次0.25～1.0 mg，用0.9%氯化钠注射液稀释10倍
多巴胺	注射剂：20 mg/2 ml	静脉滴注：一次20 mg，加入5%葡萄糖注射液200～500 ml
麻黄碱	片剂：15 mg、25 mg、30 mg 注射剂：30 mg	口服：一次15～30 mg，一日3次 皮下注射或肌内注射：一次15～30 mg

肾上腺素（AD、副肾素）

肾上腺素是肾上腺髓质分泌的主要激素，药用肾上腺素可从家畜肾上腺提取或人工合成。常用其盐酸盐，注射液为无色透明液。

重点提示：肾上腺素可激动α、β受体，主要药理作用：①激动心脏的β_1受体，兴奋心脏从而增强心肌收缩力、加快心率、加速传导、增加心排出量；②激动β_2受体，扩张支气管、骨骼肌血管和冠状血管；③激动α_1受体，收缩皮肤、黏膜和内脏血管，从而升高血压。

【临床用途】

1. 抢救心搏骤停　用于溺水、麻醉和手术意外、急性传染病、药物中毒、心脏传导阻滞等原因引起的心跳骤停，常与利多卡因、阿托品联合组成“心脏复苏三联针”（肾上腺素1 mg、阿托品1 mg、利多卡因50～100 mg），静脉滴注或心内注射。

2. 治疗过敏性休克　肾上腺素通过兴奋心脏、收缩血管、升高血压、抑制过敏物质释放、扩张支气管、缓解呼吸困难等作用，使过敏性休克症状迅速缓解，是治疗过敏性休克的首选药。

知识链接：肾上腺素升压作用的翻转

如果预先应用α受体阻断药（酚妥拉明等），取消了肾上腺素激动α受体的收缩血管作

用，使肾上腺素激动 β_2 受体扩张血管的作用得以充分表现，此时再用原升压剂量的肾上腺素不仅不能使血压升高，反而可引起血压下降，此现象称为肾上腺素升压作用的翻转。故 α 受体阻断药引起的低血压不能用肾上腺素治疗，以免血压更为降低（图 3－10）。

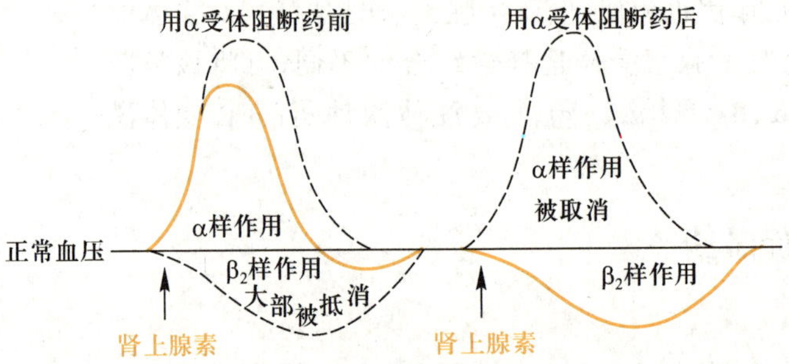

图 3－10　肾上腺素对血压的影响示意图

3. 治疗支气管哮喘　肾上腺素可激动 β_2 受体，松弛支气管平滑肌，抑制肥大细胞释放过敏物质，减轻过敏性炎症反应；激动 α 受体则收缩黏膜血管，降低血管通透性，减轻支气管黏膜水肿。适用于治疗支气管哮喘急性发作。

4. 与局麻药合用　在局麻药液中加入适量肾上腺素（浓度约为 1∶250 000），可使注射局部血管收缩，减少局麻药的吸收，延长作用时间，增强局麻效应；并可防止局麻药吸收发生全身不良反应。

5. 局部止血　可将浸有 0.1% 肾上腺素的纱布或棉球填塞在出血部位，使局部血管收缩产生止血作用，用于鼻黏膜和牙龈出血。

处方示例

患者，男，48 岁。青霉素皮试时出现心慌、气憋、呼吸不畅、四肢发冷，随即呼吸困难，见患者大汗淋漓、面色苍白、呼吸急促，而后抽搐、表情淡漠。测血压 0 mmHg，脉搏微弱，呼吸36 次/min，神志不清，呼之不应。诊断为过敏性休克，用肾上腺素治疗。处方示例：

Rp：

1% 盐酸肾上腺素注射液　1 ml × 1 支

用法：0.5 ml　皮下注射　立即

【体内过程及影响因素】 肾上腺素口服可被碱性肠液破坏而失效，不宜口服。皮下注射吸收较慢，肌内注射吸收较皮下注射快，静脉注射立即生效。难通过血脑屏障，中枢作用较弱。在体内迅速被去甲肾上腺素能神经末梢摄取，或被儿茶酚胺氧位甲基转移酶及单胺氧化酶破坏，故作用时间短暂。

【不良反应】 治疗量时可出现面色苍白、心悸、烦躁不安、头痛、震颤等。剂量过大或静脉注射过快产生剧烈的搏动性头痛，血压剧烈上升，有诱发脑出血的危险，亦可引起心律失常，甚至心室纤颤。

动动脑：肾上腺素为什么是治疗过敏性休克的首选药？

【药疗须知】

1. 给药后密切观察患者血压、心率、面色及情绪等变化。

2. 与局麻药合用应注意每次用量不宜超过 0.3 mg；在肢体末端如手指、脚趾、阴茎等末梢部位手术时不宜加肾上腺素，以免影响伤口愈合或引起局部组织缺血坏死。

3. 肾上腺素遇光易变色失效，在中性或碱性溶液中易水解破坏，故忌与碱性药物配伍。

4. 肾上腺素可使血压骤升有发生脑出血的危险，故老年人慎用。

5. 禁忌证　高血压、脑动脉硬化、器质性心脏病、糖尿病、甲状腺功能亢进患者禁用。

多　巴　胺

多巴胺(DA)是机体合成去甲肾上腺素的前体物质，也是多巴胺能神经的递质。药用多巴胺是人工合成品。

重点提示：多巴胺对 α 受体、β_1 受体、多巴胺受体都有激动作用，对 β_2 受体作用弱。主要药理作用：①激动心脏 β_1 受体，使心肌收缩力加强，心排出量增加；②激动多巴胺受体，使脑、肾、肠系膜血管及冠状血管扩张；③通过激动 α 受体，使皮肤、黏膜血管收缩。

【临床用途】

1. 治疗休克　适用于多种类型的休克，包括感染性休克、心源性休克及出血性休克等。多巴胺可通过兴奋心脏、升高血压、改善重要脏器的血液供应及增加尿量，对休克呈现较好的治疗作用，尤其对伴有心肌收缩力减弱及尿量减少的休克患者疗效较好。

2. 治疗急性肾衰竭　治疗量的多巴胺激动多巴胺受体，扩张肾血管，增加肾血流量，使肾小球滤过率增加；还可直接作用于肾小管而增加钠的排出，故可改善肾功能，使尿量增多。可与利尿药合用治疗急性肾衰竭。

【不良反应】　治疗量时不良反应较轻，偶见恶心、呕吐、头痛等反应。剂量过大或静脉滴注过快可致快速型心律失常、血压升高、肾血管收缩等。

【药疗须知】

1. 口服无效，一般采用静脉滴注给药，应从小剂量开始，逐渐增加用量，并酌情调整滴速。治疗休克时应注意补足血容量。

2. 用药期间应注意监测血压和尿量变化。

3. 禁忌证　心动过速和心室纤颤者禁用。

麻黄碱(麻黄素)

麻黄碱是从中药麻黄中提出的生物碱，现已人工合成。常用其盐酸盐，口服、注射均易吸收。作用与肾上腺素相似，既能直接激动 α、β 受体，又能促进去甲肾上腺素能神经末梢释放去甲肾上腺素，起效缓慢，作用持续时间较长。外周作用比肾上腺素弱，中枢作用比肾上腺素强。麻黄碱可使心肌收缩力加强、心排出量增加、外周血管收缩，而使血压升高，其作用缓慢而持久。

临床主要用于：①防治硬膜外麻醉和蛛网膜下腔麻醉所引起的低血压；②预防支气管哮喘的发作和轻症的治疗；③缓解鼻黏膜充血引起的鼻塞，减轻荨麻疹和血管神经性水肿的皮肤黏膜症状。

主要不良反应为中枢兴奋症状如烦躁不安、失眠、震颤等。短期内反复应用易产生快速耐受性。器质性心脏病、甲状腺功能亢进和高血压患者禁用。

知识链接:限售含麻黄碱的感冒和止咳平喘药

麻黄碱是从中药麻黄中提取的成分,有平喘和缓解感冒引起的鼻塞作用,但它像世间万物一样是一把“双刃剑”,是体育比赛禁用的一种很有代表性的兴奋剂,也是合成毒品“冰毒”的最主要原料,能变成杀人不眨眼的毒物,因而国家药品食品管理局2008年下发了《关于进一步加强含麻黄碱类复方制剂管理的通知》,通知明确要求限售含麻黄碱类复方制剂如泰诺、白加黑、克咳胶囊等,一次限售不得超过5个最小包装。

二、α受体激动药

去甲肾上腺素是α受体激动药的代表药。本类药物主要激动α受体,对β_1受体作用较弱,对β_2受体几乎无作用。本类药物大多口服无效,需要注射给药。临床常用药物剂型和用法见表3-6。

表3-6 临床常用α受体激动药

药物名称	制剂及规格	用法及用量
去甲肾上腺素	注射剂:2 mg/1 ml、5 mg/1 ml、10 mg/2 ml	静脉滴注:一次2 mg,加入5%葡萄糖注射液500 ml
间羟胺	注射剂:10 mg、50 mg	肌内注射:一次10 mg 静脉滴注:一次10~20 mg,加入5%葡萄糖注射液100 ml
去氧肾上腺素	注射剂:10 mg/1 ml	静脉滴注:一次10 mg,加入5%葡萄糖注射液100 ml 肌内注射:一次2~5 mg

去甲肾上腺素

本品是去甲肾上腺素能神经末梢释放的主要神经递质,肾上腺髓质也有少量分泌。药用去甲肾上腺素是人工合成品,理化性质与肾上腺素相似。口服易被碱性肠液破坏失效,皮下和肌内注射时,因局部血管强烈收缩吸收很少,且易发生组织坏死,故一般采用静脉滴注给药,严禁皮下和肌内注射。

重点提示:激动心脏β_1受体,使心脏兴奋;激动α受体,使皮肤、黏膜、内脏血管收缩。通过兴奋心脏,心排出量增加,收缩血管,外周阻力加大,使收缩压和舒张压均升高。

【临床用途】

1. 治疗休克　主要用于神经源性休克等早期血压骤降时,小剂量短时间使用。
2. 制止上消化道出血　取本品1~3 mg,适当稀释后口服,可使食管和胃黏膜血管收缩而止血。
3. 低血压　用于α受体阻断药如氯丙嗪、酚妥拉明等过量中毒引起的低血压。

【不良反应】

1. 局部组织缺血坏死　静脉滴注时间过长、药物浓度过高或药液漏出血管外，均可引起局部血管强烈收缩而致组织缺血坏死。

2. 心血管反应　静脉滴注浓度过高或滴速过快时，可致血压过度升高，偶致心律失常。

3. 肾反应　用药剂量过大或用药时间过长，可使肾血管强烈收缩，肾血流量减少，出现少尿或无尿，引起急性肾衰竭。

【药疗须知】

1. 静脉滴注时应避免药液外漏，随时观察局部反应，如发现药液漏出或滴注部位皮肤苍白，应立即更换滴注部位，对原部位进行热敷，并用普鲁卡因作局部封闭，或用α受体阻断药酚妥拉明局部浸润注射，以拮抗去甲肾上腺素的缩血管作用，防止组织坏死。

2. 用药过程中应随时监测血压和心率的变化，根据血压变化适当调整滴注速度和药物浓度。

3. 用药期间应注意保持尿量至少每小时在 25 ml 以上。少尿、肾功能不全者慎用或禁用。

4. 禁忌证　高血压、器质性心脏病、动脉硬化症、甲状腺功能亢进患者禁用。

间羟胺（阿拉明）

间羟胺既可直接激动α受体，又可促进去甲肾上腺素能神经末梢释放去甲肾上腺素，间接激动α受体，对β_1受体作用较弱。与去甲肾上腺素相比具有以下特点：①化学性质稳定，在体内不易被单胺氧化酶破坏，作用较持久；②收缩血管，升高血压作用较弱但持久；③兴奋心脏作用较弱，对心率影响不明显，不易引起心律失常；④对肾血管收缩作用较弱，较少发生尿少或尿闭等反应；⑤既可静脉滴注，又可肌内注射，使用方便。临床主要用于治疗心源性休克、感染性休克及出血性休克等，是去甲肾上腺素的良好代用品，也可用于防治低血压。

去氧肾上腺素（苯肾上腺素、新福林）

去氧肾上腺素选择性激动α_1受体，使血管收缩，血压升高，作用比去甲肾上腺素弱但持久；并能激动瞳孔开大肌上的α受体，扩大瞳孔，作用较阿托品弱，持续时间短，一般不引起眼内压升高和调节麻痹。临床主要用于防治低血压及作为快速短效散瞳药用于眼底检查。

三、β受体激动药

本类药物主要激动β受体，对α受体几乎无作用，代表药为异丙肾上腺素。临床常用β受体激动药的药物剂型及用法见表 3－7。

表 3－7　临床常用β受体激动药

药物名称	制剂及规格	用法及用量
异丙肾上腺素	注射剂：1 mg/2 ml 气雾剂：0.25% 舌下含片：10 mg	静脉滴注：一次 0.5～1 mg，加入 5% 葡萄糖注射液 200～300 ml 喷雾吸入：一次 0.1～0.4 mg 舌下含化：一次 10 mg，一日 3 次

续表

药物名称	制剂及规格	用法及用量
沙丁胺醇	长效片剂:8 mg 气雾剂:20 mg、28 mg	口服:一次 2 ~ 4 mg,一日 3 次 喷雾吸入:一次 0.2 ~ 0.4 mg,一日 4 次
多巴酚丁胺	注射剂:20 mg/2 ml	静脉滴注:一次 250 mg,加入 5% 葡萄糖注射液 500 ml

异丙肾上腺素(喘息定)

异丙肾上腺素为人工合成品,药用其盐酸盐。口服易被消化酶破坏而失效,气雾剂吸入给药吸收较快,也可舌下给药或静脉滴注。

重点提示: 异丙肾上腺素激动支气管平滑肌上的 β_2 受体,使支气管平滑肌松弛,扩张支气管,并可抑制过敏物质的释放。

【临床用途及药理】

1. 用于支气管哮喘急性发作　常以气雾剂吸入给药,迅速缓解症状。
2. 房室传导阻滞　可静脉滴注或舌下给药。
3. 抢救心搏骤停　用于溺水、手术意外等引起的心跳骤停。可用本品 0.5 ~ 1 mg 心室内注射。
4. 治疗休克　用于治疗心排出量较低、外周阻力较高的休克,如感染性休克。

【不良反应】

1. 一般反应　常见心悸、头痛、头晕等。
2. 心律失常和心绞痛　已有明显缺氧的支气管哮喘患者,如应用剂量过大,导致心肌耗氧量增加,易致心律失常,诱发或加剧心绞痛。哮喘患者长期大量应用本药可引起猝死。
3. 反复应用气雾剂可产生耐受性,使疗效下降。

【药疗须知】

1. 舌下含服时,应该把药片嚼烂,否则影响疗效。
2. 给药后观察患者的心率变化,静脉滴注时根据心率调整滴速。气雾吸入后痰液呈粉红色或出现频发的室性期前收缩应立即停药。
3. 哮喘患者应限制吸入次数和吸入量,重复使用间隔时间不应少于 2 h。
4. 禁忌证　冠心病、心肌炎、心绞痛和甲状腺功能亢进患者禁用。

多巴酚丁胺

多巴酚丁胺能选择性激动 β_1 受体,治疗量可增强心肌收缩力,增加心排出量,对心率影响不明显。主要用于治疗心脏手术后或心肌梗死并发的心功能不全。

练 一 练

学开处方: 患者,男,45 岁。因手术时麻醉意外出现心搏骤停,请为患者拟定抢救处方。

病例分析: 患者,男,6 岁。因发热、咳嗽、呼吸急促入院,经诊断为大叶性肺炎,医嘱给予青霉素 G 静脉滴注治疗。护士在做青霉素皮试时,患者突然出现大汗淋漓,面色苍白,脉搏细弱等症状。请问为什么患者会出现以上症状? 应首选何药抢救? 为什么?

任务五　肾上腺素受体阻断药

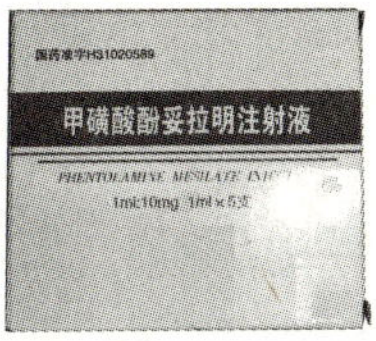

抗肾上腺素药又称肾上腺素受体阻断药，可分为 α 受体阻断药和 β 受体阻断药两大类。α 受体阻断药如酚妥拉明、妥拉唑啉等可使外周血管扩张，主要用于治疗外周血管痉挛性疾病。β 受体阻断药如普萘洛尔（心得安）1964 年上市，目前已成为治疗心血管疾病的一大类良药，广泛应用于高血压、心绞痛、心律失常等疾病治疗。临床常用肾上腺素受体阻断药制剂和用法见表 3－8。

表 3－8　临床常用肾上腺素受体阻断药

药物名称	制剂及规格	用法及用量
酚妥拉明	片剂：25 mg 注射剂：5 mg/1 ml、10 mg/1 ml	口服：一次 25～50 mg，一日 3 次 肌内注射、静脉注射或静脉滴注：一次 5 mg
酚苄明	片剂：5 mg、10 mg 注射剂：10 mg/1 ml	口服：一次 10 mg，每日 2 次 静脉滴注：一次 0.5～1 mg/kg，加入 5% 葡萄糖注射液 200～500 ml
哌唑嗪	片剂：0.5 mg，1 mg，2 mg 胶囊剂：1 mg，2 mg，5 mg	口服：首次 0.5 mg，然后 1 mg，一日 3 次
普萘洛尔	片剂：10 mg 注射剂：5 mg/5 ml	口服：一次 10 mg，每日 3 次 静脉滴注：一次 5 mg，加入 5% 葡萄糖注射液 100 ml
阿替洛尔	片剂：25 mg、50 mg、100 mg	口服：一次 50～100 mg，一日 1～2 次
美托洛尔	胶囊剂：50 mg	口服：一次 50～100 mg，一日 2 次
拉贝洛尔	片剂：100 mg、200 mg 注射液：50 mg/10 ml	口服：一次 100 mg，每日 2～3 次 静脉注射：一次 100～200 mg

一、α 受体阻断药

酚 妥 拉 明

重点提示：酚妥拉明能阻断 α_1 受体作用，使血管舒张，外周阻力下降，血压下降。并能通过扩张血管使血压下降，反射性引起交感神经兴奋，从而间接兴奋心脏。

【临床用途】

1. 治疗外周血管痉挛性疾病如肢端动脉痉挛的雷诺综合征、血栓闭塞性脉管炎及冻伤后遗症等。

2. 抗感染性休克，急性心肌梗死及充血性心脏病所致的心力衰竭。

3. 也可用于治疗静脉滴注去甲肾上腺素外漏，防止组织坏死。

处方示例

患者，男，29 岁。右足外伤，复受寒湿，伤口愈合后常感右足趾麻木疼痛。逐渐右大趾皮色紫黯，疼痛加剧。夜重昼轻，行走困难。诊断为血栓闭塞性脉管炎，用酚妥拉明治疗，处方示例：

Rp：

甲磺酸酚妥拉明片　25 mg×50 片

用法：25 mg　一日 4 次　口服

【不良反应】

1. 胃肠道症状　拟胆碱作用和组胺样作用可致恶心、呕吐、腹痛、腹泻、胃酸增多等消化道症状，可诱发溃疡病。

2. 心血管功能紊乱　静脉给药剂量过大可引起心动过速、心律失常、心绞痛、直立性低血压等心血管功能紊乱。

【药疗须知】

1. 口服、肌内注射或葡萄糖注射液稀释后静脉滴注。口服时，与食物或牛奶同服，可减轻消化道反应。静脉给药须缓慢，并在用药过程中定时测血压和脉搏，一日不少于 2 次。

2. 用药前应测血压、脉搏并备好升压药，一旦发生低血压反应，可使患者头低位仰卧，用去甲肾上腺素或间羟胺升压，禁用肾上腺素。

3. 用药后告诉患者静卧 30 min。治疗期间由蹲、坐或卧位直立时，宜扶持，应缓慢站立，防止出现直立性低血压。避免热水盆浴和长时间热水淋浴；不宜在高温环境中从事体力活动或被阳光直晒；如感眩晕，应立即倚靠或卧床休息，并取脚高头低位。

4. 避免与巴比妥类及利血平合用。应避光，在干燥阴凉处保存。

5. 用药后避免驾驶、机械操作或高处作业。消化性溃疡患者、低血压和冠心病患者慎用。

酚 苄 明

酚苄明起效缓慢，作用强大而持久，当患者处于直立位或低血容量时，降压作用更为显著；主要用于外周血管痉挛性疾病、抗休克、治疗嗜铬细胞瘤和良性前列腺增生。常见的不良反应为直立性低血压、心悸等。

哌 唑 嗪

哌唑嗪为选择性 α_1 受体阻断药，对 α_2 受体无明显阻断作用，因而在拮抗去甲肾上腺素和肾上腺素的升压作用同时，无促进神经末梢释放去甲肾上腺素及明显加快心率的作用，使心脏兴奋的作用较轻，主要用于良性前列腺增生及原发性高血压的治疗。

二、β 受体阻断药

β 受体阻断药根据其选择性不同，分为非选择性 β 受体阻断药和选择性 β_1 受体阻断药两类。有些药物除了具有 β 受体阻断作用外，还具有一定的内在拟交感活性和膜稳定作用

（表3－9），其中以普萘洛尔最常用。

表3－9 临床常用β受体阻断药分类及特点

药物分类	药物名称	内在拟交感活性	膜稳定作用	主要消除器官
非选择性β受体阻断药（β_1、β_2受体阻断药）	普萘洛尔		＋＋	肝
	纳多洛尔			肾
	噻吗洛尔			肝
	吲哚洛尔	＋＋	±	肝、肾
选择性β受体阻断药（β_1受体阻断药）	美托洛尔		±	肝
	阿替洛尔			肾
	艾司洛尔			红细胞中分解
	醋丁洛尔	＋	＋	肝
α、β受体阻断药	拉贝洛尔		±	肝

普萘洛尔（心得安）

普萘洛尔为β受体阻断药，对β_1受体、β_2受体没有选择性。其药理作用：①阻断心脏β_1受体对心脏产生抑制作用，使心肌收缩力减弱、心率减慢、心排出量减少，心肌耗氧量下降；②阻断去甲肾上腺素能神经末梢突触前膜的β_2受体，抑制去甲肾上腺素的释放；③阻断肾小球球旁细胞的β_1受体，减少肾素的分泌；④阻断β受体，抑制交感神经兴奋所引起的脂肪和糖原分解，但这一作用对正常人影响较小。

临床主要用于治疗高血压、快速型心律失常、心绞痛及心肌梗死、甲状腺功能亢进、甲状腺中毒危象及充血性心力衰竭。

一般不良反应为恶心、呕吐、轻度腹泻等消化道症状，偶见过敏性皮疹和血小板减少等。应用不当所致严重不良反应为诱发或加重支气管哮喘，诱发急性心力衰竭，诱发低血糖，长期用药后突然停药，可产生反跳现象，使原来病症加剧，故应逐渐减小剂量至停药。

【药疗须知】

1. 普萘洛尔个体差异大，应从小剂量开始给药，逐渐加大剂量。
2. 不宜在临睡前给药，以免产生多梦、失眠、抑郁、幻觉等精神症状。
3. 用药过程中应注意观察消化系统、循环系统等表现，尤其是心率的变化，如心率低于50次/min，应停药。
4. 长期用药不宜突然停药，防止发生反跳现象，加重病情，须在两周内逐渐减量停药。
5. 糖尿病患者在使用降糖药期间，不宜合用本药，以免掩盖低血糖时交感神经兴奋的症状，使低血糖症状不易察觉。
6. 严重心功能不全、窦性心动过缓、重度房室传导阻滞和支气管哮喘的患者禁用。心肌梗死患者及肝功能不良者应慎用。

拉贝洛尔

拉贝洛尔兼有α、β受体阻断作用，对β受体阻断作用约为普萘洛尔的1/2.5，α受体阻断作用为酚妥拉明的1/10～1/6，可使血管扩张，增加肾血流量。临床用于治疗中度和重度高血压、心绞痛，静脉注射可用于高血压危象。常见不良反应为眩晕、乏力、恶心等。哮喘及心功能不全者禁用。

练 一 练

学开处方：患者，男，39岁。左足曾受外伤，两年来常感左足五趾麻木疼痛，夜重昼轻，行走困难，休息后症状减轻，近发现左大趾逐渐皮色紫黯，局部溃烂疼痛难忍，诊断为左足血栓闭塞性脉管炎。请为患者开一处方治疗。

病例分析：患者，男，50岁。经诊断为肢端动脉痉挛症，医嘱给予酚妥拉明治疗。在治疗过程中，患者出现恶心、呕吐、头晕、心慌，起身时突然晕倒，请问出现上述症状的原因是什么？应如何预防？

任务六　局部麻醉药

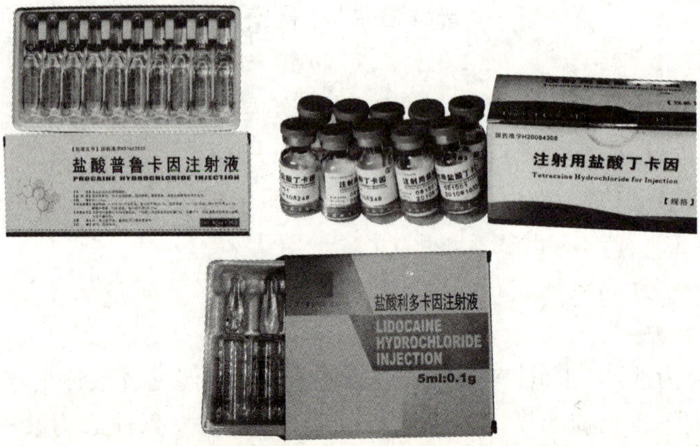

任务目标

1. 掌握局部麻醉药及抗变态反应药的药理作用、临床用途、不良反应。
2. 熟悉常用药物的给药方法与药疗须知。

局部麻醉药是一类应用于局部神经末梢或神经干周围，能阻断神经冲动的产生和传导，并在意识清醒的条件下，使局部痛觉暂时消失以便于手术的药物。18世纪中叶，人们咀嚼古柯叶，用以感受舒适感和增加耐力。1860年，Niemanl从古柯叶中发现了可卡因。但直到1884年以后，可卡因才先后用于眼部局麻手术、颌神经阻滞、脊髓麻醉、硬膜外麻醉和蛛网膜下腔阻滞麻醉。1905年又相继发现了普鲁卡因、丁卡因、利多卡因、布比卡因等，可卡因则因其成瘾性高和安全性低而被淘汰。局麻药可分两类：①酯类，如普鲁卡因、丁卡因等。这类麻醉药毒性相对大，治疗指数低，变态反应多，主要由胆碱酯酶代谢。②酰胺类，如利多卡因、布比卡因等。这类麻醉药治疗指数较大，不良反应较少，主要由肝药酶代谢。临床常用局麻药剂型及用法见表3－10。

表 3－10　临床常用局麻药剂型及用法

药物名称	制剂及规格	用法及用量	局麻方法
普鲁卡因	注射液:25 mg/10 ml,50 mg/20 ml 粉针剂:150 mg/瓶	用 0.25% ~0.75% 溶液 用 1% ~2% 溶液 用 3% ~5% 溶液 用 2% 溶液	浸润麻醉 传导麻醉 腰麻 硬膜外麻醉
利多卡因	注射液:200 mg/10 ml,400 mg/20 ml	用 2% ~4% 溶液 用 0.25% ~0.5% 溶液 用 1% ~2% 溶液 用 1% ~2% 溶液	表面麻醉 浸润麻醉 传导麻醉 硬膜外麻醉
丁卡因	注射液:50 mg/ml	用 0.25% ~1% 溶液 用 0.2% 溶液 用 10 ~15 mg 与脑脊液混合后注入 用 0.15% ~0.3% 溶液	表面麻醉 传导麻醉 腰麻 硬膜外麻醉
布比卡因	注射液:12.5 mg /5 ml,12.5 mg /5 ml,37.5 mg /5 ml	用 0.25% 溶液 用 0.25% ~0.5% 溶液 用 0.25% 溶液 用 0.5% ~0.75% 溶液	浸润麻醉 传导麻醉 腰麻 硬膜外麻醉

一、局麻药的给药方法

各种局麻药的给药方法如图 3－11 所示。

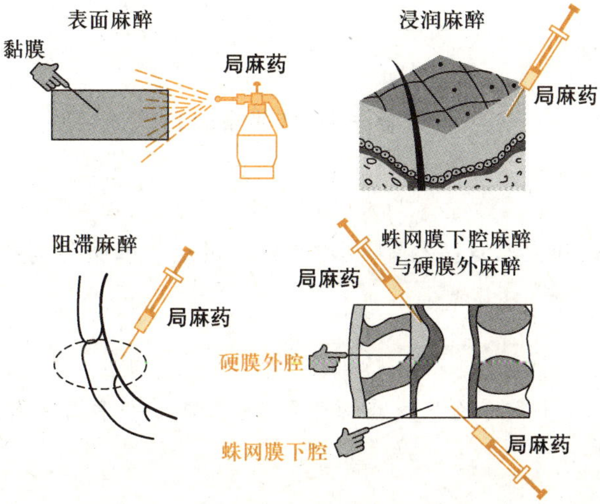

图 3－11　各种局麻方法示意图

1. 表面麻醉　又称黏膜麻醉,是将穿透性较强的局麻药用于黏膜表面,麻醉黏膜下的神经末梢。适用于眼、鼻、口腔、咽喉、气管、泌尿道等黏膜部位的浅表手术。

2. 浸润麻醉　是将局麻药注射到手术野皮下或其附近组织,使局部神经末梢被药液浸润而麻醉。适用于浅表小手术。

3. 传导麻醉　是将局麻药注射到神经干周围,阻滞神经冲动传导。适用于口腔、面部、四肢等部位的手术。

4. 蛛网膜下腔麻醉(腰麻) 是将局麻药经腰椎间隙注入蛛网膜下腔,麻醉该部位的脊神经根。适用于下腹部和下肢手术。

5. 硬膜外麻醉 是将局麻药注入硬脊膜外腔,麻醉穿出椎间孔的神经根。麻醉范围广,适用于颈部至下肢的手术。

二、局麻药的作用机制

神经细胞产生动作电位是由于神经受刺激时,膜通透性发生改变,使 Na^+ 内流和 K^+ 外流而引起。局麻药的作用机制主要通过阻断钠通道,致使 Na^+ 不能内流,神经传导受阻而产生局麻作用(图 3-12)。由于局麻药并不影响神经细胞浆内的物质代谢,所以局麻药的作用是可逆的。

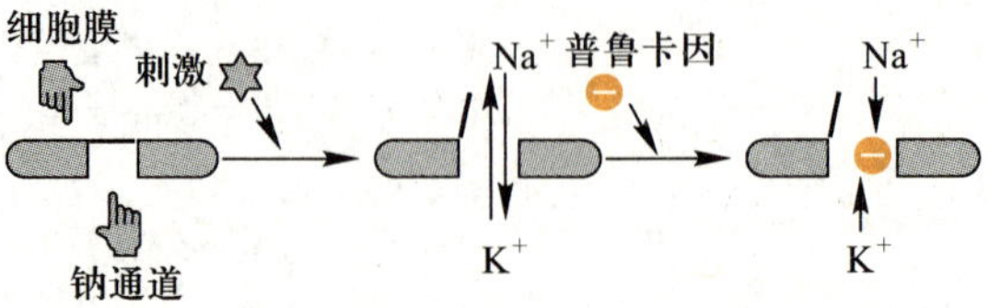

图 3-12 局部麻醉药的作用机制示意图

重点提示: 局麻药剂量过大或误入血管,会引起中毒产生中枢神经系统作用(先兴奋后抑制)、心血管系统作用(心肌收缩力减弱、血压下降等),严重时可因血压下降、呼吸衰竭而死亡。

三、常用局麻药

普鲁卡因(奴佛卡因)

普鲁卡因脂溶性低,穿透力和局麻作用均较弱,但毒性小,为临床常用局麻药之一。除不用于表面麻醉外,可用于各种局部麻醉和局部封闭,以及腰麻和硬膜外麻醉。其代谢产物为对氨苯甲酸(PABA)和二乙氨基乙醇,其中 PABA 可拮抗磺胺类药物的抗菌作用。另外,该药易发生过敏反应,用药前应做皮试。

处方示例

患者,男,7 岁。左手掌外伤异物需切开取出,采取普鲁卡因 + 肾上腺素浸润麻醉的局麻方式。处方示例:

Rp:

盐酸普鲁卡因注射液 50 mg×1 支

0.1% 盐酸肾上腺素注射液 0.4 ml

用法:局部浸润麻醉 普鲁卡因 皮试( )

利 多 卡 因

利多卡因(赛罗卡因)穿透力强,麻醉作用出现快,且强而持久,安全范围大,可用于各种局部麻醉,常用于传导麻醉和硬膜外麻醉。该药还具有抗心律失常作用,可用于室性心律失常(参见项目六、任务三抗心律失常药)。

丁 卡 因

丁卡因(地卡因)的麻醉强度为普鲁卡因的10倍,毒性为10~20倍,且穿透力强。主要用于表面麻醉、腰麻和硬膜外麻醉,因毒性大,不用于浸润麻醉。

布 比 卡 因

布比卡因(麻卡因)的麻醉强度为利多卡因的4~5倍,作用持续时间长达5~10 h。主要用于浸润麻醉(0.25%)、阻滞麻醉(0.25%~0.5%)及硬膜外麻醉(0.5%~0.75%),一次极量为200 mg,一日极量为400 mg。

罗 哌 卡 因

罗哌卡因为新型长效酰胺类局麻药,心脏毒性较低,有明显缩血管作用,对痛觉阻断作用较强。另外对子宫胎盘血流量无明显影响,特别适用于术后镇痛和产科麻醉。

练 一 练

病例分析:患者,男,38岁。因先兆子痫、宫颈水肿、羊水早破需要在连续硬膜外麻醉下行子宫下段剖宫产术。采用0.5%布比卡因麻醉,手术顺利取出胎儿,试分析局麻药作用机制及类型,常见局麻药有哪些不良反应?如何防范?

任务七 抗变态反应药

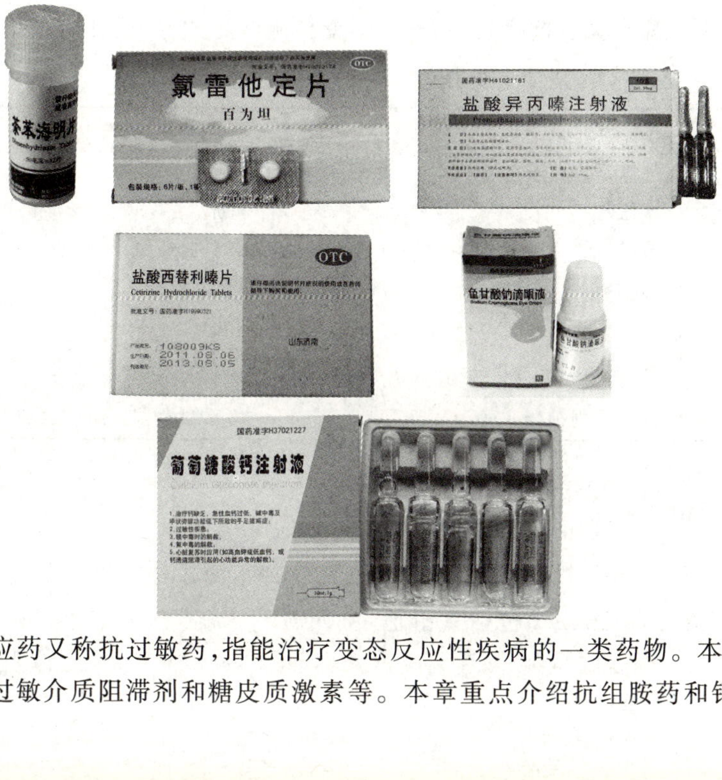

抗变态反应药又称抗过敏药,指能治疗变态反应性疾病的一类药物。本类药物包括抗组胺药、钙剂、过敏介质阻滞剂和糖皮质激素等。本章重点介绍抗组胺药和钙剂,其他药物见相关章节。

一、组胺

机体受到理化刺激，肥大细胞、嗜碱粒细胞脱颗粒，释放组胺、缓激肽、5－羟色胺（5－HT）等生物活性物质，导致局部血管扩张，血管通透性增高，内脏平滑肌收缩，以及腺体分泌增加等，出现皮肤红肿、瘙痒、荨麻疹、流涕、打喷嚏、哮喘、呼吸困难、恶心、呕吐、腹痛、腹泻等一系列变态反应症状，严重者还可产生过敏性休克（图3－13）。组胺存在于肥大细胞及嗜碱性粒细胞中，是体内重要生物活性物质，组胺释放后与靶细胞上特异受体结合，产生生物效应。

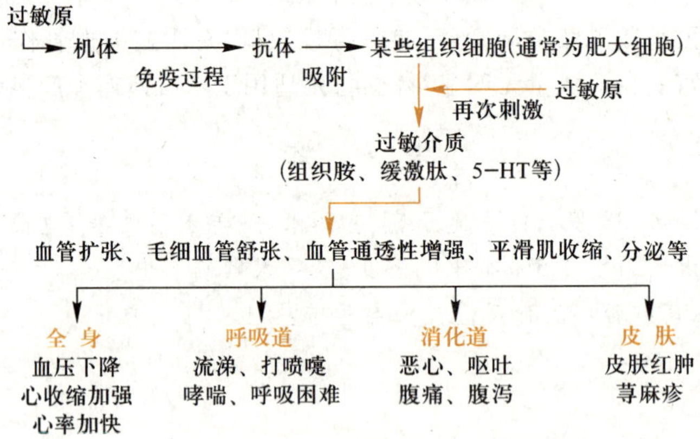

图3－13 变态反应发生机制及临床表现示意图

组胺受体主要有 H_1、H_2、H_3 三种亚型（表3－11）。组胺所诱发的皮肤黏膜变态反应主要与组胺的 H_1 型效应有关。抗组胺药分为 H_1 受体阻断药和 H_2 受体阻断药。

表3－11 组胺受体的分布及效应

受体亚型	分布	效应
H_1	支气管，胃肠，子宫平滑肌	收缩
	皮肤血管	扩张
	心房，房室结	收缩增强，传导减慢
H_2	胃壁细胞	分泌增多
	血管	扩张
	心室，窦房结	收缩加强，心率加快
H_3	中枢与外周神经末梢	负反馈性调节组胺合成与释放

二、H_1 受体阻断药

临床常用的 H_1 受体阻断药分为两代，第一代包括苯海拉明、异丙嗪（非那根）、氯苯那敏（扑尔敏）、赛庚啶等；第二代包括氯雷他定、西替利嗪、特非那定等。第二代药物不易透过血脑屏障，无中枢抑制作用，较少产生镇静作用。临床常用 H_1 受体阻断药和钙剂见表3－12。

表 3-12　临床常用 H_1 受体阻断药和钙剂

药物名称	制剂及规格	用法及用量
苯海拉明	片剂:25 mg 注射剂:20 mg/1 ml	口服:一次 25~50 mg,一日 3 次 肌内注射:一次 20 mg,一日 1~2 次
异丙嗪	片剂:4 mg 注射剂:50 mg/2 ml	口服:一次 12.5~25 mg,一日 2~3 次 肌内注射或静脉滴注:一次 25~50 mg,一日 1 次
氯苯那敏	片剂:4 mg 注射液:10 mg/1 ml	口服:一次 4 mg,一日 3 次 皮下注射、肌内注射:一次 5~20 mg
阿司咪唑	片剂:10 mg	口服:一次 10 mg,一日 1 次
西替利嗪	片剂:10 mg	口服:一次 10 mg,一日 1 次
氯雷他定	片剂:10 mg 胶囊剂:10 mg	口服:一次 10 mg,一日 1 次 口服:一次 1 粒(10 mg),一日一次
葡萄糖酸钙	片剂:0.3 g、0.5 g 注射剂:1.0 g/10 ml	口服:一次 0.5~2 g,一日 3 次 静脉注射:一次 1~2 g,加等量 10%~25% 葡萄糖注射液稀释后缓慢静脉注射
氯化钙	注射剂:0.5 g/10 ml,0.6 g/20 ml,1.0 g/20 ml	静脉注射:一次 0.5~1 g,加等量 5%~25% 葡萄糖注射液稀释后缓慢静脉注射

【临床用途与药理】

1. H_1 受体阻断作用　能与组胺竞争结合 H_1 受体,从而拮抗组胺的 H_1 型效应。临床主要用于荨麻疹、过敏性鼻炎等皮肤黏膜变态反应;对昆虫咬伤引起的皮肤瘙痒和水肿也有良效;对血清病、药疹和接触性皮炎有一定的疗效;但对支气管哮喘效果差,对过敏性休克几乎无效。

2. 中枢抑制作用　苯海拉明、异丙嗪、氯苯那敏、赛庚啶等第一代药物可通过血脑屏障,产生不同程度的中枢抑制作用,表现为镇静、嗜睡。临床可用于治疗失眠症,特别是变态反应性疾病所致的失眠症。

3. 其他作用　苯海拉明、异丙嗪等有抗胆碱作用,止吐和防晕作用较强,临床可用于晕动病、放射病及妊娠等引起的呕吐。

【不良反应】　可见恶心、呕吐、腹泻、腹痛、食欲减退等胃肠道反应;第一代 H_1 受体阻断药多见镇静、嗜睡、乏力等中枢抑制现象;亦可见心悸、心律失常,特非那定偶可致尖端扭转型室性心动过速。

【药疗须知】

1. 第一代药物有中枢抑制作用,驾驶员及高空作业者在工作期间应禁用,可选用无中枢抑制作用的第二代药物。
2. 预防晕动病应在乘车、乘船前 15~30 min 服用。
3. 复方感冒药中大多含有此类药物,应避免与其同时使用,防止重复用药。
4. 有少数患者会对本类药过敏,同类药物有交叉过敏反应。

三、H_2 受体阻断药

本类药物如西咪替丁等阻断 H_2 受体,抑制胃酸分泌,临床主要用于治疗消化性溃疡等疾病(参见项目五任务二作用于消化系统药)。

四、钙剂

常用钙剂有葡萄糖酸钙、氯化钙、乳酸钙等。葡萄糖酸钙含钙量较氯化钙低，但对组织的刺激性较小，安全性好。

【临床用途与药理】

1. 抗过敏作用　钙剂可增加毛细血管壁的致密性，降低其通透性，减少渗出，有消炎、消肿及抗过敏作用。临床可用于荨麻疹、湿疹、接触性皮炎、血清病和血管神经性水肿等变态反应性疾病，常采用静脉给药。

2. 促进骨骼和牙齿的发育　钙是构成骨骼和牙齿的主要成分，体内缺钙可引起佝偻病或软骨病，补充钙剂可防治。维生素 D 可促进钙的吸收，故口服钙剂常配伍维生素 D。

3. 维持神经肌肉组织的正常兴奋性　正常人血清钙含量为 2.25～2.75 mmol/L，当血清钙过低时可引起神经肌肉兴奋性升高，出现手足抽搐，甚至惊厥，静脉注射钙剂可迅速缓解症状。

4. 拮抗镁离子的作用　钙与镁化学性质相似，二者有竞争性拮抗作用，镁离子中毒时可静脉注射钙剂解救。

5. 其他　钙离子尚有促进心肌兴奋－收缩偶联的形成、参与凝血过程、对抗高钾血症等作用。

【不良反应】　口服钙剂几乎无不良反应。静脉注射可有全身发热感，注射过快可产生心律失常，甚至心脏骤停。

【药疗须知】

1. 钙剂不宜作肌内注射或皮下注射，静脉注射时须稀释，并避免漏出血管外而引起剧痛及组织坏死。如药液外漏时应以 0.5% 普鲁卡因注射液做局部封闭。
2. 静脉注射应缓慢并密切观察患者反应。应用强心苷期间和停药两周以内禁止应用钙剂。
3. 补钙时最好配伍应用维生素 D，以促进其吸收。
4. 不能与四环素类抗生素、含草酸高的蔬菜同时服用，以免影响其吸收。
5. 用药期间注意监测心率，观察注射部位的反应。

练　一　练

学开处方：患者，女，25 岁。使用某种化妆品后感觉全身皮肤瘙痒，出现大小不等的红色风团。入院检查后，诊断为“荨麻疹”。请为患者拟定处方治疗。

病例分析：患者，男，42 岁。2 日前食用海鲜后出现腹痛、腹泻症状，拉稀水样便，同时面、颈部出现风团样丘疹，并逐渐增多、扩散，瘙痒难忍。诊断为荨麻疹。问题：1. 该患者可用什么药物治疗？2. 在用药期间应注意什么事项？

实训 3－1　有机磷酸酯类农药中毒及解救

【实训目标】

1. 能准确判断有机磷酸酯类农药中毒的症状。

2. 能为患者拟定治疗处方及急救方案。

【实训场地】 抢救室、模拟病房。

【实训内容】

1. 展示案例：患者，男，45 岁。昏迷 1 h。患者打农药后感到腹痛、恶心，并呕吐一次，呕吐物有大蒜味，出汗、无力，逐渐神志不清，大小便失禁，被家人发现后急送医院治疗。诊断：急性有机磷农药中毒。

2. 由学生 2 人一组，一位扮演患者，一位扮演医师。观察患者中毒症状，拟定急救方案及治疗处方。

3. 观察、询问患者病情变化情况，对所观察患者的药物治疗效果进行评价。

4. 观察患者的阿托品化表现。

5. 观察药物的不良反应并拟定相应的处理措施。

有机磷酸酯类农药是目前应用最广泛的杀虫剂，如对硫磷（1605）、甲拌磷（3911）、内吸磷（1059）、敌敌畏、乐果、美曲膦酯（敌百虫）等，可通过消化道、皮肤和呼吸道黏膜吸收而引起中毒。

【中毒的临床表现】

1. M 样症状　瞳孔缩小、视物模糊、流涎、出汗甚至大汗淋漓、呼吸困难、恶心、呕吐、腹痛、腹泻甚至大小便失禁、心率减慢、血压下降等。

2. N 样症状　肌束颤动、抽搐、心率加快、血压升高等。

3. 中枢症状　先表现为兴奋、不安、谵语及全身肌肉抽搐，进而出现昏迷、循环和呼吸衰竭以致死亡。

轻度中毒主要表现为 M 样症状，中度中毒可同时有 M 样症状和 N 样症状，重度中毒除 M 样症状和 N 样症状外，还可出现中枢神经系统症状。

【急救措施】

1. 清除毒物　皮肤黏膜吸收中毒者应立即脱去污染的衣服，并用大量的清水或肥皂水冲洗污染皮肤、头发和指甲缝隙部位，禁用热水或酒精擦洗；眼部污染可用 0.9% 氯化钠注射液连续冲洗；口服中毒者应立即用清水或 2% 碳酸氢钠或 1∶5 000 高锰酸钾反复洗胃，直到洗胃液清而无味为止，然后再用胃管注入硫酸镁 20 g，药用炭 60 g，20% 甘露醇 250 ml。美曲膦酯遇碱可转化为毒性作用更强的敌敌畏，对硫磷遇高锰酸钾可被氧化为毒性作用更强的对氧磷。故解救美曲膦酯中毒时，不宜使用碱性溶液洗胃。解救对硫磷中毒时，不宜使用高锰酸钾洗胃。

2. 对症治疗　维持患者气道通畅，包括支气管内吸引术。必要时进行人工呼吸、给氧；用地西泮（5～10 mg，静脉注射）控制持续惊厥。M 受体阻断药阿托品等，能迅速解除有机磷酸酯类中毒时的 M 样症状和部分中枢神经兴奋，但对 N 样症状无效。阿托品应早期、足量、反复使用，直至阿托品化后，可根据病情减少剂量，维持，逐渐延长给药间隔，直至临床症状和体征基本消失后方可停药。严重中毒需要加用胆碱酯酶复活药，常用的有氯解磷定和碘解磷定。治疗处方如下：

Rp：

硫酸阿托品注射液　10 mg×1 支

用法：10 mg　静脉注射　每 30 min　立即执行！

氯解磷定注射液　1.0 g×1 支

用法：1.0 g　静脉注射　立即执行！

【药物的不良反应及处理措施】

1. 阿托品　解救有机磷酸酯类农药中毒时，阿托品可以超极量使用。阿托品过量中毒时，可能有以下表现：①散热功能障碍，患者发生无汗性高热；②心率过快，可超过160次/min，心电图常表现为窦性心动过速；③患者早期呈兴奋状态，出现狂躁，抽搐、谵语幻觉等异常；④严重阿托品中毒，患者可转入抑制状态，出现昏迷及呼吸衰竭。此时应调整阿托品用量或暂停使用阿托品，必要时使用毛果芸香碱进行拮抗。

2. 氯解磷定注射过速可引起眩晕、视物模糊、恶心、呕吐、心动过缓，严重者可发生阵挛性抽搐，甚至抑制呼吸中枢，引起呼吸衰竭。必要时给予呼吸中枢兴奋药尼可刹米解救。

（黄素臻）

4

项目四　中枢神经系统药物

中枢神经系统(CNS)药分为中枢抑制药和中枢兴奋药两大类。绝大多数中枢药的作用方式是影响突触化学传递的某一环节产生药理作用。凡是使抑制性递质释放增多或激动抑制性受体,均可引起抑制性效应,反之,则引起兴奋;凡是使兴奋性递质释放增多或激动兴奋性受体,引起兴奋效应,反之,则导致抑制。

任务一　镇静催眠药与抗惊厥药

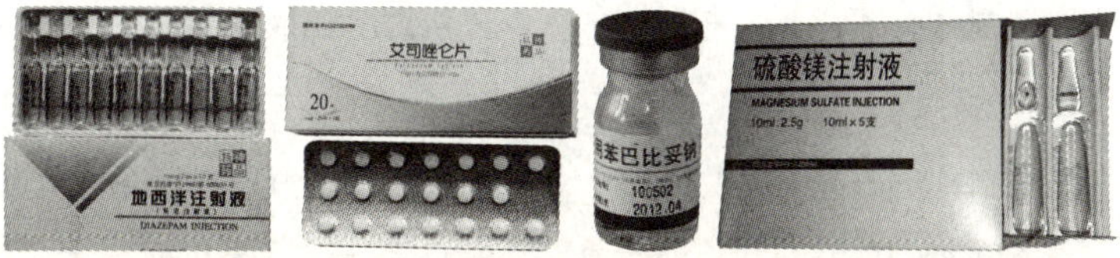

任务目标

1. 掌握常用的苯二氮䓬类和巴比妥类药物的基本作用、用途、不良反应。
2. 熟悉苯二氮䓬类和巴比妥类药的分类及各药的特点。

失眠指无法入睡或无法保持睡眠状态,导致睡眠不足,又称睡眠障碍。长期失眠可影响人们正常生活、工作、学习和健康。镇静催眠药是一类对中枢神经系统具有抑制作用,能引起镇静和近似生理性睡眠的药物。随着剂量的增加,其依次产生镇静、催眠、抗惊厥、抗癫痫和中枢性肌松作用,剂量过大会导致呼吸麻痹而死亡(图4-1)。常用镇静催眠药与抗惊厥药有苯二氮䓬类、巴比妥类、苯巴比妥和其他类。

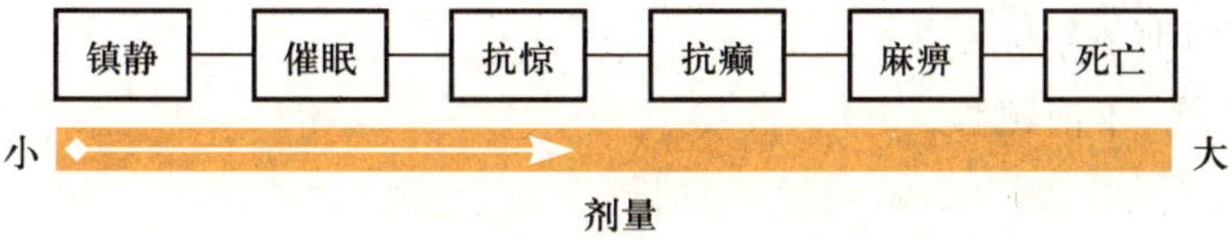

图4-1　镇静催眠药剂量与作用关系示意图

一、苯二氮䓬类

本类药物为苯二氮䓬的衍生物，具有相似的化学结构（图4－2），有较好的抗焦虑和镇静催眠作用，安全范围大，为目前临床最常用的抗焦虑及镇静催眠药。根据药物半衰期长短不同，将苯二氮䓬类药物分为长效、中效和短效三类，临床常用药物制剂和用法见表4－1。根据用途不同，给药的方法也不同，一般治疗失眠，采用睡前口服给药，抗惊厥多采取静脉给药。口服吸收完全，肌内注射慢而不规则，静脉注射显效快。

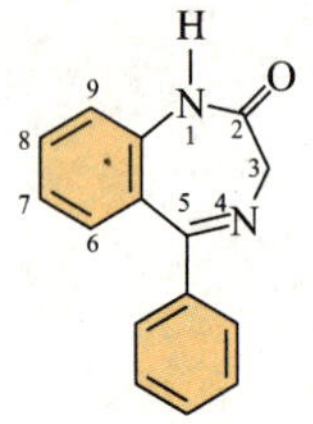

图4－2　苯二氮䓬类化学结构式
1. 七元亚胺内酰胺环是活性必需的；
2. 以长链烃基取代，可延长作用；
3. 4、5双键被饱和或并入四氢恶唑环增加镇静和抗抑郁作用。

表4－1　临床常用苯二氮䓬类药物制剂和用法

类别及名称	制剂及规格	用法及用量
短效		
三唑仑	片剂:0.125 mg、0.25 mg、0.5 mg	口服:一次0.25～0.5 mg,睡前服
中效		
硝西泮	片剂:5 mg	口服:一次5～10 mg,睡前服
奥沙西泮	片剂:15 mg	口服:一次15～30 mg,一日3次
氯硝西泮	片剂:0.5 mg、2 mg 注射剂:1 mg/支	口服:一次0.5 mg,一日3次 肌内注射、静脉滴注:一次1～4 mg
长效		
氟西泮	胶囊剂:15 mg、30 mg	口服:一次15～30 mg,睡前服
氯氮䓬	片剂:5 mg、10 mg	口服:一次5～10 mg,一日3次
地西泮	片剂:2.5 mg、5 mg 注射剂:10 mg/2 ml	口服:一次5～10 mg,睡前服 静脉注射:一次5～20 mg

重点提示：睡眠周期包括慢波睡眠时相（SWS，非快动眼睡眠 NREMS）和快波睡眠时相（FWS，快动眼睡眠 REMS），多数催眠药会影响睡眠时相，引起非生理性睡眠，久用，会产生耐受性和依赖性。

【临床用途及药理】

1. 焦虑症及神经官能症　小剂量即可显著改善患者的紧张烦躁、激动、焦虑不安、恐惧失眠等症状，为常用的抗焦虑药。

2. 用于失眠症、术前镇静　特点是：①缩短入睡时间，延长睡眠持续时间，减少觉醒次数。②对快动眼睡眠时相影响小，对非快动眼睡眠时相延长，产生近似生理性睡眠。③安全范围大，不良反应小。④停药后反跳现象较巴比妥类轻，依赖性和戒断症状也较轻微。已取代巴比妥类作为最常用的镇静催眠药。

睡眠障碍类型及选药：

（1）入眠及睡眠持续障碍（常见，用短效类）。

（2）睡眠障碍、睡眠觉醒节律障碍（多见于老年人、抑郁症患者及精神压力大的患者，用长效类）。

（3）阶段性睡眠或部分性觉醒有关的功能障碍（多梦易醒，用中、长效类）。

3. 用于肌肉痉挛、腰肌劳损及肌僵直　可适度降低肌张力，不影响机体正常活动。

苯二氮䓬作用机制：苯二氮䓬类，与γ-氨基丁酸（GABA）受体复合物上的苯二氮䓬受体结合，增强 GABA 能神经传递和突触抑制，可以诱导受体发生构象变化，从而促进 GABA 与 GABAA 受体结合，增加 Cl^- 通道开放的频率而增加 Cl^- 内流，产生中枢抑制效应（图 4-3）。

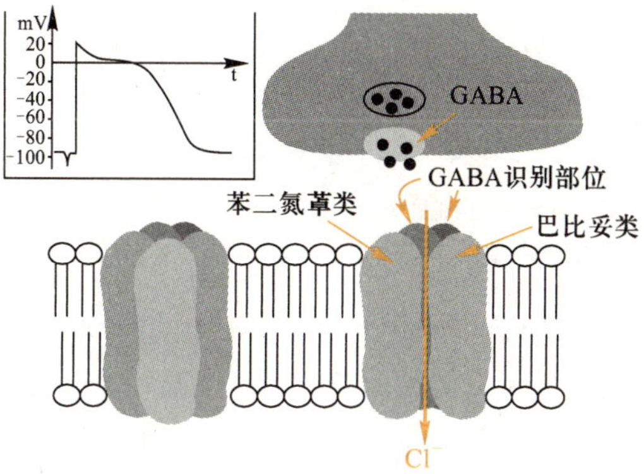

图 4-3　苯二氮䓬类作用机制示意图

【体内过程及影响因素】　口服吸收好，肌内注射吸收慢且不规则，静脉注射快速显效；与血浆蛋白结合率高，分布容积大；主要经肝药酶代谢，代谢产物仍具活性，半衰期也较长。

处方示例

患者，女，28 岁。胫骨骨折复位外固定不良，将于次日进行内固定手术，患者忧虑，紧张，难以入睡。处方示例：

Rp：

地西泮片　2.5 mg×2 片

用法：5 mg　口服　睡前服用

【不良反应】

1. 副作用　常见嗜睡、乏力、头晕、记忆力下降，精神不振、共济失调、动作能力低下等宿醉反应。饮酒加重中枢抑制。

2. 依赖性　连续用药，会发生依赖性，突然停药可出现戒断症状。

3. 急性中毒　过量可致昏迷和呼吸抑制。用氟马西尼（为苯二氮䓬受体拮抗药）解救。

【药疗须知】

1. 静脉注射速度过快时可引起心血管和呼吸抑制，故静脉注射时速度宜缓慢，每分钟不宜超过 5 mg。

2. 老年人和小儿应慎用，重症肌无力、青光眼、孕妇、哺乳期妇女禁用。

二、巴比妥类

本类药物为巴比妥酸的衍生物。主要药物有苯巴比妥、异戊巴比妥、司可巴比妥和硫喷妥钠等。（表 4-2）

表 4-2 临床常用巴比妥类药物

类别及名称	制剂及规格	用法及用量
长效类		
苯巴比妥	片剂:15 mg、30 mg、100 mg 注射剂:50 mg、100 mg、200 mg	口服:一次 15 ~ 30 mg 肌内注射:一次 100 ~ 200 mg,一日 2 次 静脉注射:一次 100 ~ 200 mg
中效类		
异戊巴比妥	片剂:0.1 g	口服:一次 0.1 ~ 0.2 g,睡前服
短效类		
司可巴比妥	胶囊剂:0.1 g	口服:一次 0.1 g,睡前服
超短效类		
硫喷妥钠	注射剂:0.5 g、1 g	静脉注射:一次 4 ~ 8 mg/kg, 临用前配成 2.5% 溶液

巴比妥类药物为丙二酰脲的衍生物。丙二酰脲也称巴比妥酸。巴比妥酸本身无治疗作用,当 C_5 位上的两个氢原子被烃基取代时才呈现活性。有分枝或双键,取代基长则作用加强;以苯环取代有较强的抗惊厥作用;C_2 上-O 被 S 取代,显效快、短(图 4-4)。

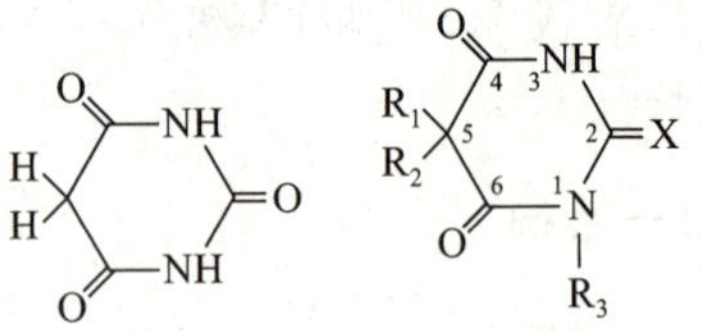

图 4-4 巴比妥类化学结构式示意图

【临床用途及药理】 巴比妥类药物抑制中枢神经系统,剂量由小到大,相继出现镇静、催眠、抗惊厥、麻醉及呼吸麻痹等作用。

1. 用于失眠症 特点:①缩短快波睡眠,久用停药后可出现反跳现象;②不易唤醒,有后遗反应;③成瘾性,耐受性较大;④可引起麻醉;⑤毒性大,安全范围小。目前临床已很少用于镇静催眠,已被苯二氮䓬类所取代。

2. 用于惊厥、癫痫 可用于防治破伤风、子痫、小儿高热惊厥和某些药物中毒引起的惊厥。其中苯巴比妥可用于治疗癫痫大发作和癫痫持续状态。

3. 用于麻醉和麻醉前给药 麻醉前给药常用苯巴比安。

【不良反应】

1. 后遗效应 服用催眠剂量,次晨出现头晕、乏力、精神不振、嗜睡等后遗反应。

2. 耐受性和依赖性 短期内反复用药可产生耐受性。长期连续用药可使患者对该类药物产生精神依赖性和身体依赖性。停药后出现戒断症状。

3. 急性中毒 剂量过大或静脉注射过快导致急性中毒,表现为昏迷、呼吸明显抑制、体温和血压下降、反射消失,最后死于呼吸循环衰竭。解救措施:①清除药物可用碱性液体洗胃,用硫酸钠导泻,禁用硫酸镁。同时用碳酸氢钠碱化血液、尿液及应用利尿药;必要时进行血液透析。②进行营养供给、维持呼吸循环功能等支持、对症治疗。

【药疗须知】

1. 因抑制中枢,服药期间不可从事驾车、操作机器或登高作业等。

2. 肝药酶诱导作用,与其他药物合用要注意调整剂量。

三、其他类

水合氯醛

水合氯醛口服易吸收，约 15 min 起效，维持 6 ~ 8 h。稀释后口服，用于顽固性失眠。大剂量灌肠具有抗惊厥作用，可用于子痫、破伤风、小儿高热、药物中毒所致的惊厥。对胃肠道有强刺激作用，消化性溃疡患者慎用。久用可出现耐受或成瘾。

四、抗惊厥药

惊厥是由高热、子痫、破伤风等引起的强直-阵挛发作和中枢兴奋药中毒引起的中枢神经过度兴奋，出现全身骨骼肌不自主的强烈收缩综合征。一般常用巴比妥类、苯二氮䓬类和水合氯醛等药物，此外静脉注射硫酸镁也有抗惊厥作用。

硫酸镁

口服很少吸收，可产生导泻和利胆作用，注射给药能迅速吸收，产生较明显的抗惊厥和降低血压作用。此作用由于 Mg^{2+} 能抑制中枢神经系统及干扰运动神经末梢。主要用于子痫、破伤风、小儿高热及中枢兴奋药中毒所致的惊厥。

剂量过大可出现呼吸抑制、血压下降等中毒反应。常采用肌内注射或用 5% 或 10% 葡萄糖注射液稀释成 1% 溶液缓慢静脉滴注。严格控制剂量及注射速度并密切观察患者的反应，用药过程中出现恶心、面部潮红，有发热感等，应减慢滴速并告知医师。出现膝反射消失、全身肌张力减退、呼吸抑制等中毒现象时，立即停药并缓慢静脉注射钙剂抢救。吸收后的 Mg^{2+} 主要经肾排泄，故肾功能不良或老年患者应禁用或慎用。

> 助记口诀：
> 镇静催眠巴比妥，苯二氮䓬类安定；
> 抗惊抗癫抗焦虑，中枢肌松地西泮。
> 剂量不同效有异，过量中毒快抢救，
> 洗胃补液又给氧，碱化尿液促排泄。

练一练

学开处方：患者，女，26 岁。因停经 8 个多月，先兆子痫而收治入院。查体：T 37℃，P 64 次/min，R 20 次/min，BP 160/100 mmHg，觉头晕眼花、水肿。尿常规：尿蛋白定性 + + +，酮体(+)。请为患者开一处方。

病例分析：某患者因长期失眠，经常服用艾司唑仑，一般每晚 1 mg(1 片)，后增加到每晚服用 2 mg(2 片)才能入睡。近一段时间来，白天出现烦躁、恶心等现象，晚上加服艾司唑仑 4 mg(4 片)才能入睡。请问患者为何出现这种现象，应如何防治？

任务二　抗癫痫药

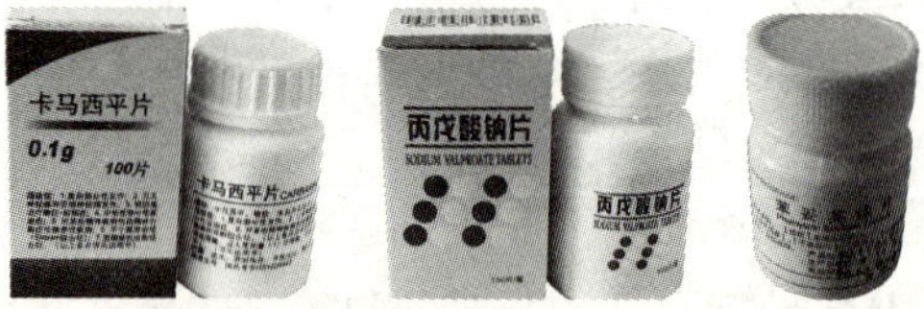

任务目标

1. 掌握苯妥英钠的药理作用、用途及主要的不良反应。
2. 熟悉各抗癫痫药的作用特点及应用。

癫痫是由于多种原因引起的大脑局部病灶神经元兴奋性过高，产生阵发性高频放电，并向周围脑组织扩布，导致的暂时性、突发性大脑功能失调综合征。根据临床表现和脑电图(EEG)特点，将癫痫发作分为：强直—阵挛性发作(大发作)、失神性发作(小发作)、精神运动性发作、局限性发作、癫痫持续状态(图4－5)。

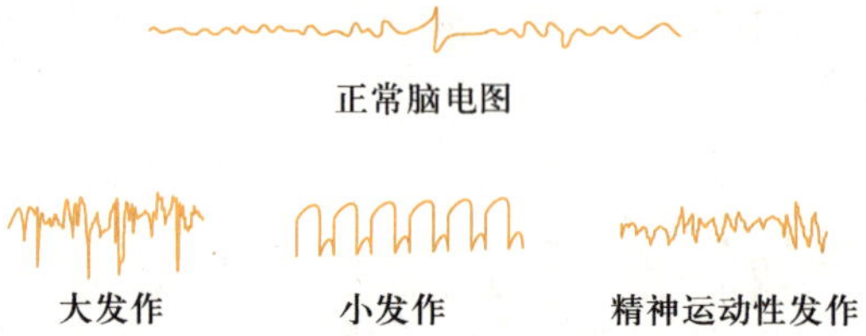

图4－5　几种类型癫痫发作时的脑电图

抗癫痫药通过影响中枢神经元，以防止或减少他们的病理性过度放电或提高正常脑组织的兴奋阈，减弱病灶兴奋的扩散，防止癫痫复发(图4－6)。在控制并预防癫痫发作的同时，尽量减少治疗带来的副作用，预防癫痫恶化，提高患者生活质量。临床常用的抗癫痫药有苯妥英钠、乙琥胺、卡马西平、丙戊酸钠等(表4－3)。

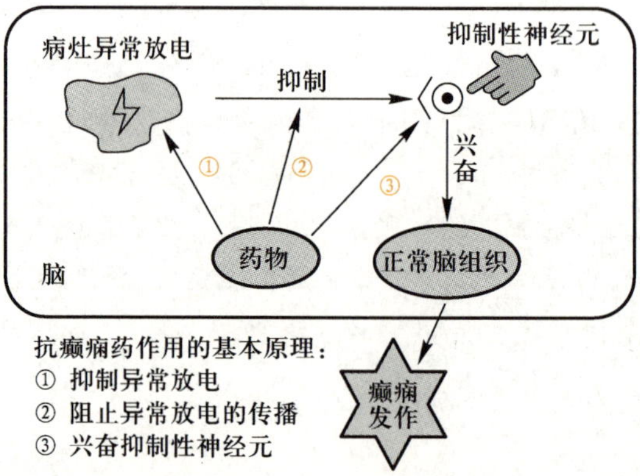

图4－6　癫痫发作与抗癫痫药的作用机制示意图

表 4-3 临床常用抗癫痫药

药物名称	制剂及规格	用法及用量	临床用途
苯妥英钠	片剂:50 mg、100 mg	口服:一次 50~100 mg,一日 2~3 次	癫痫大发作、局限性发作首选
乙琥胺	粉针剂:100 mg、250 mg 胶囊剂:0.25 g 糖浆剂:5%	肌内注射:一次 100~250 mg 口服:一次 0.5 g,一日 2~3 次 口服:一次 5~10 ml,一日 3 次	癫痫持续状态 癫痫小发作首选
卡马西平	片剂:0.1 g、0.2 g 胶囊剂:0.1 g、0.2 g	口服:一次 0.2~0.4 g,一日 3 次 口服:一次 0.2~0.4 g,一日 3 次	精神运动性发作首选
地西泮	注射液:10 mg/2 ml	静脉注射:一次 5~20 mg	癫痫持续状态首选

苯妥英钠(大仑丁)

【临床用途及药理】

1. 治疗癫痫病　对大发作和局限性发作疗效好,是治疗大发作和局限性发作的首选药;对小发作无效,甚至使病情加重,禁用于小发作。对精神运动性发作也有效,缓慢静脉注射可有效缓解癫痫持续状态。

苯妥英钠抗癫痫作用是通过阻滞神经细胞膜上的 Na^+ 通道,减少 Na^+ 的内流,稳定神经元的膜电位,降低其兴奋性。从而阻止了病灶放电向周围正常组织的扩散。其次苯妥英钠具有膜稳定作用。降低细胞膜对 Na^+ 和 Ca^{2+} 的通透性,减少 Na^+ 和 Ca^{2+} 的内流,延缓 K^+ 外流,从而延长不应期,稳定细胞膜,降低兴奋性。

2. 用于外周神经痛　对三叉神经痛、坐骨神经痛及舌咽神经痛有止痛作用。

3. 用于快速型心律失常　对洋地黄中毒所致室性心律失常的疗效较佳。

【体内过程及影响因素】　口服吸收慢而不规则,经 3~12 h 血药浓度达高峰,连续用药 6~10 日才能达到有效稳态血药浓度。碱性强,不宜肌内注射,癫痫持续状态可静脉注射。主要在肝内经肝药酶灭活。本药常用剂量的血药浓度个体差异大,且易受诸多因素影响,故应根据患者用药后疗效和毒性反应调整剂量。

处方示例

患者,男,18 岁。出现心慌,心烦,气促等,发作时意识丧失,有时突然跌倒,眼睛翻白,牙关紧闭,有时咬破舌头,颈部后仰,四肢强直,阵挛性抽搐,小便失禁,发作持续 3~5 min后自行缓解,发作后感到头痛头晕,全身疼痛无力,发作时间无规律,发作频繁时每日 2~3 次,经医院诊断为癫痫大发作。处方示例:

Rp:

苯妥英钠片　50 mg×100 片

用法:500 mg　一日 2 次　饭后服

【不良反应】

1. 胃肠道刺激反应　碱性强,口服可致恶心、呕吐、食欲减退、上腹部疼痛、胃炎等。饭后服用可减轻。静脉注射时宜选用较粗大的血管,以防引起静脉炎。

2. 牙龈增生　为胶原代谢改变引起结缔组织增生所致,多见于儿童和青年,发生率约

20%。经常按摩牙龈可减轻，保持口腔卫生可减轻此增生，停药3～6个月可消失。

3. 神经系统反应　用药量过大或用药时间过长，可致眩晕、眼球震颤、共济失调、复视等，严重者可致精神错乱甚至昏迷。

4. 造血系统反应　久用可致巨幼红细胞性贫血。为叶酸吸收及代谢障碍所致，用四氢叶酸防治。少数病例可引起粒细胞、血小板减少和再生障碍性贫血，故应定期检查血象。

5. 过敏反应　常见药热、皮疹。偶见剥脱性皮炎，一旦发现应立即停药。

6. 其他　长期服用可致佝偻病和骨质软化，因苯妥英钠为药酶诱导剂，可加速维生素D代谢，导致低血钙。用维生素D和钙剂可预防。妊娠早期用药可致畸胎，故孕妇禁用。

苯巴比妥

苯巴比妥既能抑制病灶异常高频放电，又能提高病灶周围正常组织的兴奋阈值，限制病灶放电扩散。近年来发现该药可增强脑内GABA的功能。用于治疗癫痫大发作及癫痫持续状态，也可以用于局限性和精神运动性发作。因中枢抑制作用明显，一般不作首选。

卡马西平（酰胺咪嗪）

能抑制钠通道，从而抑制癫痫病灶及其周围神经元的放电和扩散。能提高脑内GABA浓度，增强其抑制作用。对精神运动性发作最有效是首选药；对大发作和混合型癫痫疗效与苯妥英钠相似。另外还可用于三叉神经痛、坐骨神经痛及舌咽神经痛，对三叉神经痛和舌咽神经痛的疗效较苯妥英钠好。对躁狂症和抑郁症患者能改善精神症状。

常见不良反应有眩晕、视物模糊、恶心、呕吐、皮疹和共济失调等。少数患者出现骨髓抑制（再生障碍性贫血、粒细胞减少、血小板减少）、肝损害等严重反应。

乙琥胺

为癫痫小发作的首选药，对其他类型癫痫无效。儿童用药4～6日达稳态血药浓度，常见的不良反应有食欲缺乏、恶心、呕吐等胃肠道反应，以及焦虑、抑郁多动、精神不集中等精神症状。偶见粒细胞减少、再生障碍性贫血。

丙戊酸钠

广谱抗癫痫药，对各类型癫痫都有效，对大发作疗效较苯妥英钠和苯巴比妥差，但对这两药无效的患者，本品仍有效；对小发作优于乙琥胺，因其有肝毒性，不作为小发作的首选药。对精神运动性发作疗效近似卡马西平。

重点提示：抗癫痫治疗时宜根据癫痫发作类型、患者具体情况和药物不良反应制订给药方案。指导患者有规律服药，正确换、停药，防止诱发发作。

【药疗须知】

1. 药物选择　宜根据癫痫发作类型、患者具体情况和药物不良反应制订给药方案。

2. 剂量　抗癫痫药有效剂量个体差异较大，应从小剂量开始，逐渐调整至控制发作且不引起严重不良反应的剂量为宜。

3. 用法　宜单一用药，无效时才考虑合用，一般不超过3种。不宜随便换药，确需换时，应在逐渐减少原用药物剂量的同时，逐渐增加新用药的剂量，防止诱发发作。坚持长期治疗，有规律服药，可减少复发；坚持逐渐减量停药原则；一般多在1～2年内逐渐减量直至停药。

4. 注意事项　用药时注意不良反应，如皮疹、皮炎等，定期查血、尿常规及肝功能；用药时若有嗜睡症状，应加服咖啡因（0.02～0.04g/次，3 次/d），或麻黄碱（25mg/次，3 次/d）；患者应生活规律，忌烟酒，低盐少水饮食，不要过饱，避免过度紧张，忌激烈运动，避免高空、水边及机械电机旁工作，以免发病时发生危险；孕妇服药有潜在致畸可能，应加以注意。

5. 药物相互作用　苯妥英钠为药酶诱导剂，能加速皮质激素、避孕药、卡马西平等药物代谢而降低药效；氯霉素、异烟肼通过抑制肝药酶活性而使苯妥英钠血药浓度升高。与以上药物合用时注意调整剂量。

助记口诀：
控制癫痫大发作，苯妥英钠首选药。
精神运动性发作，卡马西平是主药。
小发作选乙琥胺，持续状态推安定。

练　一　练

学开处方：陈某，女，9 岁。癫痫小发作，经过积极治疗后病情稳定，带药出院，请为患者开一处方并做好用药指导。

病例分析：患者，女，20 岁。癫痫病史 5 年，一直服用苯妥英钠进行治疗。近半年病情控制良好，患者未与医师商量擅自停药，2 日后患者出现心慌、心烦、气促、四肢强直、阵挛性抽搐等症状。请分析患者出现这种症状的原因，患者停药时应注意什么？

任务三　抗帕金森病药

任务目标

1. 掌握左旋多巴的药理作用、临床用途和不良反应。
2. 熟悉卡比多巴、司来吉兰、溴隐亭、金刚烷胺、苯海索的作用及用途。
3. 了解左旋多巴、苯海索等药物的作用机制。

帕金森病主要病变在黑质-纹状体多巴胺能神经通路，是一种基底神经节的中枢退行性疾病。典型症状为静止震颤、肌肉强直、运动迟缓和共济失调，通常伴有智力减退。抗帕金森病药一方面补充多巴胺或增强多巴胺受体功能；另一方面降低乙酰胆碱的作用从而缓解症状（图 4－7）。临床常用药物有左旋多巴、卡比多巴、溴隐亭、金刚烷胺和苯海索等（表 4－4）。

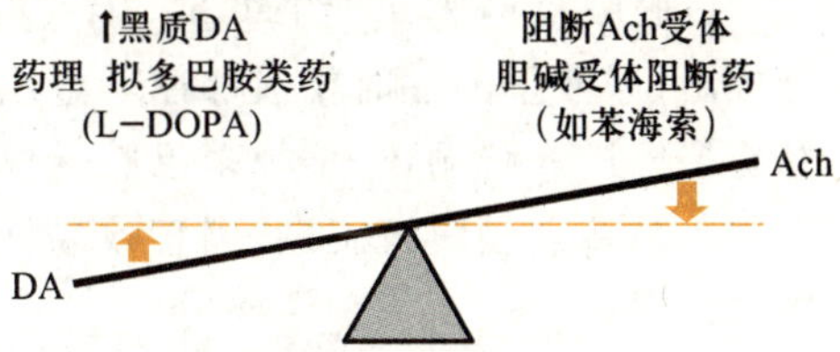

图 4－7　抗帕金森药物作用机制示意图

表 4-4　临床常用抗帕金森病药物制剂和用法

药物名称	制剂及规格	用法及用量
左旋多巴	片剂:50 mg、100 mg、250 mg	口服:首日 0.25 ~ 0.5 g,后每隔 2 ~ 4 日递增 0.125 ~ 0.5 g
复方卡比多巴(信尼麦)	片剂:含卡比多巴 10 mg 和左旋多巴 100 mg	口服:首次 1 片,每日 4 次,后每隔 3 ~ 7 日每日增加卡比多巴 40 mg、左旋多巴 400 mg
溴隐亭	片剂:2.5 mg	口服:首次 0.625 ~ 1.25 mg,一日 2 次,2 周内逐渐增加剂量
金刚烷胺	片剂:100 mg	口服:一次 100 mg,早晚各服一次
苯海索	片剂:2 mg、5 mg 胶囊剂:5 mg	口服:首日 1 ~ 2 mg,以后递增

左旋多巴(L-DOPA)

左旋多巴为酪氨酸的羟化物,是多巴胺的前体,通过血脑屏障后,补充纹状体中多巴胺的不足,从而发挥治疗作用。作用特点:①对轻症及年轻患者疗效好。②对肌肉僵直及运动困难疗效好。③作用慢、持久、随用药时间延长,疗效增强。④对抗精神失常药引起的锥体外系反应无效。

常见不良反应:①胃肠道反应,治疗初期约 80% 患者出现恶心、呕吐、食欲减退。偶见溃疡出血或穿孔。②神经系统反应,主要表现为不自主的异常运动和精神障碍,如张口、咬牙、伸舌、皱眉、头颈部扭动、失眠、焦虑、噩梦、躁狂、幻觉、妄想及情感抑郁等。严重时需减量或停药。

卡比多巴

为脱羧酶抑制剂,不易通过血脑屏障,与左旋多巴合用时,仅能抑制外周氨基酸脱羧酶,使左旋多巴在外周的脱羧作用被抑制,增加进入中枢神经系统的左旋多巴量。因此,卡比多巴既能提高左旋多巴疗效,又能显著减轻其外周的不良反应,还可减少左旋多巴的用量。卡比多巴单独应用时基本无药理作用。

溴隐亭

为选择性多巴胺受体激动剂,兴奋多巴胺受体而呈现抗帕金森病作用,治疗僵直、少动及重症患者效果好,疗效优于金刚烷胺和苯海索,与左旋多巴合用治疗帕金森病取得较好疗效,能减少症状波动。不良反应与左旋多巴相似,有恶心、呕吐、直立性低血压、运动困难和精神症状等。

金刚烷胺

口服吸收迅速,$t_{1/2}$约 20 h。脑脊液浓度为血液浓度的 60%,在体内不被代谢,原形由肾排出,尿液呈酸性时排泄加速。金刚烷胺可能通过多种方式加强多巴胺的功能,如促进左旋多巴进入脑循环、增加多巴胺合成和释放、减少多巴胺重摄取等,以及较弱的抗胆碱作用。其特点是缓解震颤、僵直效果好,起效快,与左旋多巴合用,能相互补充不足,发挥协同作用。

苯海索

苯海索又名安坦,为人工合成的胆碱受体阻断药。本品可阻断纹状体内胆碱受体,以恢复胆碱能神经与多巴胺能神经的功能平衡。其外周抗胆碱作用较弱,仅为阿托品的

1/10～1/3。临床用于治疗脑炎或动脉硬化引起的帕金森病，对改善流涎有效，减轻震颤效果明显。主要用于轻症或不能耐受左旋多巴的患者及抗精神病药引起的帕金森综合征。

主要不良反应为口干、便秘、尿潴留、瞳孔散大、视物模糊等外周抗胆碱效应。前列腺肥大者慎用，青光眼患者禁用。

【药疗须知】

1. 维生素 B_6 是多巴脱羧酶的辅基，能加速左旋多巴在外周脱羧转变为多巴胺，使左旋多巴疗效降低，不良反应增多。

2. 肾上腺素受体激动剂可加重左旋多巴在心血管方面的不良反应，故不宜合用。

3. 维生素 B_6、抗精神病药物均能阻滞黑质－纹状体多巴胺通路功能引起锥体外系运动失调，出现药源性帕金森病，对抗左旋多巴的疗效。抗抑郁药能引起直立性低血压，加强左旋多巴的不良反应，故不能与左旋多巴合用。

4. 孕妇、脑动脉硬化、癫痫、精神病患者禁用金刚烷胺。

5. 前列腺肥大者慎用苯海索，青光眼患者禁用苯海索。

练　一　练

病例分析：有一位患震颤麻痹伴有恶心、食欲缺乏的患者，医师给他开了左旋多巴片和维生素 B_6 片，结果患者的震颤麻痹症状不轻反重。试分析患者病情加重的原因，并如何避免。

任务四　抗精神失常药

任务目标

1. 掌握氯丙嗪的药理作用、作用机制、用途及主要不良反应。
2. 熟悉其他抗精神病药物的作用特点。
3. 了解氟哌啶醇、氯氮平、三环类抗抑郁药的作用特点。

精神失常是一类由多种原因引起的情感、思维、行为等出现异常表现的精神活动障碍性疾病，包括精神分裂症、躁狂症、抑郁症和焦虑症等。用于治疗这些疾病的药统称为抗精神失常药。根据临床用途不同，抗精神失常药分为抗精神病药、抗躁狂症药、抗抑郁症药和抗焦虑药。

一、抗精神病药

抗精神病药阻断中脑－皮质多巴胺通路和中脑－边缘系统多巴胺通路的多巴胺受体，呈现抗精神病和安定作用；同时也阻断下丘脑和脑垂体多巴胺通路，导致内分泌紊乱；阻断黑质-纹状体多巴胺通路，导致锥体外系反应（图 4－8）。根据化学结构的不同可将抗精神病药分为:吩噻嗪类、硫杂蒽类、丁酰苯类及其他类(表4-5)。

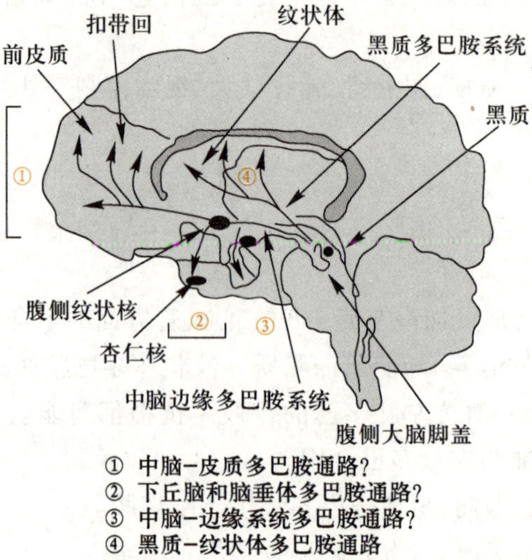

图4-8 抗精神病药的作用部位和机制示意图

表4-5 临床常用抗精神病药制剂和用法

类型及名称	制剂及规格	用法及用量
吩噻嗪类		
氯丙嗪(冬眠灵)	片剂:12.5 mg 注射剂:10 mg/1 ml	口服:一次12.5~50 mg,一日3次 肌内注射:一次25~50 mg
硫杂蒽类		
氟哌利多	注射剂:5 mg/1 ml	肌内注射:一次10~30 mg,一日2次
丁酰苯类		
氟哌啶醇	片剂:2 mg 注射剂:5 mg	口服:一次2~10 mg,一日3次 肌内注射:一次5 mg
其他类		
氯氮平	片剂:25 mg、50 mg	口服:一次25 mg,一日3次,逐渐加量至每日150~300 mg

抗精神病药物中吩噻嗪类药物较多,主要由硫、氮原子连结2个苯环的三环化合物,母核无药理活性。根据侧链不同,分为二甲胺类、哌嗪类和哌啶类。哌嗪类作用较强,其2、10位被不同基团取代,则获得抗精神病的作用(图4-9)。氯丙嗪是该类药物的代表药。

氯丙嗪(冬眠灵)

重点提示: 氯丙嗪可加强麻醉药、镇静催眠药、镇痛药及乙醇的作用。合用时,应适当减少后者的用量。

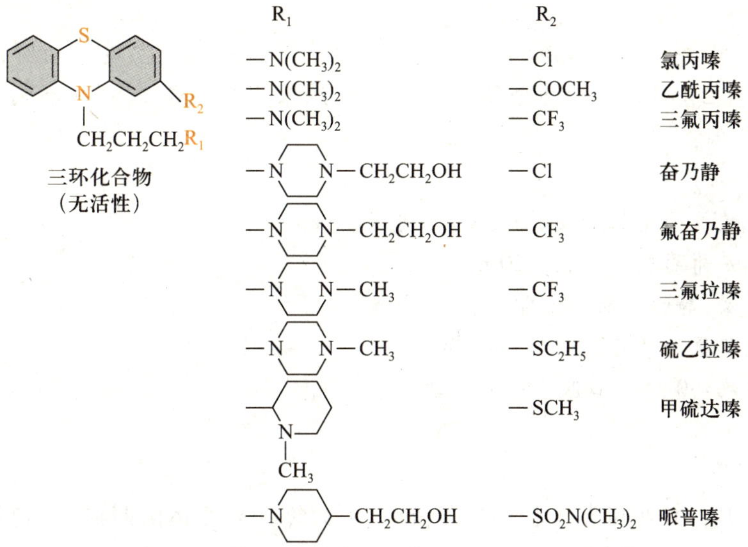

图 4－9　常用抗精神病药的化学结构示意图

【临床用途及药理】

1. 治疗各型精神分裂症　大剂量连续用药能消除患者的幻觉和妄想等症状，减轻思维障碍，使患者恢复理智，情绪安定，生活自理。对急性患者疗效较好，必须长期服用以维持疗效，减少复发，有效率 70% 以上，不能根治。也可治疗躁狂症及其他精神病伴有的兴奋、紧张及妄想等症状。

2. 呕吐和顽固性呃逆　氯丙嗪小剂量时即可对抗 DA 受体激动剂阿扑吗啡引起的呕吐反应，大剂量直接抑制呕吐中枢。对多种药物和疾病引起的呕吐具有显著的镇吐作用。对顽固性呃逆也有显著疗效。对晕动症无效。

3. 低温麻醉与人工冬眠　与氯丙嗪、异丙嗪、哌替啶组成冬眠合剂，具有镇静、催眠、降温、抗休克作用。用于高热惊厥、甲状腺危象、感染性休克及严重感染的辅助治疗。临床上配合物理降温（如冰浴等），用于低温麻醉。

知识链接：人工冬眠

氯丙嗪能抑制下丘脑体温调节中枢，使体温调节失灵，体温随环境温度的变化而升降。临床应用氯丙嗪在低温环境（如冰敷）下，可使体温降至 34℃左右。与中枢抑制药异丙嗪、镇痛药哌替啶组成"冬眠合剂"，可使机体代谢减慢、组织耗氧量减少，对各种病理刺激的反应性降低，帮助机体度过一些严重疾病的危险期，称为"人工冬眠"。

【体内过程及影响因素】　氯丙嗪口服吸收慢而不规则，肌内注射吸收迅速，吸收后 90% 以上与血浆蛋白结合。脂溶性高，易透过血脑屏障，脑组织内药物浓度可达血浆浓度的 10 倍。不同个体口服相同剂量的氯丙嗪后血药浓度可差 10 倍以上，故给药剂量应个体化。主要经肝药酶代谢，原形物及代谢物由肾排泄。

处方示例

患者，男，58 岁。因疑人迫害，数次自杀未遂，经常自语自笑，妄想幻听，感到有仪器"电脑"控制自己。诊断为精神分裂症而入院治疗，入院时患者兴奋、冲动毁物，用氯丙嗪治疗。处方示例：

Rp：

1. 盐酸氯丙嗪注射液　50mg×1 支
   25% 葡萄糖注射液　20 ml
   用法：静脉注射　立即
2. 盐酸氯丙嗪片　12.5 mg×30 片
   用法：50 mg　口服　一日 3 次

【不良反应】

1. 一般反应　中枢抑制症状（嗜睡、淡漠、无力等）、M 受体阻断症状（视物模糊、口干、眼压升高等）和 α 受体阻断症状（血压下降、直立性低血压及心悸等）。出现低血压可用去甲肾上腺素纠正。

2. 锥体外系反应　长期大量服用氯丙嗪可出现三种反应：①帕金森综合征：表现为肌张力增高、面容呆板等；②静坐不能：患者表现坐立不安、反复徘徊；③急性肌张力障碍。由于氯丙嗪阻断黑质-纹状体通路的 DA 受体，使纹状体中的 DA 功能减弱、ACh 的功能增强而引起的，可减少药量、停药来减轻或消除，也可用抗胆碱药以缓解。此外，患者还可引起一种特殊而持久的运动障碍，称为迟发性运动障碍，其机制可能是因 DA 受体长期被阻断、受体敏感性增加或反馈性促进突触前膜 DA 释放增加所致。用抗胆碱药反使症状加重，抗 DA 药使此反应减轻。

3. 过敏反应　皮疹、皮炎、肝损害、粒细胞减少。

4. 内分泌障碍　氯丙嗪阻断下丘脑垂体通路的多巴胺 D_2 受体，使垂体内分泌调节受到抑制。长期用药可见乳房增大、泌乳、排卵延迟、月经不调或停闭、儿童生长迟缓等。

5. 急性中毒　一次吞服大剂量氯丙嗪后，可致急性中毒，患者出现昏睡、血压下降至休克水平，此时应立即对症治疗。

【药疗须知】

1. 不同个体口服相同剂量的氯丙嗪后血药浓度可差 10 倍以上，故给药剂量应个体化。

2. 少数患者可出现肝功能损害、粒细胞缺乏等，应定期检查肝功能及血象。

3. 因阻断 α 受体会导致低血压，注射给药后，应让患者静卧 30 min，变换体位时动作要慢。

4. 氯丙嗪可加强麻醉药、镇静催眠药、镇痛药及乙醇的作用。合用时，应适当减少后者的用量。

5. 氯丙嗪可减弱 DA 受体激动药和左旋多巴的作用，合用时注意调整剂量。

6. 肝药酶诱导剂如苯妥英钠、卡马西平等可加速氯丙嗪的代谢，应注意调整剂量。

7. 禁忌证　癫痫及惊厥史者；青光眼患者；乳腺增生症和乳腺癌患者、昏迷者（特别是应用中枢抑制药后）、严重肝功能损害者。

助记口诀：氯丙嗪
精神失常氯丙嗪，阻断 α、M、DA－R。
安定镇吐兼降温，谨防低压帕氏征。

氟哌啶醇（氟哌丁苯）

氟哌啶醇阻断多巴胺 D_2 受体作用强于氯丙嗪，抗精神病作用比氯丙嗪强 50 倍，抗躁狂、抗幻觉、抗妄想作用显著。适用于以兴奋躁动、幻觉、妄想为主的精神分裂症、躁狂症及焦虑性神经官能症。对多种药物和疾病引起的呕吐具有显著的镇吐作用。对顽固性呃逆也有显著疗效。

主要不良反应有锥体外系反应高达 80%，以静坐不能、急性肌张力障碍多见。可引起恶心、呕吐、口干、头痛、乏力、失眠等。长期大剂量应用可致心律失常、心肌损伤。孕妇禁用。

氟哌利多

作用与氟哌啶醇基本相似。临床上主要用于增强镇痛药的作用，如与芬太尼配合使用，使患者处于一种特殊的麻醉状态，被称为神经阻滞镇痛术。

氯普噻吨（泰尔登）

作用与氯丙嗪相似。抗精神病作用不及氯丙嗪，镇静作用强于氯丙嗪，兼有抗抑郁作用。适用于伴有焦虑或焦虑性抑郁的精神分裂症、神经官能症及更年期抑郁症。不良反应与氯丙嗪相似但较轻。

氯氮平

为苯二氮䓬类衍生物，是一种极少发生锥体外系反应的广谱抗精神病药。对各种急慢性精神病用药后可使兴奋躁动、幻觉、妄想、焦虑、思维障碍等精神症状得以改善，对其他抗精神病药无效的精神分裂症的阴性和阳性症状都有治疗作用，主要用于其他抗精神病药无效或锥体外系反应过强的患者，但用药前及用药期间须作白细胞计数检查。

主要不良反应有低血压、自主神经功能紊乱、体温升高、腹胀、心动过速、视物模糊和粒细胞减少等。锥体外系反应轻，尚未发现迟发性运动障碍的病例报道。

舒必利（止呕灵）

舒必利是一种选择性 DA 受体拮抗剂。具有较强的中枢性止吐作用和抗精神病作用，无镇静作用，对自主神经系统几乎无影响。对急慢性精神分裂症有较好的疗效，对抑郁症也有效。也可用于胃肠疾患、内耳眩晕症、晕动病、抗癌药物等引起的恶心呕吐。镇吐作用比氯丙嗪强 150 倍。不良反应有失眠、多梦、烦躁、恶心和月经失调等。锥体外系反应轻。

利培酮（利司培酮、维思通）

为非典型抗精神病药，是新近研制的第二代抗精神病药，对急、慢性精神分裂症患者均有效，对患者的认知功能障碍和继发性抑郁也具有较好的治疗作用。不良反应少。

二、抗躁狂症药

躁狂症是一种以情感活动呈病态的过分高涨为基本表现的精神失常。其发病原因是由于脑内5-羟色胺缺乏的同时,去甲肾上腺素释放过多所致。抗精神病药氯丙嗪、氟哌啶醇经常用来治疗躁狂症,抗癫痫药如卡马西平和丙戊酸钠抗躁狂也有效。目前临床最常用的是碳酸锂。

碳 酸 锂

治疗剂量锂盐对正常人的精神行为没有明显的影响,但对躁狂症患者有显著疗效,特别是对急性躁狂和轻度躁狂疗效显著。临床主要用于躁狂症,也用于躁狂抑郁症(躁狂和抑郁交替发生)。不良反应较多,有胃肠道症状、乏力、肌震颤、口干等。安全范围较窄,最适浓度为0.8~1.5 mEq/L,超过2 mEq/L,即出现中毒症状。急性中毒时表现为昏迷、震颤、癫痫发作等。为预防中毒,当血药浓度升至1.6 mEq/L时,应立即停药,并可增加钠摄入而促进锂盐排泄。

三、抗抑郁药

抗抑郁症药主要是通过影响5-羟色胺、去甲肾上腺素等的合成和释放,增强5-羟色胺(5-HT)能神经、去甲肾上腺素能神经功能发挥作用。主要有非选择性单胺再摄取抑制剂如三环类抗抑郁药,选择性单胺再摄取抑制剂如氟西汀等。

丙米嗪(米帕明)

丙米嗪通过阻断NA、5-HT在神经末梢的再摄取,从而使突触间隙的递质浓度增高,促进突触传递功能而发挥抗抑郁作用。正常人服用丙米嗪后出现安静、思睡等,甚至出现注意力不集中和思维能力下降。但抑郁症患者连续服药后,出现精神振奋现象,用于治疗各种原因引起的抑郁症,对内源性抑郁症、更年期抑郁症效果较好。对反应性抑郁症次之,对精神病的抑郁成分效果较差。连续2~3周后疗效才显著,故不作应急治疗用药。

不良反应有口干、视物模糊、排尿困难和心动过速等抗胆碱作用,及无力、头晕、失眠、直立性低血压、共济失调、肝功能异常等。前列腺肥大及青光眼患者禁用。心血管疾病患者禁用。

阿 米 替 林

药理作用和应用类似于丙米嗪,对5-HT再摄取的抑制作用明显强于对NA再摄取的抑制;镇静作用和抗胆碱作用也较明显。临床上用于抑郁症、强迫症、恐惧症和发作性睡眠引起的肌肉松弛。

多 塞 平

又名多虑平,作用与丙米嗪类似,抗抑郁作用比后者弱,抗焦虑作用强,镇静作用和对血压影响也比丙米嗪大,但对心脏影响较小。

氟 西 汀

又名百忧解,是一种强效选择性5-HT摄取抑制剂,比抑制NA摄取作用强200倍。氟西汀对肾上腺素受体、组胺受体、GABA、β受体、M受体、5-HT受体几乎没有亲和力。治疗抑郁症疗效与三环类相当,且口服吸收良好,作用时间长,不良反应轻。临床上常用于治疗各种抑郁症,特别是对其他药物无效或不耐受的患者。

练 一 练

学开处方: 患者,男,29岁。与家人争吵,突然出现情绪、行为失常。产生幻觉,自言自语,且行为失控等,经医院诊断为精神分裂症。请为患者开一处方,并做好用药指导。

病例分析: 有一精神分裂症患者,在住院期间,因不慎滑倒致左腿骨折,为止痛医师开出处方，让患者注射芬太尼注射液（患者一直服用氯丙嗪），结果患者出现昏睡情况。请解释为何出现这种情况，应采取什么措施进行防治？

任务五　镇痛药与解热镇痛抗炎药

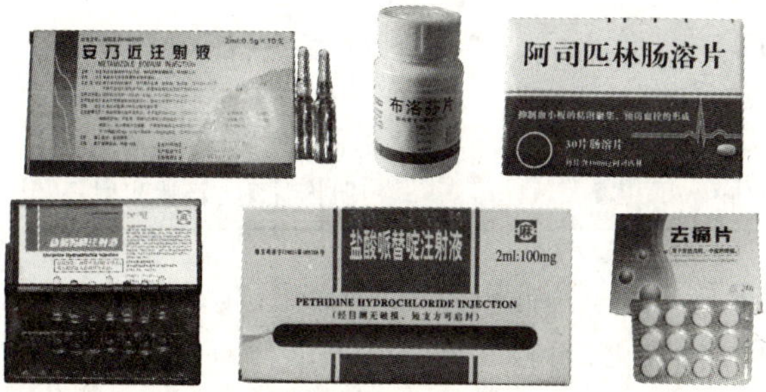

任务目标

1. 掌握吗啡、阿司匹林的作用、作用机制、用途以及主要不良反应。
2. 熟悉其他镇痛药和解热镇痛抗炎药的作用特点。

疼痛是一种因组织损伤或潜在的组织损伤而产生的痛苦感觉，常伴有不愉快的情绪，还可引起生理功能紊乱，甚至休克。它既是机体的一种保护性机制，提醒机体避开或处理伤害，也是临床许多疾病的常见症状。疼痛类型包括：①躯体痛，包括快痛（锐痛）、慢痛（钝痛）；②内脏痛；③神经痛。

缓解疼痛的药物，按其药理作用及作用机制，可以分为两大类：①作用于中枢神经系统的镇痛药，如吗啡、哌替丁等，镇痛作用强大，用于缓解各种剧痛，但反复应用可成瘾，属于麻醉药品管理范畴，应按有关规定严格控制使用；②作用于外周部位的解热镇痛抗炎药如阿司匹林等，有解热、镇痛、抗炎作用，无成瘾性，主要用于头痛、牙痛、关节痛各种钝痛。

一、镇痛药

镇痛药是指作用于中枢神经系统特定部位，在不影响患者意识状态下选择性地解除或减轻疼痛，并同时缓解疼痛引起的不愉快情绪的药物。因其镇痛作用与激动阿片受体有关，且易产生药物依赖性，故称阿片类镇痛药或麻醉性镇痛药。临床应用的镇痛药主要有阿片生物碱类、人工合成类镇痛药和其他类（表 4－6）。

表 4－6　常用镇痛药制剂和用法

药物名称	制剂及规格	用法及用量
吗啡	片剂：5 mg、10 mg 注射液：5 mg/0.5 ml、10 mg/1 ml	口服：一次 5～15 mg 皮下注射：一次 10 mg
可待因	片剂：15 mg	口服：一次 15～30 mg

续表

药物名称	制剂及规格	用法及用量
哌替啶	片剂:25 mg、50 mg 注射液:50 mg/ml、100 mg/2 ml	口服:一次 50～100 mg 肌内注射、皮下注射:一次 25～100 mg
美沙酮	片剂:2.5 mg、10 mg 注射液:5 mg/ml	口服:一次 5～10 mg,一日 2～3 次 肌内注射、皮下注射:一次 5～10 mg
芬太尼	注射液:0.05 mg/ml、0.1 mg/2 ml	皮下注射、肌内注射:一次 0.05～0.1 mg
曲马多	胶囊剂:50 mg 注射剂:0.1 g/2 ml	口服:一次 0.05～0.1 g,一日 2～3 次 肌内注射、静脉注射、皮下注射:一次 0.05～0.1 g,一日不超过 0.4 g
喷他佐辛	注射液:15 mg/ml	肌内注射、静脉注射:一次 30 mg

由4个双键的氢化菲核与N－甲基哌啶环稠合而成,其A环和B环由氧桥连接(图4－10)。其特点:①N为镇痛活性的关键,可被不同取代基取代,可从激动剂转为拮抗剂。②酚羟基被醚化、酰化,活性及成瘾性均下降,酚羟基为必需基团。③双键被还原,活性及成瘾性均增加。④羟基被烃化、酯化、氧化成酮或去除,活性及成瘾性均增加。

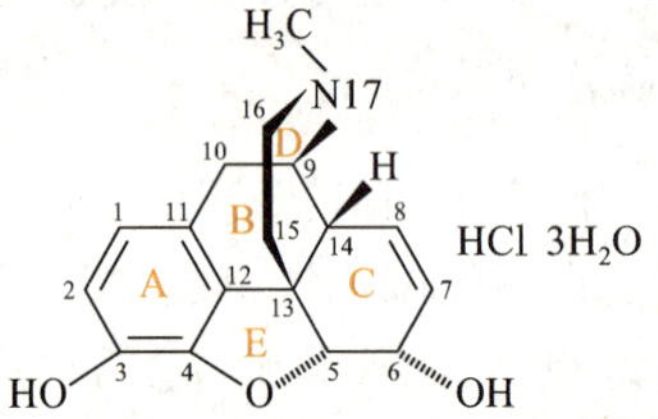

图4－10　吗啡及其他阿片受体激动剂结构关系

(一) 阿片受体激动剂

吗　　啡

阿片为罂粟科植物罂粟未成熟蒴果浆汁的干燥物,含有20多种生物碱,其中以吗啡、可待因和罂粟碱具有临床药用价值(图4－11)。

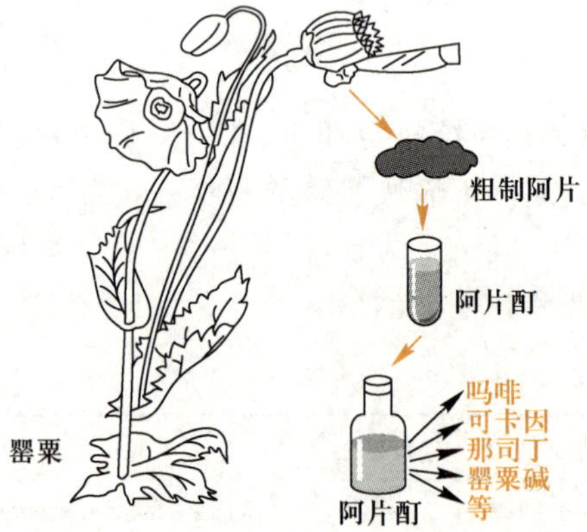

图4－11　罂粟及其含有的生物碱药物

【临床用途及药理】

1. 缓解各种疼痛　可减轻或消除各种疼痛，对慢性钝痛的作用强于急性锐痛。同时产生镇静和欣快感，并可消除紧张、焦虑、烦躁和恐惧情绪。

吗啡镇痛作用机制：中枢内存在吗啡受体与内啡肽（或脑啡肽）能神经元，通过吗啡样物质的信息传递作用，将二者联系在一起，共同组成体内的“抗痛系统”，维持正常痛阈，发挥生理性抗痛功能。吗啡与阿片受体结合，兴奋阿片受体，抑制感觉神经末梢释放P物质，阻断痛觉冲动传导，产生中枢性镇痛作用（图4－12）。

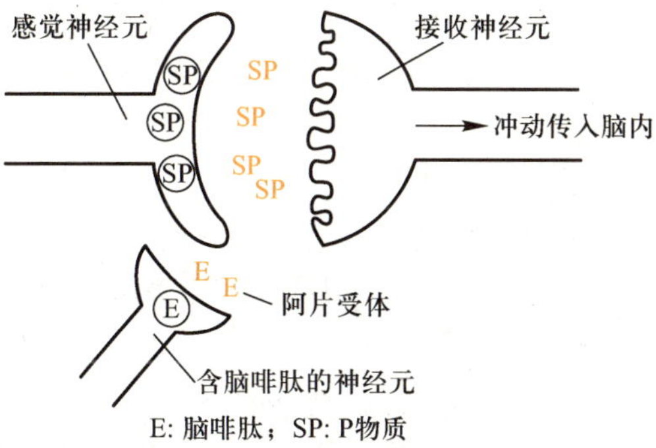

图4－12　吗啡镇痛作用机制示意图

2. 治疗心源性哮喘　心源性哮喘系急性左心衰竭引起的肺水肿，需综合治疗，除强心、利尿、给氧外，静脉注射吗啡可产生良好效果。

吗啡治疗心源性哮喘机制：①吗啡扩张血管，减少回心血量，减轻心脏负担；②镇静作用，消除患者焦虑恐惧情绪；③抑制呼吸，降低呼吸中枢对二氧化碳的敏感性，使呼吸由浅快变深慢，迅速缓解患者呼吸急促和窒息感。

3. 镇咳、止泻　吗啡能直接抑制咳嗽中枢，使咳嗽反射减轻或消失，从而产生镇咳作用。还能提高胃肠道平滑肌和括约肌张力、使胃排空延迟和肠蠕动减慢。但因有成瘾性临床应用有限。

因吗啡易成瘾，临床常用成瘾性相对较小的可待因。

【体内过程及影响因素】　口服易吸收，由于首关消除，故生物利用度较低，临床常注射给药。皮下注射30 min后60%被吸收，作用维持4～5 h，吸收后分布于全身组织，仅少量通过血脑屏障进入脑组织发挥药理作用，也可通过胎盘进入胎儿体内。主要在肝内代谢，由肾排出，少量经乳汁和胆汁排泄。

处方示例

患者，女，48岁。右上腹呈持续性绞痛，阵发性加剧，恶心、呕吐，体检：体温38℃，右上腹压痛明显、肌肉紧张，可触及肿大的胆囊，B超显示胆囊发炎、有胆石，诊断为胆绞痛。用哌替啶和阿托品治疗，处方示例：

Rp：

1. 盐酸哌替啶注射液　50 mg×1支
   用法：50 mg　肌内注射　立即！
2. 硫酸阿托品注射液　0.5 mg×1支
   用法：0.5 mg　肌内注射　立即！

【不良反应】

1. 副作用　治疗量时可引起恶心、呕吐、便秘、排尿困难、嗜睡等。

2. 耐受性及成瘾性　连续反复多次应用易产生耐受性及成瘾性。一旦成瘾，停药后出现戒断症状，表现为兴奋、失眠、流泪、流涕、出汗、震颤、呕吐、腹泻、虚脱、意识丧失等。

3. 急性中毒　过量应用可引起急性中毒，表现昏迷、瞳孔缩小、呼吸抑制、血压下降、体温下降、少尿等，多死于呼吸麻痹。抢救时可采用人工呼吸、给氧和注射阿片受体拮抗药纳洛酮，也可视情况给予呼吸兴奋药尼可刹米。

【药疗须知】

1. 口服吸收快，但首关消除明显，生物利用度低。

2. 可皮下注射，肌内注射，静脉注射，以及硬膜外和锥管内注射，可制成止痛泵，定时定量缓慢给药。

3. 与全麻药、抗精神病药、巴比妥类药合用，增强中枢抑制，注意减量慎用。

4. 吗啡、哌替啶等属于具有成瘾性的麻醉药品，医护人员在管理使用药品的同时必须严格遵守《麻醉药品管理条例》，把好管理关。用药完后，安瓿瓶需专门回收保留。

5. 因易引起便秘，多食纤维素高的食物。

6. 禁忌证　颅脑损伤和颅内占位病变者、支气管哮喘、分娩止痛，哺乳期妇女。

可待因(甲基吗啡)

可待因吸收后10%在肝脱去甲基生成吗啡起作用。作用与吗啡相似，但强度较弱。镇痛作用为吗啡的1/10左右。镇咳作用为吗啡的1/4左右。成瘾性比吗啡小，临床主要用于中等程度的疼痛和剧烈干咳。

喷 他 佐 辛

喷他佐辛为阿片受体部分激动药，单独使用时产生与吗啡相似的作用，与吗啡合用时能减弱吗啡的镇痛作用。该药镇痛作用为吗啡的1/3，呼吸抑制作用为吗啡的1/2，且抑制程度不随剂量而增强，故相对较为安全。不易产生药物依赖性，已列入非麻醉药品。适用于各种慢性钝痛。对心血管作用不同于吗啡，大剂量可引起心率加快，血压升高。

(二) 人工合成镇痛药

哌替啶(度冷丁)

作用及原理与吗啡相似，镇痛强度为吗啡的1/10，镇痛、镇静、欣快作用、呼吸抑制、心血管作用和平滑肌作用等均比吗啡弱，无止泻作用，不引起便秘。对妊娠末期子宫不对抗催产素的作用，故不延长产程。治疗量可扩张血管，引起直立性低血压，也能使体内二氧化碳蓄积而扩张脑血管，使颅内压升高。大剂量可引起支气管平滑肌收缩。

【临床用途】　①替代吗啡用于各种剧痛(创伤、术后、癌症)、绞痛(与解痉药合用)、分娩痛(产前2～4 h不用)；②心源性哮喘和肺水肿；③麻醉前给药，镇静、诱导麻醉；④与氯丙嗪、异丙嗪合用于人工冬眠。

【不良反应】　与吗啡相似而略轻，如恶心、呕吐、口干、出汗和眩晕等，久用可产生耐受性和成瘾性；过量可产生急性中毒，出现瞳孔散大、呼吸抑制，偶可致中枢兴奋、反射亢进，甚至惊厥。因此，中毒解救时需配合抗惊厥药，其他解救措施与吗啡相似。

美 沙 酮

美沙酮镇痛作用与吗啡相似，口服与注射给药效果相当，持续时间较长，耐受性与成瘾性发生较慢，戒断症状略轻。口服美沙酮后再注射吗啡不能引起原有的欣快感，亦不出现戒断症状，因而使吗啡等的成瘾性减弱。适用于创伤、手术及晚期癌症等引起的剧痛，也可作为吗啡、海洛因等成瘾的脱毒治疗。

知识链接：美沙酮替代疗法

"美沙酮替代疗法"是目前治疗阿片类药物成瘾的最有效办法，可以减少成瘾者因强迫性觅药行为而对个人和社会产生的危害，提高重返社会的机会。该疗法每日只需要服用一次美沙酮口服液，维持时间24～36 h，可减轻成瘾者戒断症状，减少觅药和用药行为，进而减少疾病传播和违法犯罪行为；但美沙酮并不能达到戒毒的最终目标，并有一定的依赖性及耐受性，故必须在专门的戒毒机构，在专业人员的监督下使用此疗法。

芬太尼

强效镇痛药，镇痛强度为吗啡的80～100倍，作用迅速，但维持时间短。用于各种剧痛。及麻醉辅助用药和静脉复合麻醉，或与氟哌利多合用产生神经阻滞镇痛。

同类药物舒芬太尼和阿芬太尼均为芬太尼的类似物。舒芬太尼的镇痛作用强于芬太尼，是吗啡的1 000倍，而阿芬太尼弱于芬太尼。两药对心血管系统影响小，常用于心血管手术麻醉。

二氢埃托啡

为强镇痛药，其镇痛作用是吗啡的500～1 000倍。口服无效，舌下或注射给药作用出现快，产生镇痛和镇静作用。临床用于哌替啶、吗啡等无效的慢性顽固性疼痛和晚期癌症疼痛。

曲马多

口服易吸收，起效快。镇痛效果好，不产生欣快感，治疗量不抑制呼吸，也不影响心血管功能。适用于中度及重度急、慢性疼痛，如手术、创伤、分娩及晚期肿瘤疼痛等。

（三）其他类镇痛药

罗通定

为四氢帕马丁的左旋体。罗通定具有镇静、安定、镇痛和中枢性肌肉松弛作用。镇痛作用比哌替啶弱，但较解热镇痛药作用强。镇痛作用与阿片受体无关，无明显的成瘾性。对慢性持续性钝痛效果较好。对创伤性和癌性疼痛效果较差。

适用于胃肠系统钝痛、一般性头痛、脑震荡后头痛。也可用于痛经和分娩止痛，对胎儿和产程均无不良影响。

附：阿片受体阻断药——纳洛酮

纳洛酮化学结构与吗啡相似，与阿片受体的亲和力比吗啡强，但无内在活性。对各型阿片受体都有竞争性阻断作用。口服易吸收，首关消除明显，故常静脉给药。临床用于治疗阿片类药物中毒：解救呼吸抑制和中枢抑制症状。可诱发戒断症状，用于阿片类药物依赖者的鉴别诊断。也可用于酒精中毒、休克的治疗。

同类药纳屈酮作用机制与纳洛酮相同，但口服生物利用度较高，作用强度是纳洛酮的2倍，维持时间长达24 h以上。临床用于协助解除阿片类药物的依赖性，可显著降低其复吸率。

助记口诀:吗啡
吗啡哌替啶,镇痛作用强;
呼吸抑制重,心性哮喘停。
很快会成瘾,慎重选择用;
过量要中毒,拮抗纳洛酮。

二、解热镇痛抗炎药

解热镇痛抗炎药,简称解热镇痛药,是一类通过抑制体内前列腺素合成酶(环氧酶,COX),减少前列腺素(PG)合成而具有解热镇痛作用的药物,且大多数还能抗炎、抗风湿。因其化学结构中不含甾体,故又称非甾体类抗炎药(NSAIDs)。

解热镇痛药的作用:

(1) 解热作用:下丘脑体温调节中枢通过调节产热及散热过程,使机体体温维持在 37 ℃左右相对恒定水平。当机体受到细菌、病毒感染、组织损伤、过敏反应时,刺激中性粒细胞,产生并释放内热原,内热原进入中枢,使中枢合成与释放 PG 增多,PG 作用于体温调节中枢而使体温调节点升高,引起发热。解热镇痛药能抑制 PG 合成酶,减少 PG 的合成,使体温调节点下移,通过扩张血管,增加出汗等方式而降低发热者的体温,但对正常人体温几无影响(图 4-13)。

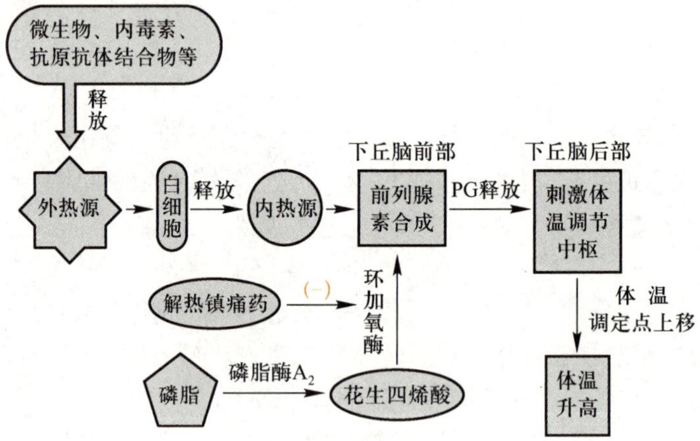

图 4-13　发热及解热镇痛药的解热机制示意图

(2) 镇痛作用:当组织损伤或炎症时,局部合成和释放某些致痛物质如缓激肽、组胺、PG 等,刺激感觉神经末梢部位的痛觉感受器引起疼痛。其中 PG 更可使痛觉感受器对缓激肽等致痛物质的敏感性提高,疼痛得以放大(痛觉增敏现象)。解热镇痛药能抑制炎症部位 PG 的合成,产生镇痛作用。

(3) 抗炎、抗风湿作用:PG 是参与炎症反应的重要活性物质,不仅能使血管扩张,使毛细血管通透性增加,引起局部充血、水肿和疼痛,还能增强缓激肽、5-HT、白三烯等致炎物质的作用,加重炎症反应。本类药物除苯胺类(对乙酰氨基酚)外,其他药物均能抑制炎症反应时 PG 合成和释放,发挥抗炎抗风湿作用。

常用的解热镇痛抗炎药按化学结构可分为水杨酸类、苯胺类、吡唑酮类及其他类四类。

临床常用解热镇痛药制剂和用法见表 4－7。

表 4－7　临床常用解热镇痛药

药物名称	剂型及规格	用法与用量
阿司匹林	片剂：0.3 g、0.5 g	解热、镇痛：口服，一次 0.3～0.6 g，一日 3 次 抗风湿：口服，一日 3～5 g，分 4 次
	肠溶片剂：25 mg	抑制血小板聚集：口服，50～150 mg，一日 1 次
对乙酰氨基酚	片剂：0.3 g；0.5 g	口服：一次 0.5～1.0 g，一日 3～4 次，一日量不超过 2 g
吲哚美辛	片剂：25 mg	口服：一次 25～50 mg，一日 2～3 次，饭时或饭后服
布洛芬	片剂：0.1 g、0.2 g	口服：抗风湿：一次 200～400 mg，一日 3 次。轻至中度的疼痛：一次 200～400 mg，4～6 h 一次

阿 司 匹 林

阿司匹林化学结构：阿司匹林为水杨酸的衍生物（图 4－14），其化学结构特点：①阴离子是活性的必要结构。②置换羟基或酚羟基可以影响疗效和毒性。③羧基和羟基的位置必须是相邻的。

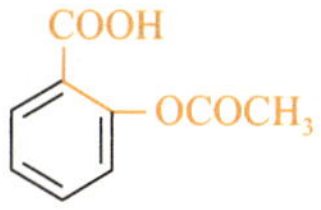

图 4－14　阿司匹林的化学结构

知识链接：百年老药——阿司匹林

阿司匹林为历史悠久的解热镇痛药。1898 年德国化学家 hoffmann 对其进行了合成，并为他父亲治疗风湿性关节炎，疗效很好。1899 年由德国拜耳（Bayer）公司推广到临床，取名为阿司匹林。我国于 1958 年开始生产阿司匹林，从使用至今已有一百多年的历史，成为医药史上三大经典药物（青霉素、阿司匹林、地西泮）之一。

重点提示：阿司匹林有解热镇痛抗炎抗风湿作用并能抑制血小板聚集，防止血栓形成（图 4－15）。

【临床用途及药理】

1. 解热镇痛抗炎　用于缓解感冒发热及头痛、牙痛、神经痛、肌肉痛、痛经等慢性钝痛；常与其他药物组成复方制剂。

2. 抗风湿　大剂量（每日 3～4 g）有较强的抗炎抗风湿作用。适用于急性风湿热和类风湿关节炎。急性风湿热患者可在用药后 24～48 h 内退热，关节红、肿及疼痛症状缓解，血沉下降。目前仍为风湿性和类风湿关节炎对症治疗的首选药。

3. 防止血栓形成　小剂量（40～80mg/日）阿司匹林能抑制 PG 合成酶（环氧酶），显著减少血小板中 TXA_2 的生成，抑制血小板聚集而防止血栓形成。大剂量阿司匹林（每日 0.6 g 以上）能抑制血管壁中 PG 合成酶，减少 PGI_2 合成，PGI_2 是 TXA_2 的生理对抗剂，其合成减少可能促进血栓形成。因此，小剂量阿司匹林用于防止血栓形成，以预防心肌梗死和脑血栓形成；治疗缺血性心脏病，能降低病死率及再梗死率。

动动脑：阿司匹林对体温的影响与氯丙嗪有什么不同？这类药物在镇痛方面与麻醉性镇痛药有何不同？

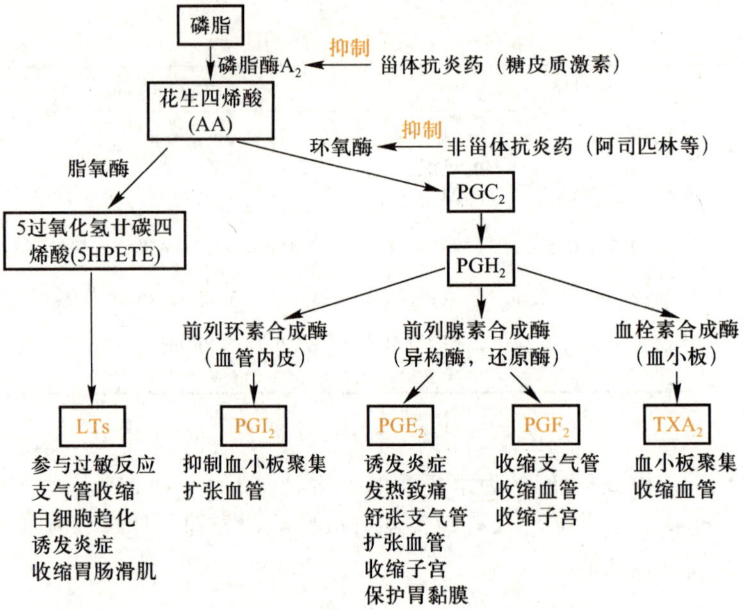

图 4-15　花生四烯酸的代谢途径及抗炎药的作用机制示意图

【体内过程及影响因素】　口服后小部分在胃吸收，大部分在小肠吸收。口服小剂量（1 g 以下）阿司匹林时，其代谢按一级动力学进行，半衰期为 2～3 h。当用量≥1 g 时，其代谢方式变为零级动力学，半衰期延长至 15～30 h，如剂量再增大，可出现水杨酸中毒。因而长期大量应用治疗风湿及类风湿关节炎时，最好进行血药浓度监测，据此以确定给药剂量及间隔时间。乙酰水杨酸为弱酸性药物，当应用过量时，可采用碱化尿液的方式加速其排泄，降低其血药浓度。

处方示例

患者，女，30 岁。风湿性关节炎，时轻时重，行走不便，用阿司匹林治疗，处方示例：

Rp：

阿司匹林片　0.5 g×20 片

用法：2 g　一日 4 次　饭后服

【不良反应】

1. 胃肠道反应　口服刺激胃黏膜，引起上腹部不适、恶心、呕吐。较大剂量口服可引起胃溃疡及不易察觉的胃出血，与它抑制胃黏膜合成 PG，减少了内源性的黏膜保护因子有关。饭后服药、同服抗酸药可避免或减轻胃肠道反应。

2. 凝血障碍　由于抑制血小板聚集可使出血时间延长，大剂量还能抑制凝血酶原形成，造成出血倾向。可用维生素 K 预防。

3. 过敏反应　少数患者用药后可出现荨麻疹、血管神经性水肿、过敏性休克。某些哮喘患者服用阿司匹林后可诱发哮喘，称为“阿司匹林哮喘”。其发生机制为此类药抑制环氧酶，PG 合成受阻，但不影响脂氧酶，致使引起支气管收缩的白三烯增多，而诱发哮喘。此哮喘用肾上腺素治疗无效。

4. 水杨酸反应　剂量过大可出现头痛、眩晕、恶心、呕吐、耳鸣、视力及听力减退等，称为水杨酸反应，是水杨酸类中毒的表现，严重者可出现高热、过度呼吸、酸碱平衡失调。一旦发生应立即停药，并静脉滴注碳酸氢钠溶液以碱化尿液，加速水杨酸盐排泄。

5. 瑞夷综合征　患病毒性感染伴有发热的儿童或青少年，如流感、水痘、流行性腮腺炎等使用阿司匹林退热时，有发生急性肝脂肪变性-脑病综合征（瑞夷综合征）的危险，故病毒感染患儿不宜用阿司匹林，可用对乙酰氨基酚代替。

【药疗须知】

1. 发热是机体的一种防御反应，同时热型也是诊断疾病的重要依据，故对一般发热患者可不急于使用解热药。但体温过高或持久发热，可消耗体力，引起头痛、失眠、谵妄、惊厥甚至昏迷，严重者可危及生命，必须予以解热。

2. 给药前，判断是否潮解，如果有醋酸味，不宜用。嘱患者饭后服药，避免空腹服药，服肠溶片应餐前整片吞服。服药期间不要饮酒或含乙醇的饮料，防止加重胃肠道反应。

3. 注意观察用药后反应，如患者出现胃痛、便血、牙龈出血、紫癜、眩晕、耳鸣等应及时通知医师，以采取应对措施。出现“阿司匹林哮喘”，应立即停药，并应用糖皮质激素和抗组胺药治疗。用药前应询问用药过敏史，哮喘、鼻息肉及慢性荨麻疹患者禁用阿司匹林。出现水杨酸反应，应立即停药，静脉滴注碳酸氢钠溶液以碱化尿液，加速药物排泄，并给予对症治疗。

4. 阿司匹林与香豆素类抗凝药、磺酰脲类降糖药、苯巴比妥、苯妥英钠和糖皮质激素等合用时相互竞争与血浆蛋白结合，能增加上述药物作用，使这些药物的作用和毒性增强，应予注意。

5. 阿司匹林妨碍甲氨蝶呤从肾小管分泌而增加后者毒性，与呋塞米合用，因竞争肾小管分泌系统从而使水杨酸排泄减少导致蓄积中毒。消化性溃疡者应禁用。

6. 禁忌证　溃疡消化道出血者禁用。严重肝损害、低凝血酶原血症、维生素 K 缺乏和血友病禁用，哮喘病史的患者禁用。10 岁以下患病毒感染的儿童忌用本药。致畸，孕妇及哺乳期妇女禁用。

助记口诀：阿司匹林
乙酰水杨酸，解热又镇痛。
抗炎抗风湿；防治血栓塞。
不良反应多，使用要注意。

对乙酰氨基酚（扑热息痛）

对乙酰氨基酚口服吸收快而完全，主要在肝代谢，由肾排泄。解热作用与阿司匹林相似，镇痛作用弱，几无抗炎抗风湿作用。临床主要用于感冒发热、头痛、牙痛、肌肉痛、月经痛等。不良反应少，对胃肠刺激作用小，可见厌食、恶心、呕吐等。偶见皮疹、药热等过敏反应。剂量过大可致肝肾损害。

羟基保泰松（保泰松）

抗炎抗风湿作用强而解热镇痛作用较弱。主要用于治疗风湿及类风湿关节炎、强直性脊柱炎。较大剂量能促进尿酸排泄，可用于急性痛风的治疗。由于不良反应较多且重，有胃肠道反应、水钠潴留、过敏反应、肝肾损害、甲状腺肿大、黏液性水肿等，现已少用。

吲哚美辛（消炎痛）

本药有显著的解热及抗炎作用，对炎性疼痛效果明显。但不良反应多且重，一般不用于解热镇痛，目前仅用于其他药物不能耐受或疗效不显著的风湿性及类风湿关节炎、强直性脊柱炎及骨关节炎等，也可用于癌性发热及其他难以控制的发热。主要不良反应有胃肠道反应、头痛、眩晕、精神失常、血细胞减少及过敏反应，也可引起“阿司匹林哮喘”。

舒林酸

舒林酸作用及应用与吲哚美辛相似，其效应强度不及后者，但强于阿司匹林。因舒林酸在吸收入血前较少被胃黏膜转化为活性代谢产物，故胃肠道反应发生率低，肾毒性和中枢神经系统反应发生率也低于吲哚美辛。

布洛芬

布洛芬具有较强的抗炎、解热及镇痛作用。主要用于风湿性及类风湿关节炎。疗效与阿司匹林相似。胃肠道反应较轻，患者易于耐受。偶见头痛、眩晕和视力障碍，一旦出现视力障碍应立即停药。布洛芬缓释胶囊（芬必得）为布洛芬的缓释制剂，具有独特的 12 h 缓释技术，不仅能够持久有效止痛，而且安全副作用小，使用方便，临床应用广泛。

萘普生　酮洛芬

萘普生、酮洛芬与布洛芬为同类药物，其作用及应用与布洛芬相似，但萘普生的效价强度较阿司匹林强，两者的半衰期分别为 12 ~ 15 h 和 2 h。

双氯芬酸

双氯芬酸具有解热、镇痛、抗炎作用，比吲哚美辛强 2 ~ 2.5 倍，比阿司匹林强 26 ~ 50 倍。常用于风湿性及类风湿关节炎、骨关节炎、手术后疼痛、痛经等治疗。不良反应少，常见胃肠道反应，偶见肝功能异常、白细胞减少等。

吡罗昔康　美罗昔康

吡罗昔康和美罗昔康为强效抗炎镇痛药，对风湿性和类风湿关节炎疗效同阿司匹林。不良反应较小，长期用药也可引起消化道溃疡、出血。

练一练

学开处方：患儿，男，11 岁。感冒发热后，扁桃体肿大、双侧膝关节疼痛。诊断为：急性风湿热。用阿司匹林抗风湿，请为患者开一处方。

病例分析：患者，男，50 岁。因冠心病，医师给他开了阿司匹林肠溶片，嘱每日 1 次。服用一段时间后，患者早晚刷牙出现出血情况。请分析出现这种情况的原因，应如何预防？

任务六　中枢兴奋药

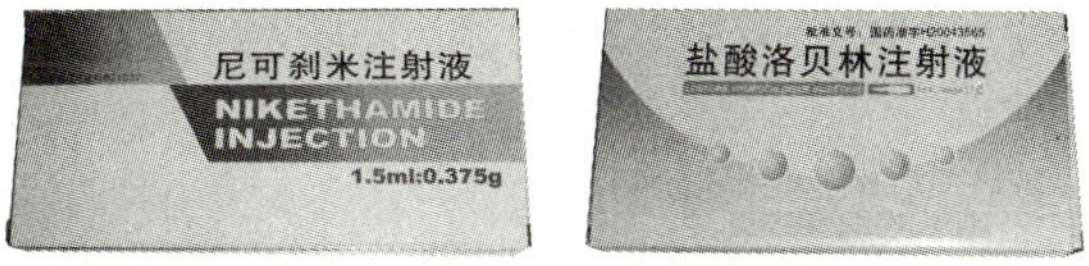

任务目标

1. 掌握咖啡因、尼可刹米的药理作用、临床应用和不良反应。
2. 熟悉洛贝林、二甲弗林等药物的作用及应用。

中枢兴奋药指能提高中枢神经系统功能活性的药物，主要作用于大脑、延髓和脊髓，对中枢神经的不同部位有一定程度的选择性。中枢兴奋药作用部位的选择性是相对的，随着药物剂量的增加，不仅作用的强度加强，而且对中枢的作用范围也会扩大，选择性降低。用量过大时，可引起中枢神经系统广泛和强烈的兴奋，导致惊厥，过度惊厥可转入抑制，这种抑制不能再被中枢兴奋药所消除，因此可危及生命。

按照药物的作用部位和效用（图4－16），中枢兴奋药可分为以下三类：①主要兴奋大脑皮质的药物即精神兴奋药，如咖啡因、哌甲酯等；②主要兴奋延髓呼吸中枢的药物，如尼可刹米、洛贝林等；③促进大脑功能恢复的药物，如茴拉西坦、甲氯芬酯等。临床常用中枢兴奋药制剂和用法见表4－8。

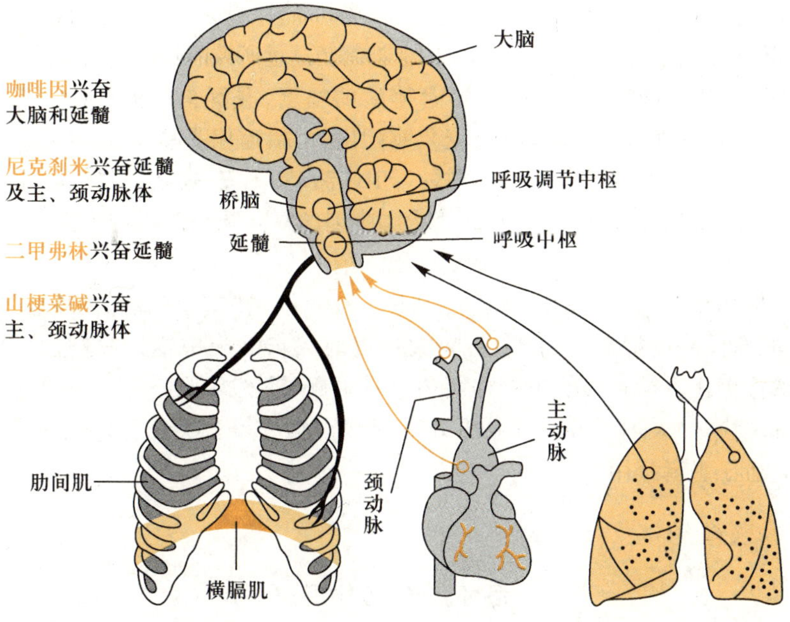

图4－16　中枢兴奋药作用部位及机制示意图

表 4-8 临床常用中枢兴奋药制剂和用法

药物名称	制剂及规格	用法及用量
咖啡因	注射剂:0.25 g/ ml、0.5 g/ ml	皮下注射或肌内注射:一次 0.25 ~0.5 g
尼可刹米	注射剂:0.25 g/ml、0.375 g/1.5 ml、0.5 g/2 ml	皮下注射、肌内注射、静脉注射:一次 0.25 ~0.5 g
二甲弗林	片剂:8 mg 注射液:8 mg/2 ml	口服:一次 8 ~16 mg,一日 2 ~3 次 肌内注射、静脉注射:一次 8 mg
洛贝林	注射液:3 mg/ml、10 mg/ml	皮下注射、肌内注射、静脉注射:一次 3 ~10 mg

咖啡因的化学结构为1,3,7-三甲基黄嘌呤(图 4-17)。当1,3,7位取代基为甲基时为咖啡因,中枢兴奋作用最强;当1,3位取代基为甲基,而7位没有取代基时为茶碱,松弛平滑肌作用最强,兴奋中枢作用弱一些。

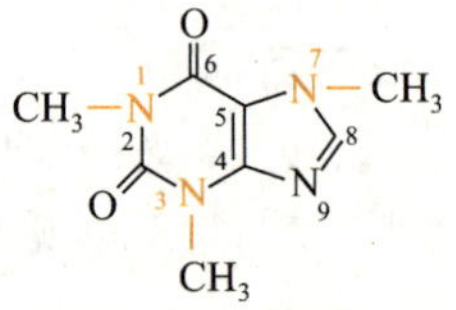
图 4-17 咖啡因的化学结构

一、主要兴奋大脑皮质药

咖 啡 因

咖啡因为咖啡豆和茶叶的主要生物碱。此外,茶叶还含茶碱,均属黄嘌呤类,药理作用相似,但咖啡因的中枢兴奋作用较强,临床主要用作中枢兴奋药;茶碱的舒张平滑肌作用较强,主要用作平喘药。

【临床用途及药理】

1. 对抗中枢抑制状态 小剂量(50 ~200 mg)可选择性兴奋大脑皮质,振奋精神,减轻疲劳。较大剂量(250 ~500 mg)可直接兴奋延髓呼吸中枢和血管运动中枢,使呼吸加深加快,血压升高,在呼吸中枢受抑制时作用尤为明显。过量(>800 mg)中毒时引起中枢神经系统广泛兴奋,甚至惊厥。临床主要用于解救严重传染病及中枢抑制药过量所致的呼吸抑制和循环衰竭。

2. 咖啡因还有收缩脑血管、减小脑血管搏动的幅度,缓解头痛的作用。与阿司匹林或对乙酰氨基酚配伍,治疗一般性头痛;与麦角胺配伍,可治疗偏头痛。

【不良反应】 不良反应较少。较大剂量可引起激动、不安、失眠、头痛、心悸;过量可致惊厥,婴幼儿高热时更易发生惊厥,应避免使用含咖啡因的复方制剂退热。胃溃疡患者禁用。

哌 甲 酯

哌甲酯中枢作用与咖啡因相似但比较温和。较小剂量时有较温和的中枢兴奋作用,能改善精神活动,解除轻度抑制及疲乏感;较大剂量时兴奋呼吸中枢;大剂量也能引起惊厥。临床可用于治疗巴比妥类及其他中枢抑制药过量中毒、轻度抑郁症、小儿遗尿症及儿童多动综合征。不良反应少,大剂量可引起血压升高、眩晕、头痛等。小儿长期应用影响其生长发育。癫痫及高血压患者禁用。

二、呼吸兴奋药

尼可刹米(可拉明)

尼可刹米可直接兴奋延髓呼吸中枢,也可刺激颈动脉体和主动脉体化学感受器,反射性兴奋呼吸中枢,并能提高呼吸中枢对二氧化碳的敏感性,使呼吸加深加快。其特点为起效快，维持时间短（一次用药仅维持 5～10 min），安全范围较大。临床用于治疗各种原因所致的中枢性呼吸抑制，其中对吗啡中毒引起的呼吸抑制效果较好，对巴比妥类中毒引起的呼吸抑制效果较差。

不良反应少。反复用药或大剂量给药可引起血压升高、心动过速、出汗、呕吐、肌肉震颤等。过量可出现惊厥。用药时要密切观察患者的反应，调整用量，一旦发生惊厥，应及时静脉注射苯二氮䓬类或巴比妥类药物对抗。

处方示例

患者，女，58 岁。因失眠服用了过量的中枢抑制药，表现为昏迷、呼吸缓慢，用咖啡因治疗，处方示例：

Rp：

苯甲酸钠咖啡因注射液　0.5 g×10 支

用法：0.5 g　每 2 h 1 次　肌内注射

二甲弗林（回苏灵）

二甲弗林可直接兴奋延髓呼吸中枢，呼吸兴奋作用比尼可刹米强。临床用于治疗各种原因引起的中枢性呼吸抑制，对肺性脑病有较好的促苏醒作用。本药安全范围小，过量易致惊厥。静脉注射速度应缓慢，并随时观察患者的反应，一旦发现有惊厥征兆应立即停药。发生惊厥可用地西泮或巴比妥类药物对抗。

山梗菜碱（洛贝林）

治疗量时对呼吸中枢无直接兴奋作用，通过刺激颈动脉体和主动脉体的化学感受器，反射性兴奋呼吸中枢。作用快、弱、短暂，仅维持数分钟。需多次反复用药。安全范围大，不易引起惊厥，临床主要用于新生儿窒息、小儿感染性疾病所致的呼吸衰竭、一氧化碳（煤气）中毒等。大剂量应用时可兴奋副交感神经而致心动过缓、传导阻滞，过量可兴奋交感神经节和肾上腺髓质而致心动过速，甚至惊厥。

多沙普仑

多沙普仑小剂量可刺激颈动脉体化学感受器，反射性兴奋呼吸中枢，较大剂量直接兴奋呼吸中枢。作用快、强、短、安全范围较大。临床用于麻醉药及中枢抑制药引起的中枢过度抑制。不良反应可见心律失常、血压升高，过量可致惊厥。

【药疗须知】

1. 向患者及家属讲明本类药物的作用特点及不良反应的观察和预防，嘱咐患者不要饮茶、咖啡等。

2. 小儿选用解热镇痛药时不宜选用含有咖啡因的复方制剂，防止产生惊厥。

3. 严格掌握剂量　随着药物剂量的增加，不仅作用的强度加强，而且对中枢的作用范围也会扩大，选择性降低。用量过大时，可引起中枢神经系统广泛和强烈的兴奋，导致惊厥。由于维持时间短，在临床急救中常需反复用药，通常 2～4 h 注射一次。为防止过量中毒，一般应交替使用几种中枢兴奋药，严格掌握用药剂量及给药间隔时间。

4. 用药期间应密切观察患者用药后的反应，如有烦躁不安、反射亢进、局部肌肉震颤、抽搐现象，往往是惊厥发生的先兆，应立即报告医师，酌情减量或停药。一旦发生惊厥，应立即注射地西泮等药物解救。

5. 对中枢性呼吸衰竭，应用呼吸兴奋药仅是综合治疗措施之一，是呼吸衰竭的辅助治疗手段。对呼吸衰竭者的治疗主要是给氧、人工呼吸，必要时准备气管插管和气管切开。

助记口诀：中枢兴奋药
尼可刹米咖啡因，主治呼吸抑制症，
吗啡中毒可拉明，小儿宜选洛贝林，
剂量掌握要严格，惊厥注射地西泮。

练 一 练

学开处方：患者，女，84岁。入院后3 h在静脉吸入复合全麻下顺利完成胆囊切除术。术后回外科病房抗生素、吸氧、雾化吸入治疗。术后第1、2日生命体征正常。术后第4日突然出现胸闷、气促、发绀、端坐呼吸、咳嗽无力，R 50次/min以上，请为患者拟定用药方案。

病例分析：有一小儿患感冒，T 38.7 ℃，患儿母亲急切之下，误将自己的感冒药给患儿喂下，患儿出现抽搐、眼睛上翻，唤之不醒。分析患儿出现此种症状的原因。

实训4-1 镇静催眠药中毒及解救

【实训目的】

1. 掌握镇静催眠药中毒的症状。
2. 讨论镇静催眠药中毒的典型案例，对镇静催眠药中毒患者能进行解救。

【实训内容】

案例1：患者，女，20岁。因琐事与家人争吵，赌气服下大量苯巴比妥，被家人及时发现并送入医院抢救。查体：患者肌肉松弛，角膜、咽、腱反射消失，昏迷逐渐加深。呼吸减慢、变浅且不规则。配合询问随行人员，确诊：苯巴比妥急性中毒。

1. 讨论以下问题：

(1) 巴比妥类中毒机制是什么？

(2) 巴比妥类中毒有哪些症状？

(3) 巴比妥类中毒应如何解救？

2. 根据讨论结果开写医嘱。

案例2：患者，女，45岁。因长期失眠一直服用艾司唑仑，每晚4 mg。因参加朋友聚会饮酒，觉得有些兴奋，担心睡不着，擅自多服1片（2 mg），但仍在治疗剂量范围内。20多分钟后患者自觉眩晕、呼吸困难而入院抢救。查体：患者R 15次/min，HR 50次/min，BP 85/60 mmHg，确诊：苯二氮䓬类急性中毒。

讨论以下问题：

(1) 苯二氮䓬类中毒机制是什么？

(2) 为什么患者在治疗量时服用艾司唑仑会中毒？

(3) 应用镇静催眠药时应注意什么？

【实训过程】

1. 复习镇静催眠药的相关理论知识。

2. 学生分组进行病案讨论，每组 5～6 同学，选出一位小组长，负责组织、并记录。讨论结束，由组长报告讨论结果，其他同学补充意见。然后老师点评和总结。

实训 4-2　抗感冒药组方原则及合理用药

【实训目的】

1. 了解常用口服抗感冒药的主要组成。

2. 通过对常用口服抗感冒药的分析，能够更好地选药和合理地用药。

【实训内容】

1. 抗感冒药的主要组成

(1) 解热镇痛药：通过抑制前列腺素的合成发挥解热镇痛作用，常用的有对乙酰氨基酚（扑热息痛）、阿司匹林（乙酰水杨酸）等。由于感冒的主要症状是发热、头痛，所以大多数感冒药里都含有这类药物成分。

(2) 抗组胺药：亦称 H_1 受体阻断剂。可竞争性阻断 H_1 受体，减轻过敏症状，控制上呼吸道感染的卡他性炎症，缓解感冒引起的鼻塞、流涕、打喷嚏等症状，如氯苯那敏（扑尔敏）、苯海拉明、特非那丁等。各种 H_1 受体阻断剂的缓解鼻部的症状作用类似。

(3) 鼻黏膜收缩剂：减轻鼻黏膜充血，缓解鼻塞等症状，如伪麻黄碱等。

(4) 中枢镇咳药：作用于延髓的咳嗽中枢，缓解感冒时的咳嗽症状，如右美沙芬、可待因等。

(5) 中枢兴奋药：咖啡因（安钠咖），小剂量能增强大脑皮质的兴奋过程，较大剂量能兴奋延髓的呼吸和血管运动中枢。在感冒药的复合制剂中加强镇痛疗效和促进精神兴奋，解除疲劳，抵消抗组胺药所致的嗜睡作用。有些复方制剂里加有中药，主要是具清热解毒作用的人工牛黄或其他中药成分。

(6) 抗病毒药物：主要是金刚烷胺（金刚胺）。

2. 抗感冒复方制剂的合理应用

(1) 根据症状选择：如鼻塞流涕感冒初起应选择针对卡他症状的药物，如复方盐酸伪麻黄碱缓释胶囊（新康泰克）。如头痛发热者可选择含有解热镇痛成分的复方药，如复方阿司匹林（APC）、复方氨酚烷胺片（感康）等。感冒同时带有干咳者选择含镇咳药的感冒药，如氨咖黄敏胶囊（速效伤风胶囊）。

(2) 根据年龄选择：老人由于肝肾功能较弱应选择蓄积性小的复方药。儿童最好选用儿科专用的抗感冒复方药，如小儿速效感冒冲剂。

(3) 注意药物的毒副作用和不良反应：有消化性溃疡者慎用阿司匹林，避免刺激胃黏膜引起出血。患有哮喘者，也应慎用含有阿司匹林的药品，避免诱发哮喘发作。青光眼患者慎用含苯海拉明的复方药，因苯海拉明兼有轻度阿托品样作用，可使眼内压增高加重病情。高血压、甲亢心绞痛患者应慎用或禁用含伪麻黄碱的抗感冒药。孕妇前三个月慎用最好不用抗感冒药。高空作业、司机、精细工种患者白天不可用含有抗组胺药的感冒药。

【实训过程】

1. 学生分为若干组，进行角色扮演，一位扮演患者、一位扮演医师或药剂师。
2. 学生模拟情境，为患者选择用药，并记录。然后老师点评和总结。
3. 分析表 4-9 临床常用抗感冒药的组方原则及意义。

表 4-9 临床常用抗感冒药成分

药品名称（商品名）	解热镇痛	缓解鼻塞	抗过敏	中枢兴奋	抗病毒	镇咳	镇静	其他
新康泰克		伪麻黄碱	氯苯那敏					
白加黑（日片）	对乙酰氨基酚	伪麻黄碱				右美沙芬		
白加黑（夜片）	对乙酰氨基酚	伪麻黄碱	苯海拉明			右美沙芬		
百服宁（日片）	对乙酰氨基酚	伪麻黄碱				右美沙芬		
百服宁（夜片）	对乙酰氨基酚	伪麻黄碱	氯苯那敏			右美沙芬		
泰诺	对乙酰氨基酚	伪麻黄碱	氯苯那敏			右美沙芬		
快克、感康	对乙酰氨基酚		氯苯那敏	咖啡因	金刚烷胺		牛黄	
速效伤风胶囊	对乙酰氨基酚		氯苯那敏	咖啡因			牛黄	
丽珠感乐	对乙酰氨基酚	伪麻黄碱	特非那定					
美扑伪麻（康德）	对乙酰氨基酚	伪麻黄碱				右美沙芬		
扑感宁	对乙酰氨基酚		氯苯那敏	咖啡因	金刚烷胺		牛黄	
力克舒	对乙酰氨基酚	伪麻黄碱		咖啡因				
银得菲	对乙酰氨基酚	伪麻黄碱	氯苯那敏					
氨酚伪敏（服克、康利诺）	对乙酰氨基酚	伪麻黄碱	氯苯那敏					
康必得	对乙酰氨基酚		异丙嗪					板蓝根
三九感冒灵	对乙酰氨基酚		氯苯那敏	咖啡因				中药
维 C 银翘片	对乙酰氨基酚		氯苯那敏					维生素 C、中药
感冒通	双氯芬酸钾		氯苯那敏				牛黄	
感冒清	对乙酰氨基酚		氯苯那敏		吗啉胍		牛黄	

（汤旭云）

5

项目五　内脏系统药物

任务一　呼吸系统药

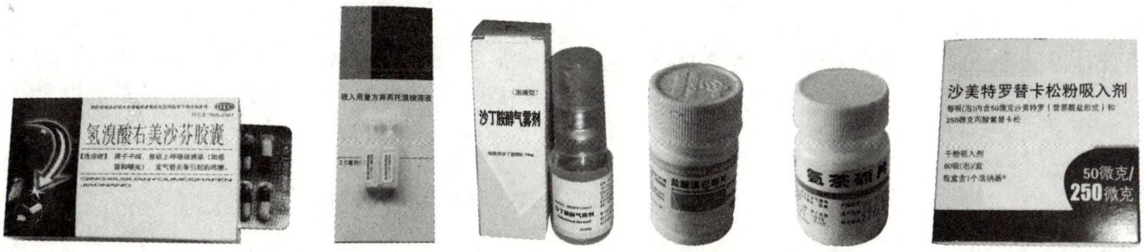

呼吸道与外界相通，易受细菌、病毒等病原微生物等理化因素刺激，引起呼吸道炎症或变态反应，出现咳、痰、喘等呼吸系统疾病症状。临床常采用镇咳、祛痰、平喘等“对症治疗”措施，缓解症状并配合抗过敏及抗微生物“对因治疗”等综合措施。

一、镇咳药与祛痰药

任务目标

1. 掌握可待因、氯化铵的药理作用、临床用途、不良反应。
2. 熟悉其他镇咳药和祛痰药的作用特点、给药方法与药疗须知。

（一）镇咳药

咳嗽是呼吸系统疾病最常见的症状，是机体的一种保护性反射，以清除气道分泌物和异物，保持呼吸道通畅。咳嗽无痰或痰量甚少称为干咳；伴有咳痰的称为湿性咳嗽。轻度而不频繁的咳嗽，可以自然缓解，无须应用镇咳药。无痰而剧烈的干咳，或有痰而过于频繁的剧咳，不仅增加患者痛苦，影响休息，增加体力消耗，甚至引起其他并发症，应适当地应用镇咳药，以缓解咳嗽症状。

镇咳药按其作用部位不同，分为中枢性镇咳药（可待因、右美沙芬）和外周性镇咳药（表 5–1）。镇咳药常用剂型包括片剂、滴丸剂、糖衣丸剂等，多采用口服给药。本类药物理化性质稳定，常温保存即可。

表 5-1　临床常用镇咳药

药物	剂型规格	临床用途及用法	不良反应与药疗须知
可待因	片剂:15 mg、30 mg	用于各种原因所致的剧烈干咳,尤其适用于胸膜炎干咳伴胸痛患者。口服:一次 15 ~ 30 mg,一日 3 次	长期用药可致成瘾性,按麻醉药品管理。痰多者禁用
右美沙芬	片剂:10 mg、15 mg	镇咳作用与可待因相似,无镇痛作用;用于各种原因引起的干咳。口服:一次 15 ~ 30 mg,一日 3 次	无成瘾性,偶有头晕、口干、嗳气、便秘、中枢兴奋等
喷托维林	片剂:25 mg 滴丸剂:25 mg	兼有中枢和外周镇咳作用,用于上呼吸道感染引起的干咳和小儿百日咳等。口服:一次 25 mg,一日 3 ~ 4 次	偶有头晕、恶心、腹胀、口干、便秘等,无成瘾性。青光眼及痰多者禁用
苯佐那酯	糖衣丸剂:25 mg、50 mg	抑制肺牵张感受器及麻醉呼吸道黏膜;用于刺激性干咳、阵咳及支气管镜检查或支气管造影前预防咳嗽。口服:一次 50 ~ 100 mg,一日 3 次	服药勿咬碎,以免引起口腔麻木。痰多者禁用

知识链接:常用止咳复方制剂分析

临床治疗感冒咳嗽时(图 5-1),有多种复方镇咳祛痰药可供选择。复方可待因口服溶液(新泰洛其)、复方磷酸可待因溶液(联邦止咳露、奥亭止咳露)等是临床常用复方止咳药,它们都含有可待因发挥镇咳作用。可待因是依赖性中枢镇咳药,镇咳作用强,但抑制呼吸中枢,长期应用具有成瘾性。现常用非依赖性中枢性镇咳药右美沙芬为主要镇咳成分,右美沙芬镇咳效果与可待因相当,且没有成瘾性,1989 年世界卫生组织认为"右美沙芬是一种可以取代可待因的镇咳药"。

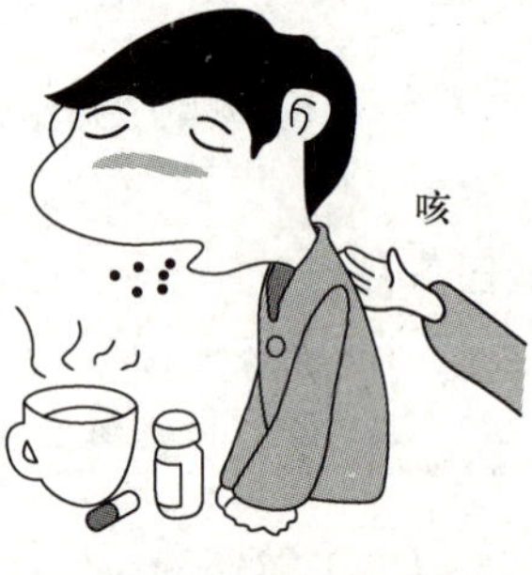

图 5-1　咳嗽与咳痰

处方示例

患者,女,18 岁。因感冒导致剧烈咳嗽,无痰,诊断为上呼吸道感染。用右美沙芬镇咳,处方示例:

Rp:

氢溴酸右美沙芬片　10 mg×9 片

用法:10 mg　一日 3 次

（二）祛痰药

呼吸道受到病原微生物感染时可产生大量的痰液，痰不能及时排出，会导致呼吸困难，甚至诱发哮喘和肺气肿。痰液中含有许多病菌，可传播非典型肺炎、肺结核、流行性感冒、霍乱、麻疹等。咳痰是借助支气管黏膜上皮纤毛运动、支气管平滑肌的收缩及咳嗽反射，将呼吸道分泌物经口腔排出体外的动作。祛痰药按其作用不同，分为痰液稀释药和黏痰溶解药。常用剂型包括片剂、粉剂、气雾剂等，给药方法多采用口服和气雾吸入（表 5－2）。本类药物理化性质稳定，常温保存即可。

表 5－2　临床常用祛痰药制剂及用法

类别及名称	制剂及规格	用法及用量
痰液稀释药		
氯化铵	片剂：0.3 g	口服：一次 0.3～0.6 g，一日 3 次
黏痰溶解药		
乙酰半胱氨酸	粉剂：0.5 g、1.0 g	喷雾吸入：配成 10% 溶液，一次 1～3 ml，一日 3 次
溴己新	片剂：8 mg	口服：一次 8～16 mg，一日 3 次
糜蛋白酶	粉针剂：0.5 mg（4 000 U）	气雾吸入：一次 4 000 U，配成 400 U/ml 浓度的溶液雾化吸入

二、平喘药

任务目标

1. 掌握氨茶碱的药理作用、临床用途、不良反应。
2. 熟悉平喘药的概念、分类、给药方法和药疗须知。

哮喘是一种以呼吸道慢性炎症和呼吸道高反应性为特征的疾病。哮喘发作主要是呼吸道黏膜上的肥大细胞由于抗原刺激而产生了 IgE 抗体，呼吸道的炎症及过敏性刺激使肥大细胞释放过敏物质，导致支气管平滑肌痉挛性收缩，血管通透性增加从而诱发哮喘（图 5－2）。

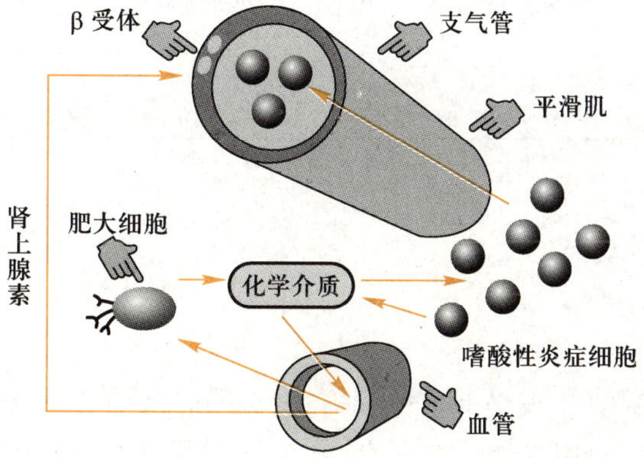

图 5－2　哮喘发作机制及肾上腺素平喘作用示意图

平喘药是指能缓解支气管痉挛，预防或终止哮喘发作的药物，主要用于治疗支气管哮喘和喘息型支气管炎。平喘药按作用机制不同，分为肾上腺素受体激动药、M受体阻断药、茶碱类、抗过敏平喘药和抗炎平喘药等。常用剂型包括片剂、气雾剂、注射剂、缓释片、胶囊剂、滴眼剂、滴鼻剂等，给药方式多采用口服、吸入、滴鼻、皮下注射、肌内注射或静脉注射等（表5-3）。本类药物理化性质稳定，常温保存即可。

表5-3　临床常用平喘药

类别及名称	制剂及规格	用量用法
肾上腺素受体激动药		
特布他林	片剂：2.5 mg 气雾剂：50 mg、100 mg 注射剂：0.25 mg	口服：一次2.5~5 mg，一日3次 喷雾吸入：一次0.25~0.5 mg，一日3~4次 静脉滴注：一次0.25 mg加入0.9%氯化钠注射液100 ml中，缓慢。一日0.5~0.75 mg，分2~3次给药
氯丙那林	片剂：5 mmg、10 mg 气雾剂：2%溶液	口服：一次5~10 mg，一日3次 雾化吸入：2%溶液，一次6~10 mg，一日1~2次
M受体阻断药		
异丙托溴铵	气雾剂：0.025%溶液	雾化吸入：0.025%溶液，一次0.02~0.04 mg，一日3~6次
茶碱类		
氨茶碱	片剂：0.1 g 缓释片：0.2 g 注射剂：0.25 g/2 ml、0.5 g/2 ml	口服：一次0.1~0.2 g，一日3次 静脉注射：一次0.125~0.25 g用50%葡萄糖注射液稀释至20~40 ml，注射时间不得少于10 min。 静脉滴注：一次0.25~0.5 g以5%~10%葡萄糖注射液稀释后缓慢滴注。注射给药，极量一次0.5 g，一日1 g
抗过敏平喘药		
色甘酸钠	气雾剂：0.7 g 滴眼剂：0.16 g/8 ml	雾化吸入：一次3.5~7 mg，一日3~4次 滴眼：一次1~3滴，一日4次，滴入眼内
酮替芬	片剂：1 mg胶囊剂：1 mg 滴鼻剂：15 mg/10 ml	口服：一次1 mg，一日2次 滴鼻：一次1~2滴，一日1~3次
抗炎平喘药		
倍氯米松	气雾剂：50 μg/喷	雾化吸入：一次100~200 μg，一日2~3次

（一）支气管扩张药

1. 肾上腺素受体激动药

通过激动支气管平滑肌上的β_2受体，使支气管平滑肌松弛，产生平喘作用；同时也能激动肥大细胞膜上的β_2受体，抑制过敏介质的释放，防治过敏性哮喘的发作。肾上腺素、麻黄碱、异丙肾上腺素均可激动β_2受体具有平喘作用，但同时激动β_1受体，可引起心悸等心血管反应，现已少用。临床上常用选择性β_2受体激动药，常用药物有：沙丁胺醇、特布他林、克仑特罗、福莫特罗等（表5-4）。

表 5-4　临床常用平喘的肾上腺素受体激动药比较

药物	作用特点及应用	不良反应与给药须知
沙丁胺醇(舒喘灵)	① 选择性激动 β_2 受体,扩张支气管,作用强于异丙肾上腺素,对 β_1 受体作用弱,对心率影响不大。② 用于防治支气管哮喘、哮喘型支气管炎	大剂量或长期应用,可见心悸、头晕、不安、手颤等。高血压、冠心病、糖尿病、心功能不全、甲状腺功能亢进者慎用。气雾吸入时,24 h 内最多不宜超过 8 次
特布他林(博利康尼)	① 对 β_2 受体选择性高,平喘作用较沙丁胺醇弱,但较持久,对心脏作用弱。② 用于防治支气管哮喘、哮喘型支气管炎	不良反应同沙丁胺醇
克伦特罗(氨哮素)	① 短效、强效 β_2 受体激动药,作用比沙丁胺醇强 100 倍。② 用于防治支气管哮喘	心血管系统不良反应较少
福莫特罗	① 长效 β_2 受体激动药,平喘作用强而持久。② 主要用于慢性哮喘与慢性阻塞性肺病的对症治疗	长期使用可出现肌震颤、心脏反应、代谢紊乱等

处方示例

患者,女,52 岁。闻油漆后突然哮喘病发作,呼吸困难,用盐酸克仑特罗气雾剂吸入给药,处方示例:

Rp:

盐酸克仑特罗气雾剂　1 支

用法:10～20 μg　一日 3～4 次　吸入

知识链接:瘦肉精

瘦肉精是一类药物,而不是一种特定的物质,任何能够促进瘦肉生长、抑制肥肉生长的物质都可以叫做“瘦肉精”。在我国通常所说的“瘦肉精”是指克伦特罗,能兴奋 β_2 受体,使支气管平滑肌扩张,缓解哮喘症状。在动物体内,对营养物质具有重新分配的作用,能促进动物生长、提高瘦肉率、降低脂肪沉积、提高饲料报酬等。但该药使用后会在猪体组织中形成残留,尤其是在猪的肝等内脏器官残留较高,食用后直接危害人体健康。主要表现为肌肉震颤、心慌、战栗、头痛、恶心、呕吐等症状,特别是对高血压、心脏病、甲亢和前列腺肥大等疾病患者危害更大,严重的可导致死亡。

2. M 受体阻断药

异丙托溴胺(异丙阿托品)

能选择性阻断支气管平滑肌上的 M 受体,扩张支气管,产生平喘作用。临床上常用于不能耐受 β_2 受体激动药的患者,尤其适用于老年性哮喘。大剂量吸入可引起口干、心悸、视物模糊等,青光眼患者禁用。

3. 茶碱类

氨　茶　碱

【临床用途与药理】

1. 平喘作用　对痉挛状态下的支气管平滑肌有明显松弛作用，尚有抗炎抗免疫作用。主要用于支气管和喘息性哮喘。轻症哮喘和预防发作口服给药。重症哮喘或哮喘持续状态，可静脉注射或静脉滴注。也可用于治疗心源性哮喘。

2. 强心利尿　能增强心肌收缩力，心输出量增多；增加肾血流量，提高肾小球滤过率，减少肾小管对水、钠的重吸收而利尿。

【不良反应】

1. 胃肠道反应　口服可引起恶心、呕吐、食欲缺乏等。

2. 心血管反应　静脉注射过快或浓度过高可引起心悸、心律失常、血压骤降甚至心搏骤停。

3. 中枢兴奋　治疗量可出现烦躁不安、失眠等，大剂量可导致头晕、头痛、谵妄、惊厥等。避免睡前服药或同服镇静催眠药。

【药疗须知】

1. 宜饭后服或服用肠溶片，以防消化道刺激。

2. 氨茶碱静脉注射时应以 25% ~50% 葡萄糖溶液 20 ~40 ml 稀释后缓慢注射，注射时间应在 10 min 以上，以免引起心律失常、血压骤降或猝死。

3. 应用缓释片或控释片时，必须整片吞服，每日 1 次。

4. 老年人、孕妇、哺乳期妇女及心、肝、肾功能不全者慎用。急性心肌梗死、低血压、休克患者禁用。

处方示例

患者，女，36 岁。患支气管哮喘多年，近期呼吸道感染哮喘加重，予氨茶碱静脉滴注给药，处方示例：

Rp：

氨茶碱注射液　0.5 g×1 支

10% 葡萄糖注射液　500 ml

用法：一日 1 次　静脉滴注

（二）抗过敏平喘药

药物通过稳定肥大细胞膜，抑制过敏介质释放和轻度的抗炎作用。起效慢，对已发作者无效，主要用于预防哮喘发作。

色 甘 酸 钠

对外源性哮喘效果好，对内源性哮喘效果差。也可用于过敏性鼻炎、溃疡性结肠炎等疾病。不良反应少。少数患者吸入药物后引起呛咳、气急、胸闷甚至诱发哮喘，与异丙肾上腺素合用，可防止其发生。用特制吸入器吸入。

酮　替　芬

药物不仅能抑制肥大细胞释放过敏介质，还能阻断 H_1 受体，疗效优于色甘酸钠，主要用于预防各型支气管哮喘发作，对儿童疗效较好。不良反应少，偶有口干、头晕、嗜睡、困倦等。

（三）抗炎平喘药

1. 糖皮质激素类药物　糖皮质激素具有强大的抗炎抗免疫作用，为目前治疗哮喘最有效的抗炎药。静脉注射糖皮质激素是哮喘急性发作和哮喘持续状态的重要抢救方法。可的松、氢化可的松等全身用药，平喘效果显著，但不良反应多而严重，静脉注射用于治疗严重支气管哮喘发作和哮喘持续状态。

近年来临床使用新型糖皮质激素吸入给药，局部抗炎作用强大，全身不良反应轻。主要有二丙酸倍氯米松、布地奈德、曲安奈德等，可用于对糖皮质激素依赖的慢性哮喘患者，因起效较慢，连用10日才能发挥最大作用，对急性哮喘发作及重症哮喘或其他药物不能控制的严重哮喘仍需糖皮质激素全身给药。长期用药可引起声音嘶哑、口咽部念珠菌感染。

2. 抗白三烯类药　白三烯是引起哮喘发作的重要炎症因子。本类药物通过阻断白三烯受体，减轻支气管黏膜充血水肿等炎症反应，起到平喘作用。常用药物有孟鲁司特、扎鲁司特等。主要用于治疗各种哮喘，包括运动诱发的哮喘、阿司匹林诱发的哮喘，也可用于过敏性鼻炎等。不良反应有头痛、面部潮红、腹痛等。

知识链接：气雾剂应用注意事项

气雾剂是呼吸系统疾病常用的用药剂型，其体积小、携带方便；气雾吸入给药（图5－3）使用时应注意以下几点：①使用前充分摇匀；②将接口端放入双唇间，在深吸气开始时按压气雾器顶部；③随吸气将药粒吸入，吸完后尽可能屏住呼吸10秒。

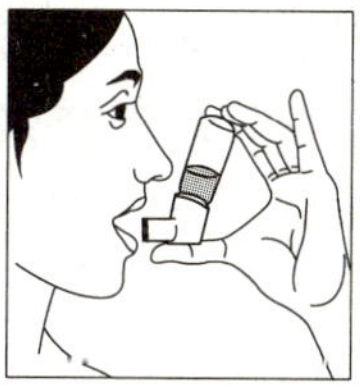

图5－3　气雾吸入给药

练　一　练

学开处方：患者，男，40岁。因受凉后出现发热、胸痛、无痰干咳、疲乏、食欲缺乏等症状。经检查，诊断为胸膜炎。为治疗患者胸痛和咳嗽，请为患者开一处方。

病例分析：患者，男，50岁。患支气管哮喘，正在服用氨茶碱，由于心动过速，医师加用普萘洛尔，处方如下，请试分析此处方用药是否合理。

Rp：

1. 氨茶碱片 0.1 g×20 片
   用法：0.1 g　一日3次　口服
2. 普萘洛尔片　10 mg×20 片
   用法：10 mg　一日3次　口服

任务二　消化系统药

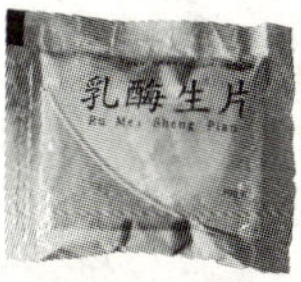

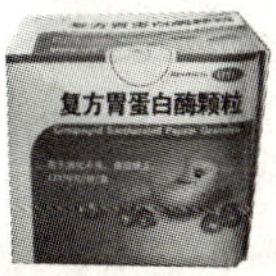

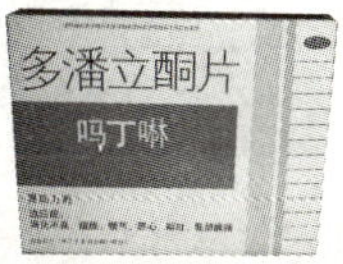

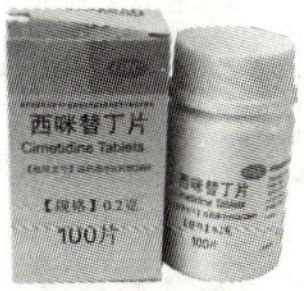

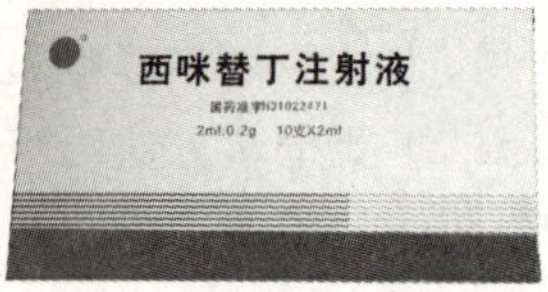

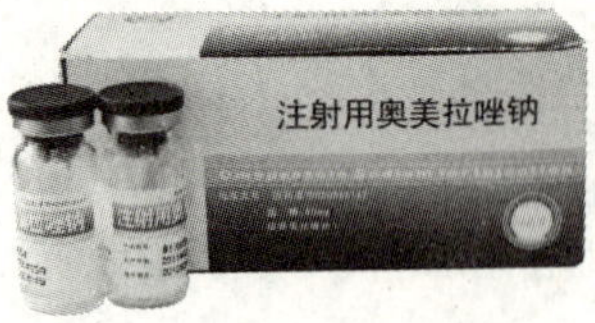

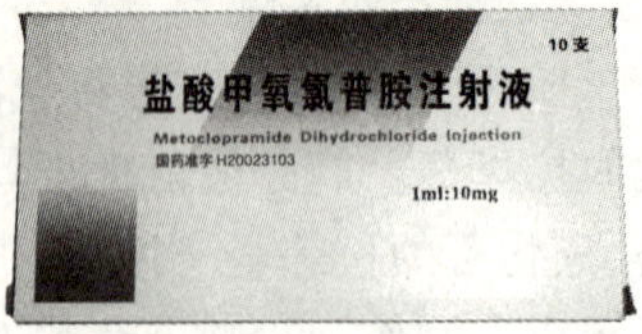

一、抗消化性溃疡药

任务目标

1. 掌握西咪替丁、奥美拉唑的作用机制、临床用途及不良反应。
2. 熟悉常用药物的给药方法与药疗须知。

消化性溃疡主要指胃溃疡和十二指肠溃疡，由于胃、十二指肠黏膜局部损伤因子（胃酸、胃蛋白酶、幽门螺杆菌感染等）与保护因子（黏膜屏障、HCO_3^-、前列腺素等）之间失去平衡而引起的常见慢性疾病（图 5－4）。

抗消化性溃疡药能减轻溃疡症状、促进愈合、防止和减少复发及并发症的产生。常用抗消化性溃疡药包括：抗酸药、胃酸分泌抑制药、胃黏膜保护药和抗幽门螺杆菌药。常用剂型包括片剂、胶囊剂、注射剂等，多采用口服给药，也可肌内注射、静脉注射或静脉滴注。本类药物理化性质稳定，常温保存即可。

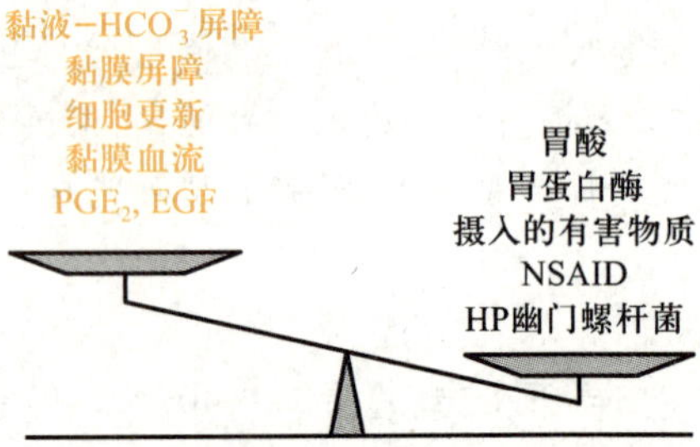

图 5－4　消化性溃疡病的发病机制

（一）抗酸药

抗酸药又称中和胃酸药，是一类弱碱性化合物，口服后在胃内中和胃酸，减轻胃酸对胃、十二指肠黏膜的侵蚀和对溃疡面的刺激及腐蚀作用，从而缓解疼痛，促进溃疡愈合。理想的抗酸药应作用持久，不吸收，不产气，不致腹泻和便秘，对胃黏膜及溃疡面有保护和收敛作用。单个药很难满足上述标准，常用复方制剂如复方氢氧化铝（胃舒平）、复方铝酸铋（胃得乐）等。抗酸药与 H_2 阻断剂联合应用，效果更好（表 5－5）。

表 5－5　临床常用抗酸药作用比较

药物	剂型规格及用法	作用特点	主要不良反应
氢氧化铝	片剂：0.3 g；口服：一次 0.6～0.9 g，一日 3 次	抗酸起效慢、作用较强而持久具有收敛止血和保护溃疡面作用	便秘
三硅酸镁	片剂：0.5 g；口服：一次 0.5～2 g，一日 3 次	抗酸起效慢、作用弱而持久，能保护溃疡面	腹泻
氧化镁	片剂：0.2 g；口服：一次 0.2～1 g，一日 3 次	抗酸起效快、作用强而持久	腹泻

【药疗须知】

1. 乳剂服用前应充分摇匀，片剂应嚼碎服用。

2. 应在饭后 1 h 或睡前服用；合理用药应在每次饭后 1 h 和 3 h 及临睡前各服一次，一日共 7 次。

3. 避免与乳制品、酸性食物或饮料同服。不宜与四环素同服。

（二）胃酸分泌抑制药

胃酸主要由壁细胞分泌，并受迷走神经、促胃液素和组胺的调节，是诱发消化性溃疡的主要因素。壁细胞膜上 H_2组胺受体、M 胆碱受体、促胃液素受体与胃酸分泌有关，其共同途径是激活 H^+-K^+ - ATP 酶（质子泵）。胃酸抑制药包括：H_2受体阻断药、M 受体阻断药、胃泌素受体阻断药、H^+-K^+ - ATP 酶抑制药（表 5 - 6，图 5 - 5）。

表 5 - 6　临床常用胃酸分泌抑制药

药物名称	制剂及规格	用法及用量
西咪替丁	片剂：0.2 g 胶囊剂：0.2 g 注射剂：0.2 g/2 ml	口服：一次 0.2 ~ 0.4 g，每日 4 次，于饭后和睡前服用，连用 6 ~ 8 周 静脉滴注：一次 0.2 g，一日1 ~ 2 次
雷尼替丁	片剂：150 mg	口服：一次 150 mg，一日 2 次，早、晚饭后服用，连用 4 ~ 8 周
法莫替丁	片剂：20 mg 注射剂：20 mg/2 ml	口服：一次 20 mg，一日 2 次，早、晚饭后服用。静脉注射或静脉滴注：一次 20 mg，一日 2 次，缓慢
哌仑西平	片剂：25 mg、50 mg 注射剂：10 mg	口服：一次 50 ~ 75 mg，一日 2 次，饭前服。 肌内注射或静脉注射：一次 10 mg，一日 2 次
奥美拉唑	片剂：20 mg 胶囊剂：20 mg	口服：一次 20 mg，一日 2 次，或一次 20 ~ 40 mg，一日 1 次

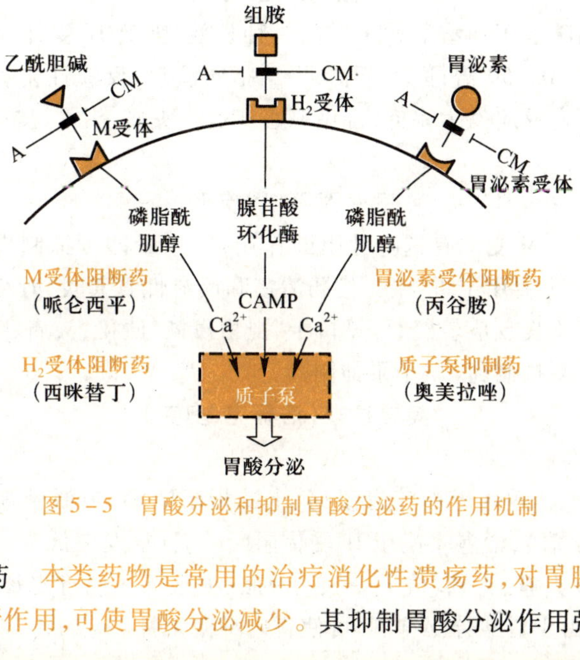

图 5 - 5　胃酸分泌和抑制胃酸分泌药的作用机制

1. H_2受体阻断药　本类药物是常用的治疗消化性溃疡药，对胃腺壁细胞表面的组胺 H_2受体有竞争性阻断作用，可使胃酸分泌减少。其抑制胃酸分泌作用强而持久，疗程短，溃疡愈合率较高。常用药物有西咪替丁、雷尼替丁、法莫替丁等。

西咪替丁(甲氰咪胍)

本品通过阻断胃壁细胞上的 H_2受体显著抑制胃酸分泌,不仅能抑制基础胃酸和夜间胃酸分泌,对组胺、胃泌素和食物等多种刺激引起的胃酸分泌也有抑制作用。同时抑制胃蛋白酶分泌,对胃黏膜有保护作用。主要用于治疗消化性溃疡,对十二指肠溃疡疗效较好,对胃溃疡疗效稍差。但停药后易复发,延长用药时间可减少复发。也可用于治疗带状疱疹。

不良反应表现为恶心、呕吐、腹胀、腹泻、便秘、头痛、头晕、乏力、口干、口苦、皮疹等。长期应用或用药剂量较大,可引起转氨酶升高、肝损害、偶见肾衰竭。本药有轻度抗雄性激素作用,长期服用,可引起性功能减退、阳痿、精子数减少及乳房发育。少数患者可出现精神紊乱、谵妄、幻觉等。孕妇、哺乳期妇女禁用。

处方示例

患者,女,48 岁。近段时间以来常感上腹部不适、疼痛,饭前和夜间腹痛更明显,饭后疼痛缓解。到医院检查,诊断为十二指肠溃疡,用西咪替丁治疗。处方示例:

Rp:

西咪替丁片　0.2 g×24 片

用法:0.2 g　一日 4 次　饭后和睡前服

雷 尼 替 丁

本药抑制胃酸分泌作用比西咪替丁强 4 ~ 10 倍。对胃及十二指肠溃疡疗效好,可缓解溃疡病症状,促进溃疡愈合,减少溃疡复发,具有速效和长效的特点。对应用西咪替丁无效的患者,使用本品仍然有效。不良反应较少,可有恶心、呕吐、头痛、头晕、乏力等。偶见白细胞减少、血小板减少等,停药后可恢复。

法 莫 替 丁

法莫替丁是继西咪替丁和雷尼替丁后的一种长效、强效 H_2受体阻断药,其抑制胃酸分泌作用是西咪替丁的 40 ~ 50 倍,适用于胃、十二指肠溃疡,反流性食管炎、应激性溃疡及急性胃黏膜出血等。不良反应发生率低,常见恶心、呕吐、头痛、头晕、皮疹、白细胞减少等。

2. M 受体阻断药

哌仑西平(胃疾平)

本品对胃壁细胞的 M 受体有选择性阻断作用,小剂量即可抑制胃酸分泌,对其他部位的 M 受体影响较小。主要用于胃、十二指肠溃疡和反流性食管炎,疗效与西咪替丁相似,二者合用可提高疗效。不良反应较轻,可见口干、视物模糊、便秘、头痛、嗜睡等。

3. 胃壁细胞 H^+泵抑制药(质子泵抑制药)

奥美拉唑(洛赛克、奥克)

本品能选择性抑制胃壁细胞 H^+泵(H^+-K^+-ATP 酶)的作用,使胃壁细胞分泌 H^+减少,从而减少胃酸分泌。适用于治疗胃溃疡、十二指肠溃疡、应激性溃疡、反流性食管炎和卓-艾综合征(胃泌素瘤),治愈率高于 H_2受体阻断药,且复发率低。

主要不良反应有头痛、头晕、口干、恶心、腹胀、失眠等。偶有皮疹、外周神经炎、转氨酶升高等。长期应用,由于胃酸分泌抑制,可使胃内细菌生长。

（三）胃黏膜保护药

胃黏膜屏障包括细胞屏障和黏液-HCO_3^-盐屏障。能防止有害因子损伤胃黏膜（导致出血、糜烂、坏死等），黏膜上皮能迅速重建和再生，有修复作用。屏障功能受损可导致溃疡。胃黏膜保护药能增强黏膜保护功能，促进溃疡愈合。临床常用药物有硫糖铝、枸橼酸铋钾等（表5-7）。

表5-7 临床常用胃黏膜保护药

药物名称	制剂和规格	用法及用量
硫糖铝	片剂：0.25 g、0.5 g	口服：一次1 g，一日3～4次
枸橼酸铋钾	片剂：0.3 g	口服：一次0.3 g，一日4次，饭前或睡前服用，连用4～8周
米索前列醇	片剂：200 μg	口服：一次200 μg，每日4次，饭前或睡前服用，连用4～8周

硫糖铝

本品是蔗糖硫酸酯的碱性铝盐，口服不易吸收，在胃中聚合形成胶体，形成保护膜，对胃、十二指肠黏膜及溃疡面具有保护作用，可防止胃酸对胃黏膜的刺激和腐蚀。临床用于治疗胃、十二指肠溃疡、慢性糜烂性胃炎、反流性食管炎等。常见不良反应有便秘、口干、恶心、皮疹、眩晕等。不宜与碱性药物合用。

枸橼酸铋钾

枸橼酸铋钾，又名三钾二枸橼酸铋、胶体碱式枸橼酸铋。本品在胃中酸性条件下，能形成氧化铋胶体沉着于溃疡表面，形成保护膜隔绝胃酸、胃蛋白酶、酸性食物等对溃疡面的侵蚀，促进溃疡的愈合，又称“溃疡隔绝剂”。本药还可抑制胃蛋白酶活性、增加胃黏液分泌、改善胃黏膜血流和清除幽门螺杆菌。适用于胃及十二指肠溃疡、慢性胃炎、十二指肠炎等。疗效与西咪替丁相似，复发率较低。

不良反应有长期应用可升高血浆铋浓度，使口腔、舌头、粪便变黑，引起轻度便秘。肾功能不全者禁用，以免引起血铋过高。可影响口服四环素类的吸收，不宜同服。抗酸药及牛奶可影响其疗效，不宜同服。

米索前列醇（喜克溃）

本品为前列腺素E的衍生物，能抑制胃酸分泌，具有胃黏膜保护作用。适用于消化性溃疡、应激性溃疡、急性胃黏膜损伤和出血的治疗。由于价格昂贵，仅作为溃疡病治疗的二线药物。不良反应有稀便、腹泻、恶心和胃肠胀气等。孕妇用后有兴奋子宫作用，可致流产，故孕妇禁用。

（四）抗幽门螺杆菌药

1983年从慢性胃病患者的胃黏膜中成功分离出幽门螺杆菌后，经多年来的研究证实幽门螺杆菌是慢性胃炎、消化性溃疡等疾病的主要病因。幽门螺杆菌属革兰阴性厌氧菌，它在胃黏膜表面生长，产生酶和毒素等有害物质，并分泌黏液，损伤胃、十二指肠黏膜引起炎症，是产生消化性溃疡的危险因素（图5-6）。根治幽门螺杆菌感染，可明显减少消化性溃疡的复发率，加速溃疡愈合。常用的抗幽门螺杆菌药有抗生素、铋制剂等，如：

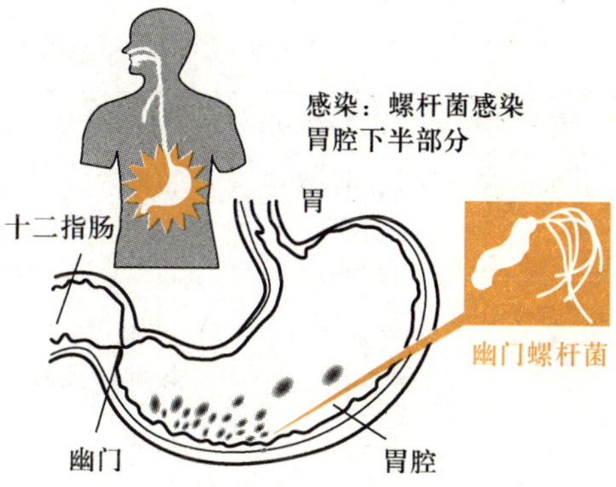

图5-6 幽门螺杆菌引起的消化性溃疡示意图

阿莫西林、庆大霉素、羟氨苄青霉素、红霉素、枸橼酸铋钾、甲硝唑、四环素等，单用一种药物疗效差，常以2～3种药联合应用。临床最常用的“三联疗法”是指奥美拉唑加上述两种抗生素或铋剂加两种抗生素。

（五）解痉药

丙胺太林（普鲁本辛）

本品为人工合成的季铵类解痉药，具有与阿托品相似的作用，对胃肠道M受体的选择性较高，缓解胃肠痉挛和抑制胃酸分泌作用较强而持久。主要用于胃肠绞痛和胃、十二指肠溃疡的治疗。不良反应有口干、视物模糊、排尿困难、便秘、心悸等。青光眼患者禁用。

贝那替秦（胃复康）

本品为人工合成的叔胺类解痉药，具有阿托品样解痉、中枢镇静和抑制胃酸分泌作用。适用于伴有焦虑症状的消化性溃疡病患者。有口干、视物模糊等不良反应。青光眼患者禁用。

助记口诀：消化性溃疡药物治疗
氢氧化铝主制酸，收敛止血护溃面。
西咪替丁抑泌酸，奥美拉唑速强久。
治疗溃疡抗幽螺，多药联用效更强。

二、助消化药与止吐药

任务目标

1. 掌握常用助消化药的给药方法与药疗须知。
2. 熟悉胃蛋白酶合剂的组成及用途。
3. 了解止吐药的给药方法与药疗须知。

（一）助消化药

助消化药多为消化液的成分，能促进胃肠道食物的消化，主要用于治疗消化不良或消化液分泌不足。常用剂型包括片剂、粉剂、合剂等，多采用饭前或饭时服药（表5－8）。本类药物理化性质稳定，常温保存即可。

表5－8　临床常用助消化药

药物名称	制剂和规格	用法及用量	药疗须知
胃蛋白酶	粉剂：120 U/g、1 200 U/g 合剂：100 ml	口服：120 U/g：一次2～4 g，一日3次 1 200 U/g：一次0.2～0.4 g，一日3次 口服：一次10 ml，一日3次，饭前服用	在酸性环境中作用增强，常与稀盐酸合用，禁与碱性药物合用
胰酶	片剂：0.3 g、0.5 g	口服：一次0.3～1.0 g，一日3次，饭前服用	常用肠溶片，需整片吞服。禁与酸性药物同服
乳酶生	片剂：0.3 g	口服：一次0.3～0.9 g，一日3次	禁与抗菌药、碱性药物及吸附剂合用。药物应置于阴凉处保存

处方示例

患者，男，5 岁。消化不良，大便中有未消化食物，予乳酶生治疗，处方示例：

Rp：

乳酶生片　0.1 g×12 片

用法：0.2 g　一日 3 次　饭前服

（二）止吐药

恶心、呕吐是多种疾病引起的消化道症状，剧烈呕吐可导致机体水和电解质紊乱，除病因治疗外，应及时止吐。止吐药是通过抑制呕吐反射的不同环节而发挥止吐作用的药物。临床应用的止吐药有多种，本任务仅介绍多巴胺受体阻断药如甲氧氯普胺、多潘立酮和 5-HT_3受体药昂丹司琼等。常用剂型包括片剂、滴剂、混悬剂、注射剂等，多采用口服或注射给药（表 5-9）。本类药物理化性质稳定，常温保存即可。

表 5-9　临床常用止吐药

药物	制剂及规格	用量用法	不良反应
甲氧氯普胺	片剂：5 mg 注射剂：10 mg/ml	口服：一次 5～10 mg，一日 3 次，饭前半小时服用 肌内注射：一次 10～20 mg	用量过大或长期应用可引起锥体外系症状；注射给药可引起直立性低血压
多潘立酮	片剂：10 mg 滴剂：10 mg/ml 混悬剂：1 mg/ml 注射剂：10 mg/2 ml	口服：一次 10 mg，一日 3 次，饭前 15 min 服用 肌内注射：一次 10 mg	不良反应较轻，偶有轻度腹痛、腹泻等
昂丹司琼	片剂：4 mg、8 mg 注射剂：4 mg/ml、8 mg/2 ml	口服：一次 8～32 mg，一日 2 次 静脉注射：化疗治疗前缓慢静注本品 8 mg，之后间隔 2～4 h 再缓慢静注 8 mg，共 2 次	不良反应常见头痛、便秘、腹泻等。孕妇及哺乳期妇女慎用

知识链接：呕吐

呕吐是胃内容物反流入食管，经口吐出的一种反射性活动。可分为三个阶段，即恶心、干呕和呕吐。呕吐可将胃内的有害物质吐出，是机体的一种防御反射。但抗恶性肿瘤药、内耳眩晕症、晕动病及外科手术等多种原因引起的频繁而剧烈的呕吐会导致机体脱水及电解质紊乱等，危害身体健康。

三、泻药和止泻药

任务目标

1. 掌握硫酸镁的药理作用、临床用途、不良反应。
2. 熟悉泻药的分类、给药方法与药疗须知。

（一）泻药

泻药是通过增加肠蠕动、增加肠内水分或使肠内容物软化或润滑肠道利于粪便排出的药物。常用的泻药有三类：容积性泻药、接触性泻药和润滑性泻药。常用剂型包括片剂、粉剂、栓剂、注射剂等，给药方式为口服、注射、外用等（表5-10）。本类药物理化性质稳定，常温保存即可。

表5-10　临床常用泻药制剂及用法

药物名称	制剂及规格	用法及用量
硫酸镁	粉剂：500 g	口服：导泻时一次5~20 g，饮水200~500 ml，清晨空腹服
	溶液剂：3.3 g/10 ml	口服：利胆时一次2~5 g，一日3次，或33%溶液，一次10 ml，饭前服
	注射剂：1.0 g/10 ml、2.5 g/10 ml	静脉注射或静脉滴注：一次1 g
酚酞	片剂：50 mg、100 mg	口服：一次50~200 mg，睡前服
甘油	栓剂：1.82 g	塞入肛门：一次1粒

1. 容积性泻药　口服吸收很少，在肠道内形成高渗，使肠容积增大，刺激肠壁加强蠕动，产生导泻作用。

硫酸镁（泻盐）

重点提示：硫酸镁给药途径不同，可产生不同的药理作用。口服有导泻、利胆作用，注射给药有抗惊厥和降压作用，外用还可消肿止痛。

【临床用途及药理】

1. 导泻　口服硫酸镁后，在肠道中以 Mg^{2+} 和 SO_4^{2+} 的形式存在，难被肠壁吸收，在肠内形成高渗透压而阻止肠内水分的吸收，增加肠腔内容积，刺激肠壁，反射性地引起肠蠕动而促进排便，其导泻作用强而迅速。主要用于急性便秘、排出肠内毒物及服用驱肠虫药后排出虫体。

2. 利胆　口服硫酸镁（33%）或用导管导入十二指肠，可刺激十二指肠黏膜，反射性地引起胆总管括约肌松弛、胆囊收缩，促进胆囊排空，加速胆汁排出，呈现利胆作用。用于阻塞性黄疸、慢性胆囊炎和胆石症的治疗。

3. 抗惊厥　注射硫酸镁可抑制中枢和松弛骨骼肌，呈现抗惊厥作用。用于各种原因所致的惊厥，尤其对子痫有较好疗效。

4. 降压作用　注射给药后，较高浓度的 Mg^{2+} 可直接扩张血管平滑肌，抑制心肌，并能引起交感神经节冲动传递障碍，从而使血管扩张，血压下降。主要用于高血压危象和高血压脑病的治疗。

5. 消肿止痛　用50%硫酸镁溶液局部热敷患处，能改善局部血液循环，有消肿止痛效果。

【不良反应】

1. 硫酸镁用于导泻时，因刺激肠壁可引起盆腔充血，导致月经过多或流产，故孕妇、月经期妇女禁用。服用大量高浓度的硫酸镁溶液，可自组织中吸取大量水分而导致脱水。

2. 硫酸镁注射过量或静脉注射速度过快，使血中 Mg^{2+} 浓度过高，可引起急性 Mg^{2+} 中毒，表现为中枢抑制、腱反射消失、血压急剧下降、呼吸抑制等。一旦出现中毒，应立即进行人工呼吸并静脉注射钙盐抢救。

【药疗须知】

1. 导泻常采用口服给药。因导泻作用剧烈，应注意补充体液以免脱水。

2. 因 Mg^{2+} 可抑制中枢，中枢抑制药中毒者禁用硫酸镁导泻，宜选用硫酸钠导泻。硫酸钠导泻作用比硫酸镁弱但无中枢抑制作用。

3. 注射给药无导泻利胆作用，主要用于降压和抗惊厥（见抗惊厥药）。

4. 肾功能不良或老年患者禁用或慎用。肠道出血、急腹症患者、脱水、孕妇、月经期妇女禁用。

动动脑： ① 中枢抑制药中毒能否用硫酸镁导泻，为什么？② 硫酸镁中毒应如何抢救？

助记口诀：硫酸镁

硫酸镁用途广，口服导泻与利胆。
注射降压抗惊厥，适量缓慢重安全。

硫　酸　钠

硫酸钠口服后产生导泻作用与硫酸镁相似而较弱，但无中枢抑制作用，用于中枢抑制药中毒时加速药物排出。

2. 接触性泻药

酚酞（果导）

本品口服后在肠道内与碱性肠液相遇形成可溶性钠盐，刺激结肠黏膜，促进其蠕动而产生导泻作用。其作用温和，服药后 6～8 h 排出软便，适用于慢性便秘和习惯性便秘。酚酞经肾排泄，遇碱性尿液时，使尿液显红色，应与血尿区别。不良反应较少，偶有皮疹、过敏性肠炎及出血倾向等。

处方示例

患者，女，20 岁。近日来常感腹部不适、大便难解。诊断为慢性便秘。用果导治疗，处方示例：

Rp：

果导片　50 mg × 3 片

用法：50 mg　睡前服

3. 润滑性泻药

液　状　石　蜡

液状石蜡为石油提取物，口服后在肠内不被消化和吸收，产生滑润肠壁和软化粪便的作用，利于粪便排出。适用于慢性便秘、高血压或痔疮患者的便秘。长期服用可影响脂溶性维生素 A、维生素 D、维生素 K 及钙、磷的吸收。

甘　　油

本品常用其栓剂或 50% 溶液由肛门给药。通过其高渗透压作用刺激并润滑肠壁，软化大便并引起排便，用药后数分钟即可排便。适用于儿童及老年人。

开 塞 露

本品为含有甘油或山梨醇的制剂。装入特制塑料容器内，供直肠给药时使用。通过滑润和刺激肠壁、软化大便引起排便，适用于儿童及老年人。

（二）止泻药

腹泻是多种疾病的临床表现，也可以是生理功能紊乱或神经、精神因素所致，长期慢性腹泻或剧烈腹泻，可影响食物的吸收并引起机体脱水和电解质紊乱，因此，在对因治疗的同时，应适当给予止泻药。临床常用的止泻药有肠蠕动抑制药和收敛吸附药（表 5－11）。

表 5－11 临床常用止泻药

类别	药 物	作用特点与应用	不良反应
肠蠕动抑制药	地芬诺酯（苯乙哌啶）	为哌替啶的衍生物，止泻作用与吗啡相似，无镇痛作用；用于急、慢性功能性腹泻	有成瘾性。肝病患者慎用，青光眼患者禁用
	洛哌丁胺（易蒙停）	与地芬诺酯相似，但止泻更强更持久；用于急、慢性腹泻	不良反应少。婴幼儿禁用
收敛吸附药	蒙脱石（思密达）	具有强大的覆盖、保护肠黏膜作用，主要用于急、慢性腹泻、肠道菌群失调，对儿童急性腹泻效果显著	久用可致便秘。用药时注意纠正脱水，不宜与其他药物合用
	鞣酸蛋白	口服在肠道分解释放鞣酸，使肠黏膜表面蛋白凝固、沉淀，减少刺激及炎性渗出，有收敛止泻作用，可用于各种腹泻	不良反应少

练 一 练

学开处方：患者，女，22 岁。经常出现上腹部疼痛、腹胀、反酸、嗳气等症状，且饭后疼痛明显。开始未太在意，后来疼痛越来越重。到医院检查，诊断为胃溃疡。请为患者拟定治疗方案。

案例分析：患者，女，54 岁。腹胀 2 月余，呕吐、腹痛 3 日，进食后加剧，呕吐物为未消化的食物，伴有恶心，便秘，临床诊断为胃动力不足。医师给予多潘立酮后症状明显好转。试分析用此药治疗的依据。

（张世友）

任务三 子宫兴奋药与抑制药

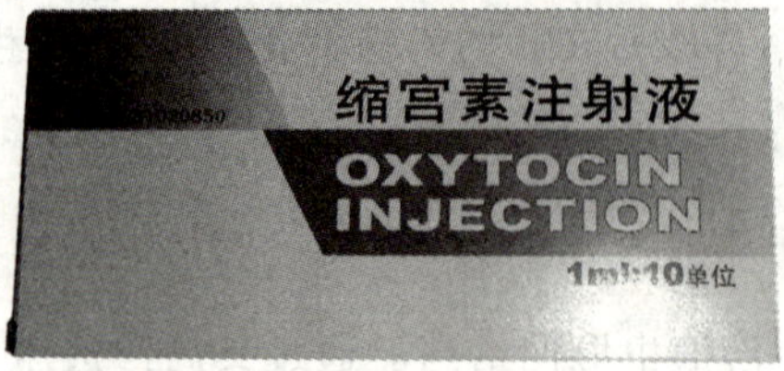

任务目标

1. 掌握缩宫素的作用特点、临床用途和药疗须知。
2. 熟悉麦角新碱的作用特点及临床用途。

作用于子宫的药物按其对子宫平滑肌的影响可分为两类:①子宫平滑肌兴奋药,如缩宫素、麦角生物碱和前列腺素;②子宫平滑肌松弛药,如 β_2受体兴奋药利托君和钙通道阻滞药硝苯地平,前者主要用于催产、引产及产后止血,后者则用于预防早产。

知识链接:流产、早产、催产、引产和产后出血

流产是妊娠不足28周、胎儿体重不足1 000 g而终止妊娠者。流产分为先兆流产、难免流产、不全流产和完全流产。早产是妊娠于28周至37周之间终止者,此时娩出的新生儿称早产儿。催产是当子宫口已开全,无禁忌证而出现低张性宫缩无力时,用药物增强子宫收缩力以促进分娩。引产是对过期妊娠或因某种原因必须提前中断妊娠者,用药物诱发子宫收缩,促使胎儿娩出。产后出血是胎儿娩出24 h内阴道流血量超过500 ml者。

一、子宫兴奋药

子宫平滑肌兴奋药是一类选择性直接兴奋子宫平滑肌的药物如缩宫素、麦角生物碱和前列腺素等,它们的作用可因子宫生理状态及剂量的不同而有差异,使子宫产生节律性收缩或强直性收缩(图5-7),用于催产、引产或产后止血。

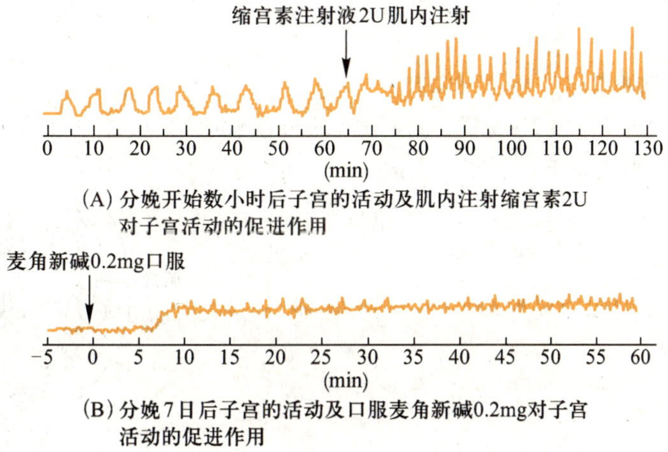

图5-7 缩宫素与麦角新碱对人子宫的作用比较

缩宫素(催产素)

临床使用的缩宫素为人工合成品或从猪或牛的脑垂体后叶中提取的,为无色透明的液体制剂,口服无效,需注射给药。缩宫素的效价以单位计算,一个单位相当于2 μg纯缩宫素。宜密闭，在凉暗处保存。临床常用缩宫素制剂及用法见表5－12。

表5－12　临床常用缩宫素

药物名称	制剂及规格	用法及用量
缩宫素（催产素）	注射剂：2.5 U/0.5 ml、5 U/ml、10 U/ml	静脉滴注：一次2.5～5 U，用5%葡萄糖液500 ml稀释至每毫升中含有缩宫素5 U。速度每分钟0.002～0.005 U，用于引产或催产 肌内注射：一次5～10 U，用于产后止血
	滴鼻剂：40 U/ml	滴鼻：在喂奶前2～3 min，滴入一侧或两侧鼻孔内3滴，用于催乳

化学结构：缩宫素为含有二硫键的9个氨基酸组成的肽链，其化学结构式如图5－8所示。

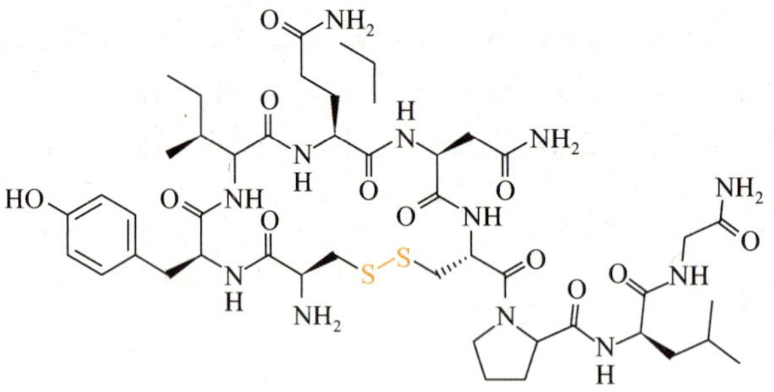

图5－8　缩宫素的化学结构式

重点提示：缩宫素能直接兴奋子宫平滑肌，使子宫收缩加强，频率加快。

【临床用途与药理】

1. 催产引产　小剂量（2～5 U）加强子宫的节律性收缩，收缩性质同正常分娩相似，有利于胎儿顺利娩出，可用于催产引产。大剂量（5～10 U）对宫底、宫颈产生同等强度持续强直性收缩，可用于治疗产后出血，压迫子宫肌层而止血，但可影响胎儿娩出，催产引产禁用大剂量缩宫素。

缩宫素的作用特点：①小剂量缩宫素可使子宫体产生节律性收缩而子宫颈松弛，其收缩性质与正常分娩相似，主要用于催产、引产；大剂量用于产后止血。②对子宫底和子宫体的兴奋作用强，对子宫颈的兴奋作用弱，还可产生轻度松弛作用（图5－9）。③雌激素能提高子宫对缩宫素的敏感性，孕激素降低其敏感性。妊娠早期孕激素水平高，雌激素水平低。妊娠末期孕激素水平低，而雌激素水平高。

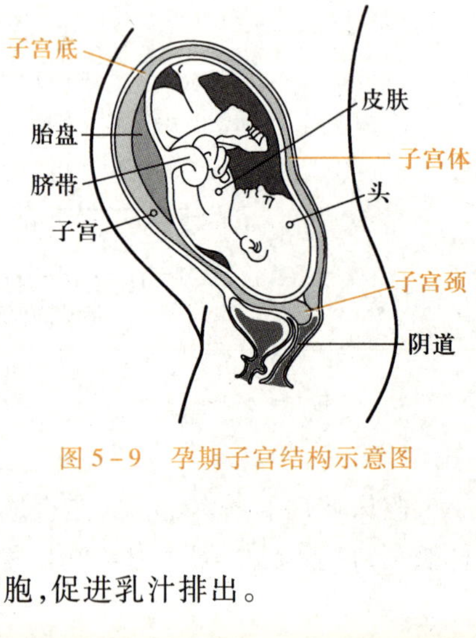

图5－9　孕期子宫结构示意图

2. 促进排乳　缩宫素能收缩乳腺腺泡周围肌上皮细胞，促进乳汁排出。

处方示例

患者，女，27岁。临产住院，经检查，符合各项正常分娩指征，但在生产中出现了难产，予缩宫素治疗，处方示例：

Rp：

缩宫素注射剂　3 U×1支

5%葡萄糖注射液　500 ml

用法：8～10滴/min　静脉滴注

【体内过程及影响因素】　口服极易被消化液所破坏，故口服无效；滴鼻经黏膜则很快吸收，作用时效约20 min；肌内注射在3～5 min起效，作用持续30～60 min；静脉滴注立即起效，15～60 min内子宫收缩的频率与强度逐渐增加，然后稳定，滴注完毕后20 min，其效应渐减退。$t_{1/2}$一般为1～6 min。本品经肝、肾代谢，经肾排泄，极少量是原形物。

【不良反应】

1. 用药量过大引起子宫持续、强直性收缩，导致胎儿窒息或子宫破裂。
2. 偶见恶心、呕吐、血压下降等。

【药疗须知】

1. 口服易被消化酶破坏，应经肠道外给药，常采用肌内注射或静脉滴注。
2. 用药前了解患者孕产史、用药史及过敏史。检查胎位是否正常。
3. 仔细检查孕产妇的血压、脉搏、体温、宫缩频率、宫缩间隔时间、胎心音等用药指征。
4. 严格掌握用药剂量，用于催产时应坚持“小剂量、低浓度、循序增加、专有管理”的原则，根据胎心音变化和子宫收缩情况调节静脉滴注速度。出现宫缩频率过快及强直性收缩，应立即停药，防止胎儿窒息或子宫破裂。
5. 产道异常、胎位不正、头盆不称、前置胎盘、3次妊娠以上的经产妇，有剖宫产史者禁用。

麦角生物碱

麦角是寄生于黑麦等植物上的麦角菌的干燥菌核，其中含有多种生物碱如麦角新碱、甲基麦角新碱、麦角胺和麦角毒等，其化学结构如图5－10所示。以麦角新碱为代表，口服吸收容易而规则，作用迅速而短暂。

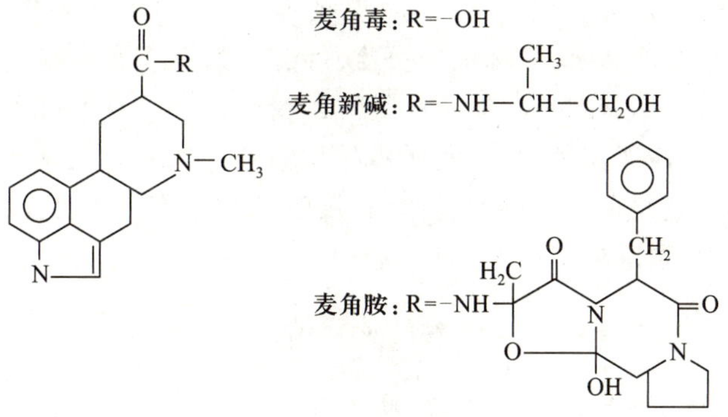

图5－10　麦角制剂的化学结构

【临床用途与药理】

1. 兴奋子宫　以麦角新碱对子宫平滑肌的兴奋作用最为显著，其作用迅速、强大、持久，对妊娠子宫，尤其是临产时和新产后子宫作用最明显。可用于产后子宫出血或其他原因引起的子宫出血。也可用于子宫复旧，常用麦角流浸膏。但对子宫平滑肌易引起强直性收缩且无选择性，故禁用于催产、引产。

2. 收缩血管　麦角胺能使脑血管收缩，减少脑动脉搏动幅度，可减轻头痛，用于治疗偏头痛，常与咖啡因合用以增强疗效。

【不良反应】　麦角新碱注射可引起恶心、呕吐、血压升高等。麦角胺和麦角毒大剂量或反复应用可损伤血管内皮细胞，造成肢端坏死。用药前应了解患者有无心、脑血管疾病，监测患者心率、血压等，禁用于催产、引产及伴有动脉硬化、冠心病者。不宜与收缩血管药、升压药同用，以免出现严重高血压甚至脑血管破裂。麦角制剂禁用于催产和引产，血管硬化及冠状动脉疾病患者。

前列腺素

前列腺素作为子宫兴奋药主要应用的有地诺前列酮（前列腺素 E_2）、地诺前列素（前列腺素 $F_{2\alpha}$）、卡前列素（15－甲基前列腺素 $F_{2\alpha}$）等。

【作用与应用】

1. 兴奋子宫　对妊娠初期和中期子宫的作用较缩宫素强，对妊娠晚期子宫作用最强，其引起的子宫收缩类似正常分娩，同时局部应用可使宫颈变软，宫颈管消失，宫口开始扩张，促使宫颈成熟化，常用于足月或过期妊娠引产。

2. 抗早孕　可使卵巢黄体溶解退化，减少黄体酮的产生和分泌，还可影响输卵管活动，阻碍受精卵着床，可用于妊娠早期人工流产。

【不良反应】　有恶心、呕吐、腹痛、腹泻等消化道症状，也可引起发热、头晕、头痛、面部及皮肤发红、低血压、出汗等。可诱发或加重支气管哮喘。用药时应监测患者眼压、血压。青光眼患者禁用。

米非司酮

有较强的抗孕激素作用，同时具有软化和扩张子宫颈的作用，临床用于抗早孕、催经止孕等。主要不良反应有乏力、恶心、呕吐和皮疹。

二、子宫抑制药

子宫抑制药也称子宫平滑肌松弛药，是一类能抑制子宫平滑肌收缩，减弱子宫收缩力和频率，主要用于防治早产的药物，又称抗分娩药，目前认为有治疗价值的药物有 β_2受体激动药利托君、钙通道阻滞药硝苯地平和硫酸镁等。β_2受体激动药如利托君、沙丁胺醇、克伦特罗等都具有松弛子宫平滑肌作用，其中利托君作用最强。利托君化学结构与异丙肾上腺素相似，对妊娠子宫和非妊娠子宫都有抑制作用，用于预防早产。不良反应较严重，可致血压升高，心率加快，血红蛋白降低等。

练一练

学开处方：患者，女，25岁。产后止血，给予缩宫素治疗，请为患者开一处方，并做好用药指导。

案例分析：患者，女，27 岁。首胎孕期 38 周，经检查符合各项正常分娩指征，分娩中出现了宫缩乏力。医嘱如下：

5%葡萄糖注射液　500 ml /
缩宫素注射剂　　3 U　/　静脉滴注　慢！

问题：患者为什么选用缩宫素？为什么要控制滴速？用药还要注意什么问题？

（符秀华）

任务四　利尿药与脱水药

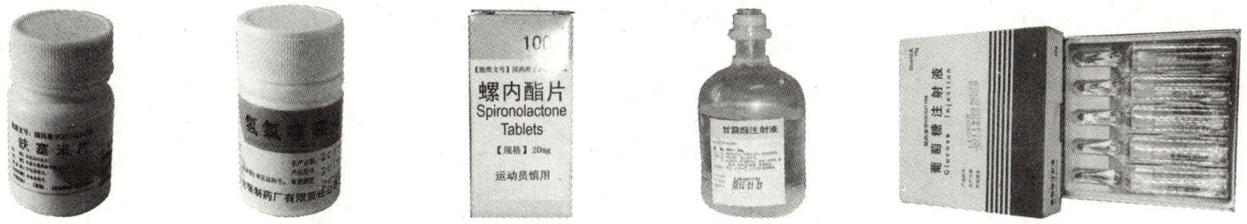

任务目标

1. 掌握呋塞米、氢氯噻嗪类和螺内酯的临床用途、不良反应和药疗须知。
2. 熟悉脱水药的作用和临床用途。

一、利尿药

利尿药是一类能促进水和电解质排出，增加尿量，消除水肿的药物。主要用于治疗各种水肿，也可用于治疗高血压、尿崩症等疾病。

（一）利尿药的生理基础及分类

尿液的生成主要通过肾小球滤过、肾小管与集合管的重吸收和分泌三个环节来实现。利尿药主要是通过影响肾小管和集合管对水和钠的重吸收而产生利尿作用（图 5－11）。按作用部位和强弱不同，利尿药分为三类：

1. 高效利尿药　抑制髓袢升支粗段髓质部和皮质部对水和钠的重吸收，产生强大利尿作用。临床常用药物有呋塞米、布美他尼等。

2. 中效利尿药　抑制髓袢升支粗段皮质部和远曲小管起始部对水和钠的重吸收，产生中等强度利尿作用。常用药物有噻嗪类和氯噻酮等。

3. 低效利尿药　抑制远曲小管、集合管 Na^+-K^+ 交换，产生较弱的利尿作用。常用药物有螺内酯、氨苯蝶啶等。

临床常用利尿药见表 5－13。

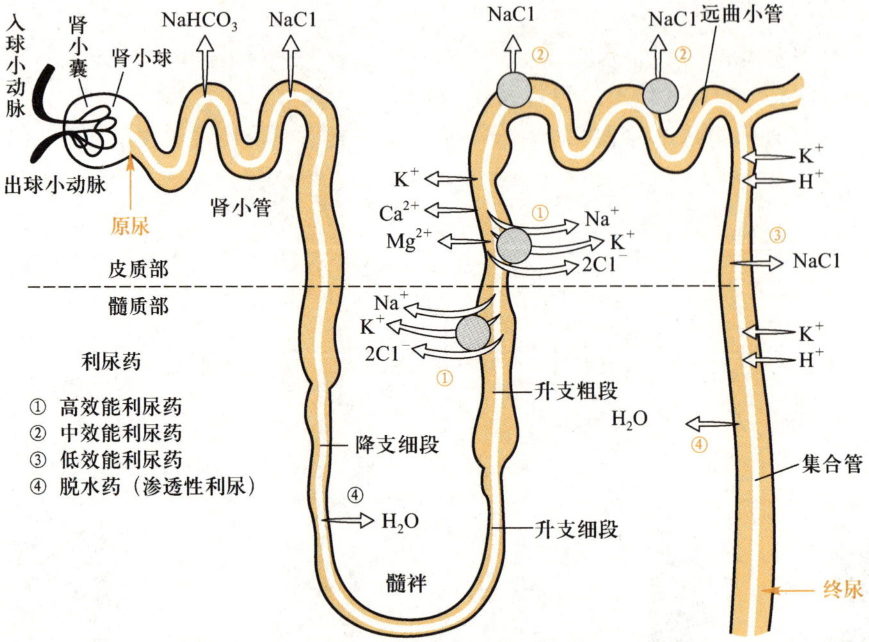

图 5-11　尿液的产生过程及利尿药作用部位示意图

表 5-13　临床常用利尿药制剂及用法

类型及名称	制剂及规格	用法及用量
高效能利尿药		
呋塞米	片剂:20 mg 注射剂:20 mg/2 ml	口服:开始一日 40 mg,以后按需可增至一日 80～120 mg,分 2～3 次服 肌内注射:一次 20 mg,一日 1 次 静脉滴注:一次 20～40 mg,必要量可重复
中效能利尿药		
氢氯噻嗪	片剂:10 mg、25 mg	口服:一次 25～100 mg,一日 1～2 次
低效能利尿药		
螺内酯	片剂:20 mg 胶囊:20 mg	口服:一日 40～120 mg,分 2～4 次服用
氨苯蝶啶	片剂:50 mg	口服:一日 25～100 mg,分 2 次服用

（二）高效利尿药

呋塞米(呋喃苯胺酸,速尿)

重点提示:呋塞米利尿作用强大,注射给药还能扩张肾血管,增加肾血流量。

【临床用途与药理】

1. 严重水肿　对各类水肿均有效,主要用于其他利尿药无效的顽固性水肿和严重水肿。

2. 急性肺水肿和脑水肿　静脉注射呋塞米是治疗急性肺水肿的首选药。

呋塞米主要作用机制是：①扩张血管，降低外周阻力，减轻心脏负荷。②强大的利尿作用使血容量减少，回心血量也减少，左室舒张末期压力因而降低。治疗脑水肿则是由于利尿后血液浓缩，血浆渗透压增高，利于脑水肿的消除。

3. 急、慢性肾衰竭　呋塞米强大的利尿作用使尿量增加可冲洗肾小管，防止其萎缩和坏死，可用于急性肾衰竭的早期防治。大剂量可治疗慢性肾衰竭，使尿量增加。但禁用于无尿患者。

4. 加速毒物排出　配合输液使尿量在1日内达到5 L以上，可加速毒物排泄，主要用于经肾排泄的药物中毒抢救，如苯巴比妥、水杨酸类、溴化物等急性中毒。

5. 高血钾症和高血钙症　可增加 K^+ 排出，抑制 Ca^{2+} 重吸收，降低血钾和血钙。

医嘱示例

患者，男，60岁。因出现乏力、疲倦、头晕、心慌、双下肢水肿等表现入院，诊断为慢性心功能不全。医嘱示例：

1. 呋塞米注射液　20 mg　静脉注射　立即！
2. 10%氯化钾注射液　10 ml　一日3次　口服　饭后服

【体内过程与影响因素】　呋塞米口服吸收迅速，生物利用度为60%，约30 min起效，1～2 h达高峰，持续6～8 h。静脉注射5～10 min起效，30 min达高峰，$t_{1/2}$为1 h，维持4～6 h，血浆蛋白结合率为98%。大部分以原形经近曲小管有机酸分泌系统分泌，随尿排出，反复给药不易蓄积。由于吲哚美辛和丙磺舒与此药相互竞争近曲小管有机酸分泌途径，同用时会影响后者的排泄和作用。

【不良反应】

1. 水和电解质紊乱　长期用药，利尿过度可引起低血容量、低血钠、低血钾、低血镁及低氯性碱中毒。以低血钾最为常见，应注意及时补钾。加服保钾利尿药有一定预防作用。当低血镁同时存在时，如不纠正低血镁，即使补充 K^+，也不易纠正低血钾。

知识链接：低血钾的危害

低血钾可导致神经肌肉和心血管系统功能障碍，表现为四肢酸软无力，出现不同程度的迟缓瘫痪，以下肢为先，并重于上肢，肌张力减弱，腱反射减退，同时可伴心悸、胸闷、腹胀、恶心等症状，严重者还可能引起呼吸困难、呼吸肌麻痹、严重心律失常等，护理人员要密切观察，发现低血钾症状应及时报告医师。

2. 耳毒性　表现为眩晕、耳鸣、听力下降、暂时性耳聋。耳毒性发生的机制可能与内耳淋巴液电解质成分改变有关。

3. 胃肠道反应　可致恶心、呕吐、上腹不适及腹泻，大剂量可致胃肠道出血。口服或静脉注射均可发生。

4. 高尿酸血症　该药和尿酸均通过肾有机酸转运系统排泄，产生竞争性抑制，长期用药可减少尿酸排泄而致高尿酸血症。

5. 其他　过敏，表现为皮疹、嗜酸性粒细胞增多、间质性肾炎等，偶致骨髓抑制。

【药疗须知】

1. 口服宜饭后服用，静脉注射时应稀释后缓慢注射。不宜与其他药物混合注射。

2. 宜从小剂量开始，准确测量、记录液体出入量。

3. 密切监测患者电解质及血压变化，防止出现直立性低血压。尤其是血钾变化。

4. 嘱患者多食含钾高的食物如香蕉、苹果、桃子、橘子、海带、豆类等。

5. 肾功能减退或大剂量静脉注射时易发生，应避免与氨基苷类抗生素等有耳毒性的药物合用。

6. 严重肝肾功能不全、糖尿病、痛风患者及小儿慎用。

布美他尼（丁苯氧酸）

作用及应用与呋塞米相似，作用强度是呋塞米的40倍，是目前作用最强的利尿药。临床上常作为呋塞米的代用品，用于各种顽固性水肿和急性肺水肿。不良反应较少。

（三）中效利尿药

噻嗪类利尿药

噻嗪类是临床广泛应用的一类口服利尿药和降压药，该类药物的基本结构为杂环苯并噻二嗪与一个磺酰胺基组成（图5-12），在2、3、6位代入不同基团可得到一系列的衍生物。因化学结构上的微小差异，使此类药物在效价强度和作用时间等方面产生差异。代表药物是氢氯噻嗪（双氢克尿噻），其他还有氯噻酮、苄氟噻嗪、环戊噻嗪、美托拉宗等。

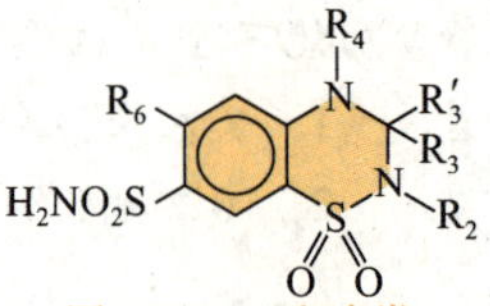

图5-12　噻嗪类基本结构

氢氯噻嗪（双氢克尿噻）

重点提示：氢氯噻嗪利尿作用温和、持久，兼有降压和抗利尿作用（对尿崩症患者）。

【临床用途与药理】

1. 轻、中度水肿　是治疗各类轻、中度水肿的首选药。对肾性水肿的疗效与肾功能有关，肾功能不良者疗效差；对肝性水肿与螺内酯合用疗效增加，可避免血钾过低诱发肝性脑病。但由于该药可抑制碳酸酐酶，减少 H^+ 分泌，使 NH_3 排出减少，血氨升高，有加重肝性脑病的危险，应慎用。

2. 高血压　轻、中度高血压可单用或与其他降压药合用。

3. 尿崩症　用于肾性尿崩症及加压素无效的垂体性尿崩症。轻症效果好，重症疗效差。

处方示例

患者，男，63岁。BP 150/95 mmHg，近来病情加剧，血压升到180～220/90～100 mmHg，心率加速至90～140次/min之间；头部终日晕、痛、胀，夜不入眠，胸闷难受，诊断为高血压，给予氢氯噻嗪治疗。处方示例：

Rp：

　　氢氯噻嗪片　25 mg×100片

　　用法：25 mg　一日3次　口服

【体内过程与影响因素】 该类药物脂溶性较高，口服吸收迅速而完全，一般口服后 1～2 h 起效，4～6 h 血药浓度达高峰。所有噻嗪类药物均以有机酸的形式从肾小管分泌，自尿排出，因而与尿酸的分泌产生竞争，使尿酸的分泌速率降低。口服后 1 h 显效，2～4 h 达高峰，可持续 12～18 h。可通过胎盘进入胎儿体内。血浆蛋白结合率为 64%，主要以原形从近曲小管分泌，自尿排出。尿毒症患者对氢氯噻嗪的清除率下降，半衰期延长。

【不良反应】

1. 电解质紊乱　长期用药可引起低钾血症、低镁血症、低氯性碱中毒及低钠血症。低钾血症较多见，表现为疲倦、软弱、眩晕或轻度胃肠道反应，合用留钾利尿药可防治。

2. 代谢异常　①血糖升高。与剂量有关，一般在用药 2～3 个月后出现，停药后能自行恢复。可能因抑制胰岛素的分泌，以及组织利用葡萄糖减少，使血糖升高，糖尿病患者应慎用。②高脂血症。三酰甘油酯及低密度脂蛋白增加，高密度脂蛋白减少，高脂血症患者不宜使用。③高尿酸血症。竞争性抑制尿酸从肾小管分泌，增加近曲小管对尿酸的重吸收，痛风患者慎用。

3. 过敏　偶有过敏性皮疹、皮炎、粒细胞减少、血小板减少、溶血性贫血等过敏反应。

【药疗须知】

1. 宜早晨服药，避免夜尿过多。

2. 同服镇静催眠药、饮酒等可出现直立性低血压，嘱患者用药期间谨防突然改变体位，防止晕倒。

3. 用药过程中注意监测血钾等电解质及尿酸、血糖变化，鼓励患者多吃含钾高的食物。

4. 糖尿病、痛风和高血脂等患者慎用。

氯　噻　酮

氯噻酮为非噻嗪类利尿药，其作用及作用部位与噻嗪类相似，利尿作用强度和应用也与氢氯噻嗪相似。起效慢，口服后 2 h 显效，6 h 达高峰，作用持续时间 48～72 h。可通过胎盘进入胎儿体内，故孕妇、哺乳期妇女禁用。

（四）低效利尿药

螺内酯（安体舒通）

化学结构与醛固酮相似，可竞争性拮抗醛固酮发挥保钾排钠排水利尿作用。作用弱、起效慢，持续时间长。口服后 1 日起效，2～3 日达高峰，停药后仍可持续 5～6 日。常用于治疗与醛固酮增多有关的顽固性水肿，如心功能不全、肝硬化、肾病综合征等引起的水肿。长期服用可引起高钾血症。与其他利尿药合用可加强利尿作用，减少 K^+ 的丢失。有性激素样作用，可引起月经紊乱、男性乳房发育、妇女多毛症等，停药后可自行消失。

氨　苯　蝶　啶

通过直接抑制远曲小管和集合管的 K^+-Na^+ 交换，产生保钾排钠利尿作用。常与高效或中效利尿药合用于各种水肿的治疗。长期服用可引起高钾血症，肾功能不全者慎用。能促进尿酸排泄，痛风患者利尿选用较为适宜。

二、脱水药

脱水药是一类静脉注射后能迅速提高血浆渗透压，使组织细胞脱水的药物。因其具有渗透性利尿作用，又称渗透性利尿药。该类药物具有以下特点：①静脉注射后不易通过毛细血管进入组织;②易经肾小球滤过;③不易被肾小管重吸收;④在体内不被代谢或少被代谢。常用的脱水药有甘露醇、山梨醇和葡萄糖。

甘露醇

重点提示:甘露醇静脉注射给药有脱水和渗透性利尿作用。

【临床用途与药理】

1. 脑水肿　临床用于脑肿瘤、脑外伤等原因引起的脑水肿,可迅速降低颅内压,是治疗脑水肿的首选药。也可降低眼内压,作为青光眼手术前用药。

2. 急性肾衰竭　防治急性肾衰竭静脉注射甘露醇 10 min 起效,2~3 h 达到高峰,利尿作用持续 6~8 h。

医嘱示例

患者,女,41 岁。主因"突发肢体抽搐、左侧肢体无力 1 日"入院。1 日前患者做家务时突然左手抽搐,继之左口角和左上、下肢抽搐,2 min 后抽搐停止,继而出现左侧上、下肢无力。既往患风湿性心脏病 25 年,曾出现心律不齐。查体与检查:BP 170/100 mmHg,HR 110 次/min,心律不齐,心前区可闻及收缩期吹风样杂音,舒张期隆隆样杂音。双肺呼吸音粗。嗜睡,语言欠清晰,示齿嘴角右偏,伸舌偏左,左上肢力 0 级,左下肢力 0 级,左侧病理反射阳性,左半身痛觉减退。心电图示心房纤颤。诊断:脑栓塞,症状性癫痫,高颅压,风湿性心脏病,心房纤颤。医嘱予甘露醇和呋塞米等药物治疗。医嘱示例如下:

1. 20% 甘露醇注射液　125 ml　每 12 h 1 次　静脉滴注
2. 呋塞米注射液　20 mg　每 12 h 1 次　静脉推注

【不良反应】　不良反应少见,静脉注射过快可引起一过性头痛、眩晕、视物模糊等。大剂量长期应用可引起急性肾衰竭、脑出血等。

【药疗须知】

1. 甘露醇为 20% 的高渗溶液,室温较低时易析出结晶,用药前应仔细检查,有结晶析出时可将制剂瓶放在温水中待结晶溶解消失方可使用。
2. 不能与其他药物混合静脉滴注;严禁肌内或皮下注射。
3. 宜快速静脉滴注,250 ml 液体应在 20~30 min 内滴完,宜用大号针头。静脉注射避免药液外漏而引起皮下水肿或组织坏死。
4. 用药过程中密切监测尿量及水电解质情况。密切观察血压、脉搏、呼吸的变化,防止出现心功能不全。
5. 颅内活动性出血者、急性肺水肿、心功能不全和严重肺淤血禁用。

助记口诀:甘露醇

甘露醇特点 222(指 20% 的高渗溶液,250 ml 液体,20 min 左右滴完)。

山　梨　醇

山梨醇是甘露醇的同分异构体，临床常用25%的高渗溶液。进入体内后部分在肝转化为果糖，作用较甘露醇弱。

葡　萄　糖

50%高渗葡萄糖注射液也能产生脱水和渗透性利尿作用，因其易从血管弥散进入组织，易被代谢利用，故作用弱且作用时间短，仅维持1～2 h。

助记口诀：利尿药
利尿药物强中弱，作用肾脏钠排出；
严重水肿肾衰竭，宜选速尿来救急；
中效双克常用到，心性水肿效果好，
留钾利尿弱效差，各型水肿伍用它；
强中谨防“四一症”，弱效注意钾过剩。

注：“四一症”指强效利尿药的四低一高症（低血容量、低血钾、低血钠、低血氯、高尿酸血症）和中效利尿药的四高一低症（高血氨、高血糖、高尿素氮血症、高尿酸血症、低血钾）。

练　一　练

学开处方：患儿，男，7岁。于3日前玩耍时摔伤头部，头痛1日，呕吐4次入院。入院后初步诊断为脑水肿。给予甘露醇脱水治疗，请为患者开一处方。

案例分析：高血压患者，男，69岁。应用氢氯噻嗪降压治疗3年，血压控制良好，近5日来患者用药后出现精神抑郁、嗜睡、神志不清、四肢肌肉软弱无力，食欲缺乏、恶心、心悸。分析患者为什么会出现上述症状？如何处理。

实训5-1　利尿药的合理用药

【实训目的】

1. 熟悉呋塞米（速尿）的主要不良反应。
2. 能安全、合理地应用利尿药。

【实训材料】　利尿药实验录像、处方、呋塞米注射剂、氯化钾注射液、0.9%氯化钠注射液及注射用具若干。

【实训地点】　实训室、配药室、模拟病房。

【实训内容】

1. 观看利尿药录像片
2. 角色扮演

【实训过程】

1. 观看利尿药录像片后请学生回答如下问题：

（1）利尿药分为几类？其作用特点是什么？

（2）比较各类利尿药不良反应的异同？

（3）临床应用利尿药应注意哪些问题？

2. 角色扮演

（1）案例　患者，男，60 岁。因出现乏力、疲倦、头晕、心慌、双下肢水肿等表现入院，诊断为慢性心功能不全。医嘱为：

① 呋塞米注射剂　20 mg　静脉注射　立即！

② 10% 氯化钾注射液　10 ml　一日 3 次　口服　饭后服

（2）学生分为若干组，由一位扮演患者、一位扮演医师。

（3）患者讲述发病情况，学生模拟医师诊断及开写处方并给药，观察临床表现，询问患者病情变化。

【实训考核】

1. 选取 2 ~ 3 组学生为全班进行角色扮演，由同学进行评判。

2. 教师对小组代表和全班活动进行点评。

（符秀华）

6

项目六　心血管系统药物

任务一　抗高血压药

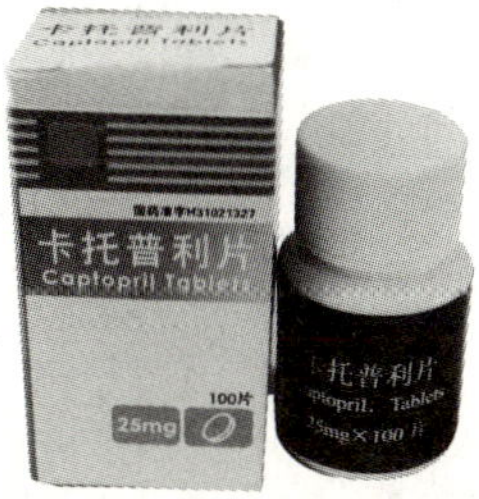

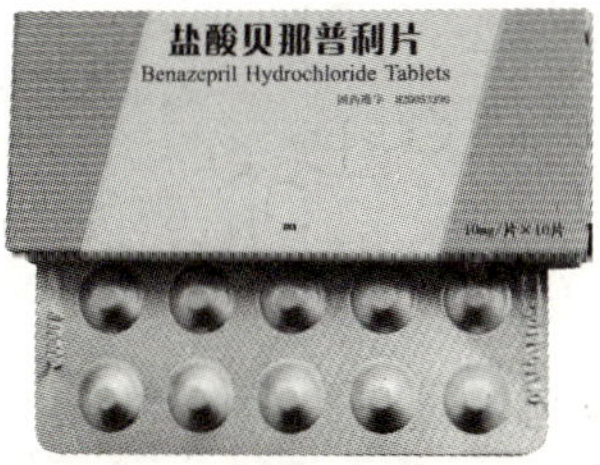

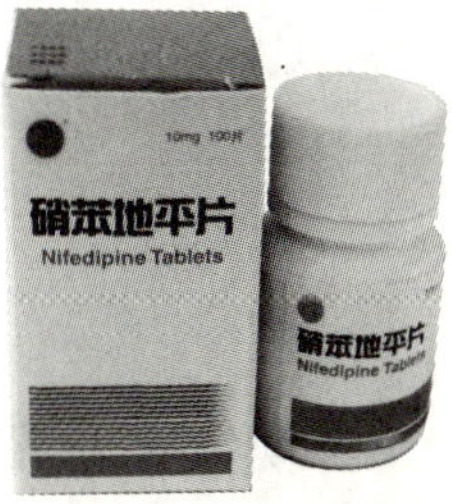

任务目标

1. 掌握常用抗高血压药：利尿药、血管紧张素Ⅰ转化酶抑制药、血管紧张素Ⅱ受体阻断药、钙通道阻滞药、β受体阻断药的药理作用、临床用途及不良反应。
2. 熟悉抗高血压药的用药原则。
3. 了解其他抗高血压药的作用特点和应用。

影响动脉血压调节的基本因素有外周血管阻力、心脏功能和血容量等。这些因素主要通过交感神经系统和肾素－血管紧张素－醛固酮系统（RAAS）的调控来保持血压的相对稳定。高血压是常见的心血管疾病，易引起心、脑、肾等并发症。合理使用降压药，使血压维持在正常水平，可有效减少或防止卒中、冠心病、心力衰竭和肾衰竭的发生，从而降低死亡率，延长寿命。

高血压可分为原发性高血压和继发性高血压两大类：约90%以上高血压患者病因不明，称为原发性高血压，5%～10%的高血压患者继发于肾或内分泌疾病等，称为继发性高血压。根据血压和主要器官受累程度不同将高血压分为1级（轻）、2级（中）、3级（重）高血压。

抗高血压药又称降压药，是指能降低血压用于治疗高血压病的药物。抗高血压药根据其作用部位和作用机制不同分为五类（图6－1），其中利尿药、肾素血管紧张素系统抑制药、钙通道阻滞药和β受体阻断药是临床常用的一线降压药。

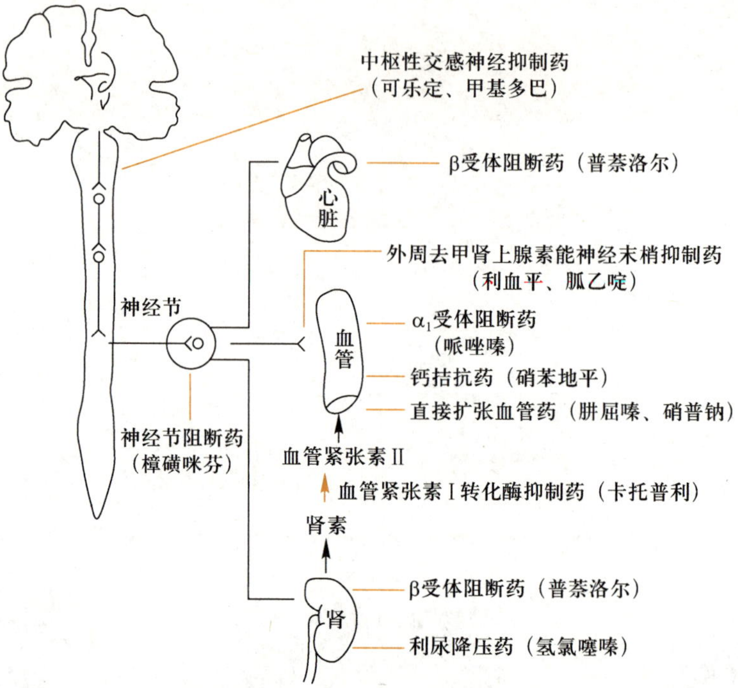

图6-1　抗高血压药作用部位及分类示意图

知识链接：世界高血压日和全国高血压日的由来

目前世界上约有15亿人患高血压。每年有700多万人死于因高血压引发的疾病。世界卫生组织确定高血压是与心血管病死亡有关的头号原因，并将高血压列为人类健康的十大威胁之一。为了加强对高血压的宣传及公众对高血压的认识，世界高血压联盟从2005年起将每年5月17日定为世界高血压日，以向公众宣传高血压的重要性及其重要的医学意义，提供有关预防、诊断、治疗高血压的信息。而据全国统计资料显示，我国现有高血压患者已达1亿人，每年新增300万人以上。为提高广大群众对高血压危害健康严重性的认识，引起各级政府、各个部门和社会各界对高血压工作的重视，动员全社会都来参与高血压预防和控制工作，普及高血压防治知识，增强全民的自我保健意识，国家卫生部决定自1998年起，将每年的10月8日定为全国高血压日。

一、常用抗高血压药

（一）利尿药

临床常用的利尿降压药有氢氯噻嗪、螺内酯等。其降压特点：①作用温和，较持久；②长期应用无明显耐受性。可单用于1级高血压，或与其他抗高血压药合用于2、3级高血压。宜从小剂量开始，6.25～12.5 mg/次，1～2次/日。如降压效果不理想，可合用其他降压药，以增强疗效、减少不良反应。注意监测血钾变化，多吃富含钾食物。高血压伴有糖尿病、痛风、高血脂和肾功能不全者不宜使用。

氢氯噻嗪用药初期降压机制是排钠利尿、减少血容量，降低血压。长期应用，排钠可使血管平滑肌细胞内Na^+浓度下降，Na^+-Ca^{2+}交换减少，细胞内Ca^{2+}减少，降低血管平滑肌细胞对缩血管物质的反应性,使血管扩张,血压下降。

(二)肾素-血管紧张素-醛固酮系统抑制药

肾素-血管紧张素-醛固酮系统在高血压的发生和发展中起着重要作用。肾素促进血管紧张素原转化为血管紧张素Ⅰ(ATⅠ),ATⅠ在血管紧张素Ⅰ转化酶(ACE)的作用下转化为血管紧张素Ⅱ(ATⅡ),使血管收缩和醛固酮分泌增多,血容量增加,血压增高(图6-2)。ACE还能促进缓激肽降解失活。肾素-血管紧张素-醛固酮系统抑制药(卡托普利等)具有抑制RAAS,扩张血管,降低血压;抑制和逆转血管和心脏重构,改善心脏功能;还有扩张肾出球小动脉,减少蛋白质滤过,保护肾等多种作用,已成为首选抗高血压药物之一。其降压主要作用机制:①抑制循环中RAAS。血管紧张素转化酶抑制药(ACEI),减少ATⅡ的生成和醛固酮分泌,扩张血管、减少血容量,血压下降;②抑制局部组织中RAAS。抑制组织中的ACE,降低去甲肾上腺素释放,降低交感神经对心血管系统的作用,有助于降压和改善心功能。

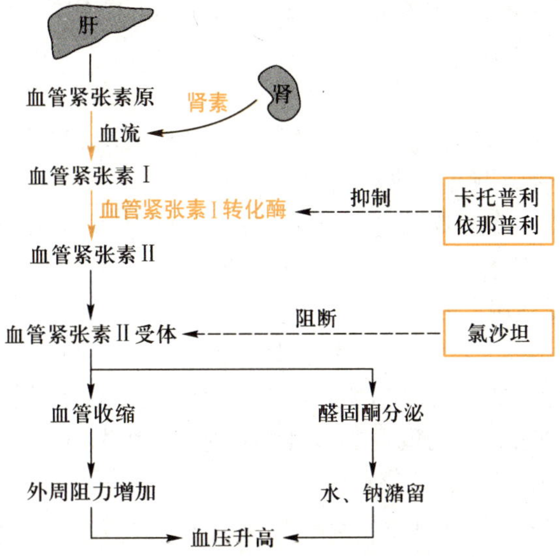

图6-2 肾素-血管紧张素-醛固酮系统及其抑制药作用机制示意图

肾素-血管紧张素-醛固酮系统抑制药包括血管紧张素Ⅰ转化酶抑制药和血管紧张素Ⅱ受体阻断药两类。临床常用药物有卡托普利、依那普利和氯沙坦等。临床常用制剂和用法见表6-1。

表6-1 临床常用肾素-血管紧张素-醛固酮系统抑制药

药物名称	制剂和规格	用法及用量
卡托普利	片剂:25 mg	口服:1 一次2.5 mg,一日2~3次,按需要1~2周内增至一次50 mg,一日2~3次
依那普利	片剂:5 mg、10 mg	口服:一日5~10 mg,分1~2次口服,逐渐增加剂量,一般有效剂量为一日10~20 mg
雷米普利	片剂:5 mg	口服:一次2.5 mg,一日1次,逐渐增加剂量,维持量为一次2.5~5 mg
赖诺普利	微红色片剂:10 mg 微黄色片剂:20 mg	口服:一次10 mg,一日1次,逐渐增加剂量,常用剂量为一次10~40 mg
氯沙坦	片剂:50 mg	口服:一次50 mg,一日1次,维持量可为25~100 mg

1. 血管紧张素Ⅰ转化酶抑制药

卡托普利

【临床用途与药理】 用于治疗各型高血压。对伴有心衰或糖尿病、肾性高血压患者尤为适宜。治疗原发性及肾性高血压能使血压降低15%～25%，对1级、2级高血压合用利尿药、β受体阻断药可增强降压效果、减少不良反应的发生。还可用于治疗充血性心力衰竭，能改善心衰症状，降低病死率。

卡托普利与其他降压药比较，具有以下特点：①降压时不伴有反射性心率加快，对心输出量无明显影响；②可预防和逆转心肌与血管重构；③增加肾血流量，保护肾功能；④改善胰岛素抵抗，不引起电解质紊乱和脂质代谢改变。

【不良反应】 最常见的不良反应为刺激性干咳，可能与肺缓激肽及前列腺素等物质的聚积有关。低血压发生率为2%，与开始剂量过大有关，应从小剂量开始。久用可致血锌降低而引起皮疹、味觉、嗅觉缺损、脱发等。偶见高钾血症，与醛固酮分泌减少有关，避免与保钾利尿药合用，防止发生高血钾。

【药疗须知】

1. 用药前，测量血压，检查患者血脂、电解质、肝肾功能及血糖等。
2. 口服给药，因食物影响其吸收，宜饭前服。
3. 合用利尿药可增强降压效，并减少 Zn^{2+} 的排泄；吲哚美辛可减弱卡托普利的降压效果，与吲哚美辛抑制前列腺素的合成有关；与地高辛合用，可增高地高辛的血药浓度。

2. 血管紧张素Ⅱ受体阻断药

氯沙坦

血管紧张素Ⅱ受体有ATⅠ受体和ATⅡ受体二个亚型，ATⅠ受体主要分布在血管平滑肌、心肌、脑及肾等，参与心血管功能调节。氯沙坦选择性阻断ATⅠ受体，拮抗ATⅡ的缩血管效应，扩张血管，降低血压，同时可阻止或逆转心血管的重构，改善心功能。降压作用平稳、持久，起效慢，用药3～6周方可达到最佳疗效。用于治疗各型高血压。不良反应较少，不宜引起干咳、血管神经性水肿等。

处方示例

患者，男，58岁。高血压患者，曾服用氢氯噻嗪和卡托普利治疗，因干咳难以忍受，在医师指导下将卡托普利改为氯沙坦，咳嗽症状消失，血压控制良好。卡托普利和氯沙坦处方示例：

Rp：

1. 卡托普利片　12.5 mg×100片
   用法：12.5 mg　一日3次　口服
2. 氯沙坦钾片　50 mg×100片
   用法：50 mg　一日1次　口服

（三）钙通道阻滞药

钙通道阻滞药选择性阻断心肌和血管平滑肌细胞膜上钙通道，减少 Ca^{2+} 内流，降低细胞内 Ca^{2+} 浓度，导致心肌收缩力减弱、血管扩张，血压下降。主要用于降压的钙通道阻滞药为二氢吡啶类的硝苯地平、尼莫地平、尼群地平、氨氯地平等，以及维拉帕米、地尔硫䓬等，常用制剂和用法见表 6-2。

表 6-2　临床常用钙通道阻滞药的制剂和用法

药物名称	制剂及规格	用法及用量
硝苯地平	片剂：5 mg、10 mg	舌下含化：一次 5～10 mg，一日 3 次
	缓释片：10 mg	口服：一次 10～20 mg，一日 2 次，整片吞服，勿嚼碎
维拉帕米	片剂：40 mg	口服：一次 80 mg，一日 3 次。逐渐增加剂量至每 360～480 mg
	缓释片：120 mg、240 mg	口服：一次 180 mg，清晨口服
地尔硫䓬	片剂：30 mg	口服：一次 30 mg，一日 4 次，餐前及睡前服药，每 1～2 日增加一次剂量，平均剂量范围为每日 90～360 mg
	注射剂：50 mg	静脉滴注：用于高血压急症，速度为 5～15 μg/(kg·min)，当血压降至目标值后，根据血压调节滴注速度

硝苯地平（硝苯吡啶，心痛定）

硝苯地平降压特点：①作用快而强，口服 30～60 min 起效，维持 4～6 h。对正常血压无影响；②降压时可反射性引起心率加快，心输出量增加；血浆肾素活性增加，与 β 受体阻断药合用可纠正。硝苯地平适用于治疗各型高血压，尤适用于合并有心绞痛或肾疾病、糖尿病、哮喘、高脂血症及恶性高血压患者。宜从小剂量开始逐渐增加剂量，防止血压突然下降，造成重要器官供血不足。目前多推荐使用缓释片，20 mg/次，1 次/12 h，作用维持时间 24 h，安全可靠。不良反应有头痛、眩晕、面部潮红、心悸、胫前水肿等，停药后自行消失。

氨氯地平

氨氯地平为第二代二氢吡啶类 Ca^{2+} 通道阻滞药。口服吸收慢而完全，在肝代谢慢，血浆半衰期长，故起效慢、作用维持时间长、血药浓度波动小，与硝苯地平比较，不易引起明显反射性交感神经兴奋和肾素分泌增加，临床上用于高血压和变异型心绞痛的治疗，也适用于伴有慢性心功能不全的高血压患者。不良反应较轻，主要为踝部水肿和使用初期面部轻度潮红。

尼莫地平

尼莫地平为第二代二氢吡啶类 Ca^{2+} 通道阻滞药。脂溶性高，口服吸收快，但首关消除效应强，生物利用度为 13%。与硝苯地平比较，扩张脑血管作用强于外周血管，临床上用于治疗各型高血压及脑血管功能障碍所致疾病。常见不良反应有直立性、眩晕、头痛及踝部水肿等。

（四）β 受体阻断药

根据其对受体选择性不同将 β 受体阻断药分为三类（表 6-3）。临床上治疗高血压常选用 β_1 受体阻断药和 α、β 受体阻断药。适用于交感活性增高、心率较快、合并心绞痛的高血压患者。有内在拟交感活性的 β 受体阻断药可引起心率加快，故心率较快者避免使用。

表 6-3　临床常用 β 受体阻断药抗高血压类型及制剂用法

类别及名称	制剂及规格	用法及用量
β_1、β_2 受体阻断药		
普萘洛尔	片剂：10 mg	口服：开始一次 10 mg，每日 3～4 次，以后每周增加剂量 10～20 mg，最大剂量不超过 300 mg/日为宜

续表

类别及名称	制剂及规格	用法及用量
β_1 受体阻断药		
美托洛尔	片剂:50 mg	口服:开始一日 100 mg,早晨顿服,如疗效不满意可逐渐增加剂量
	缓释片:100 mg	口服:一次 100~200 mg,一日 2 次
α、β 受体阻断药		
拉贝洛尔	片剂:100 mg、200 mg 注射剂:50 mg/5 ml	口服:开始一次 100 mg,一日 2~3 次 静脉注射:一次 100~200 mg,用于高血压危象 静脉滴注:一次 100~200 mg 静脉滴注

1. β_1、β_2 受体阻断药

普萘洛尔(心得安)

普萘洛尔是常用的抗高血压药。降压特点:①作用缓慢、温和、持久;②不引起直立性低血压,不易出现耐受性。单独应用治疗轻、中度高血压,与其他降压药物合用治疗中、重度高血压。对心排出量及肾素活性偏高者效果较好。对高血压合并心绞痛、偏头痛、焦虑症等较为适合。根据患者的血压及心率变化调整剂量。长期用药不可突然停药,以免发生反跳现象。对高血压合并糖尿病患者,普萘洛尔可掩盖低血糖反应症状,须严密监控血糖的变化。

普萘洛尔降压机制(图 6-3):通过阻断 β 受体,产生:①减少肾素释放,阻断肾素-血管紧张素-醛固酮系统对血压的影响;②减弱心肌收缩力,减慢心率,减少心输出量;③减少去甲肾上腺素释放;④降低外周交感神经活性,血管扩张,血压下降。

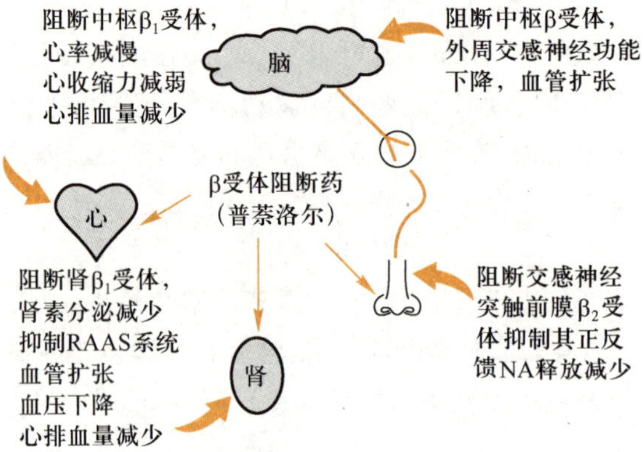

图 6-3 普萘洛尔降压作用机制示意图

2. β_1受体阻断药

美托洛尔

美托洛尔对 β_1 受体阻断作用与普萘洛尔相似,无内在拟交感活性。用于治疗各型高血压。在低剂量时主要作用于心脏,对支气管的影响小,对伴有阻塞性肺疾患者相对安全。长期用药者不可骤然停药,避免反跳现象。

3. α、β 受体阻断药

拉贝洛尔

拉贝洛尔兼有阻断 α 和 β 受体作用,但阻断 β 受体作用较阻断 α_1 受体强 4~8 倍。对

β_1、β_2 受体阻断作用无明显差异，对 α_2 受体无作用。降压作用呈中等度，适用于各级高血压的治疗。大剂量易引起直立性低血压。支气管哮喘患者禁用。

（五）其他类

1. 中枢性降压药

可 乐 定

可乐定降压作用中等偏强，起效快。降压同时伴心率减慢、心排出量减少。具有镇静、抑制胃肠运动和分泌的作用。临床上与其他降压药物制成复方制剂，用于治疗中度高血压，对伴消化道溃疡病的高血压患者尤为适合。

2. 肾上腺素能神经末梢阻滞药

利 血 平

利血平干扰肾上腺素神经末梢内囊泡对递质的再摄取、合成与储存，使递质被耗竭，无法正常释放递质，交感神经功能减弱，外周血管扩张，心率减慢，血压下降。降压作用缓慢、温和、持久。因不良反应多，现已少用，主要与其他降压药制成复方制剂，用于高血压治疗。

3. α 肾上腺素受体阻断药

哌 唑 嗪

哌唑嗪选择性阻断 α_1 受体，扩张血管，降低血压。降压时不引起心动过速。对肾血流量无明显影响，不减少肾小球滤过。适用于各型高血压及肾性高血压治疗。部分患者首次服用可出现严重的直立性低血压等“首剂现象”，尤其老年和体弱的患者，首次用药剂量减半为 0.5 mg，并在睡前服用。1 mg/次，3 次/日。一般每隔 2 ~ 3 日增加 1 mg。有中枢镇静和安定作用，高血压伴抑郁症患者不宜使用。

4. 直接扩张血管药

肼屈嗪（肼苯哒嗪）

肼屈嗪直接扩张小动脉，降低血压。可反射性兴奋交感神经，使心率加快、心肌耗氧量增加，易诱发心绞痛；增强血浆肾素活性，使血管紧张素增加和醛固酮分泌增多，血管收缩、血容量增加，合用利尿药及 β 受体阻断药可以纠正。一般较少单独应用，常与其他药物联合应用或组成复方制剂高血压。不良反应有头痛、鼻充血、心悸、腹泻等；长期大剂量使用可引起全身性红斑狼疮样综合征。

硝 普 钠

硝普钠降压作用强，起效快，维持时间短。口服不吸收，需静脉滴注给药，约 1 min 起效，停药 5 min 内血压回升。主要用于高血压危象治疗，特别适用于伴有急性心肌梗死者或左心功能衰竭的严重高血压患者。一般按 3 μg/kg/min 静脉滴注，根据血压调整滴注速度。该药遇光易破坏，故药液应新鲜配制和避光。不良反应有呕吐、出汗、头痛、心悸等。

5. 钾通道开放药　钾通道开放药是近年来发现的一种新型扩张血管药，促进血管平滑肌细胞膜钾通道开放，钾离子外流增加，细胞膜超极化，致使电压依赖型 Ca^{2+} 通道不能开放，Ca^{2+} 内流减少，血管平滑肌松弛，血管扩张，血压下降。

米 诺 地 尔

米诺地尔促进钾通道开放，松弛血管平滑肌，扩张小动脉，使外周阻力下降，血压下降，对静脉血管无影响，故能促进静脉回流。降压时反射性兴奋交感神经，使心输出量增加、心率加快，但不引起直立性低血压。用于顽固性高血压及肾性高血压的治疗。口服：开始每次

2.5 mg，1 日 2 次，以后逐增至 1 次 5～10 mg，1 日 2～3 次。与 β 受体阻断药或利尿药合用有协同作用，可减少不良反应。不良反应有：心动过速、水钠潴留、多毛症等。

二、抗高血压药物的应用原则

1. 根据高血压程度选用抗高血压药物　将抗高血压药分为Ⅰ类：利尿药；Ⅱ类：β 受体阻断药、钙拮抗药及 ACEI；Ⅲ类：其他抗高血压药。应根据患者高血压的程度选择使用，以有效控制血压。对于 1 级、2 级高血压患者，首选单药治疗，用Ⅰ或Ⅱ类均可。用药后如血压仍大于 18.7/12.0 kPa（140/90 mmHg）者，则二联用药，一般选Ⅰ+Ⅱ，或Ⅱ+Ⅲ，常用利尿药以抗水钠潴留；β 受体阻断药与Ⅲ类药合用，可阻反射性肾素释放；ACEI 可阻断利尿药对 RAAS 的激活。若仍无效，则三联用药：如Ⅰ+Ⅱ+Ⅱ，或Ⅰ+Ⅱ+Ⅲ，即利尿药加 β 受体阻断药加扩管药（肼屈嗪、α_1 受体阻断药、钙拮抗药）；或利尿药加钙拮抗药加咪唑啉受体激动药；或 ACEI 加袢利尿药加钙拮抗药；或利尿药加米诺地尔加 β 受体阻断药均可。

2. 高血压合并并发症时药物选择　高血压合并心功能不全、心扩大者，宜用利尿药、卡托普利、哌唑嗪等，不宜用 β 受体阻断药。高血压合并肾功能不良者，宜用卡托普利、硝苯地平、甲基多巴。高血压合并窦性心动过速，年龄在 50 岁以下者，宜用 β 受体阻断药。高血压合并消化性溃疡者，宜用可乐定，不用利血平。高血压合并支气管哮喘、慢性阻塞性肺部疾病者，不用 β 受体阻断药。高血压伴有潜在性糖尿病或痛风者，不宜用噻嗪类利尿药。高血压伴有精神抑郁者，不宜用利血平或甲基多巴。有关各种并发症的选药原则见表 6－4。

表 6－4　高血压并发其他病症时的选药

药物	老年人	冠心病	心衰	脑血管病	肾功能不全	糖尿病	血脂异常	哮喘	外周血管病
利尿药	++	+/-	++	+	++	-	-	+	+
β 受体阻断药	+/-	++	-	+	+/-	-	-	-	-
α 受体阻断药	+	+	+	+	+	++	++	+	+
钙拮抗药	+	++	-	++	++	+	+	+	++
ACEI	+	+	++	+	++※	++	+	+	+

注：+ 适宜；+/- 一般不用；- 禁忌；※隐匿性肾血管病慎用。

3. 高血压危象及脑病时药物的选用　宜静脉给药以迅速降低血压，可选用硝普钠、二氮嗪、粉防己碱，也可用高效以利尿药如呋塞米等，但应注意不可降压过快，以免造成重要器官灌流不足等。

4. 个体化治疗　主要应根据患者的年龄、性别、种族、同时患有的疾病和接受的治疗等情况选择抗高血压药，使治疗个体化，让患者得到最佳的治疗效果，逆转靶器官的损伤，维持和改善患者的生活质量，降低心血管的发病率及死亡率等。因不同患者或同一患者在不同病程时期，所需剂量不同，应根据“最好疗效最少不良反应”的原则，选择每一患者的最佳剂量。

【最新进展】

1. 有效治疗　有效降低血压，可减少并发症的发生，降低死亡率和病残率，提高患者生活质量。应将血压控制在 140/90 mmHg 以下。

2. 终生治疗　高血压的产生与年老、吸烟、肥胖、高血脂、糖尿病等诸多因素有关，降压药为对症治疗，停用易出现反跳现象，所以主张高血压患者终生治疗，有效控制血压，减少并发症的发生。可选用作用持久、使用方便、价格低廉和不良反应少的药物，以增加患者用药的依从性。

3. 平稳降压　血压不稳定可导致靶器官损伤。血压波动性大，靶器官损伤严重。应尽可能减少用药不当造成的血压不稳定。理想降压药是 24 h 内稳定持续降压。建议选用长效降压制剂，平衡降压，保护靶器官。

4. 保护靶器官　在高血压治疗中应考虑逆转或阻止靶器官损伤，建议使用 ACEI、ARB 和长效钙通道阻滞药对靶器官具有良好的保护作用药物。

5. 联合用药　不同作用机制的药物联合应用可产生协同降压作用，血压控制良好，减少不良反应发生。如 β 受体阻断药加钙通道阻滞药或 ACEI 加钙通道阻滞药。

练　一　练

学开处方：患者，女，50 岁。头晕、乏力、心悸一月余。体检：HR 78 次/min，律齐，无杂音；BP 150/98 mmHg；眼底检查无异常。诊断：原发性高血压 1 级。请为患者拟定治疗方案，开出处方。

病例分析：患者，男，65 岁。高血压病史 10 年。因自觉症状不明显，就间断服用氢氯噻嗪、硝苯地平治疗，血压波动在 130～150/90～110 mmHg 之间。请问：这个患者的高血压治疗存在什么问题？请给予指导，并拟定一个合理的治疗方案。

任务二　抗心力衰竭药

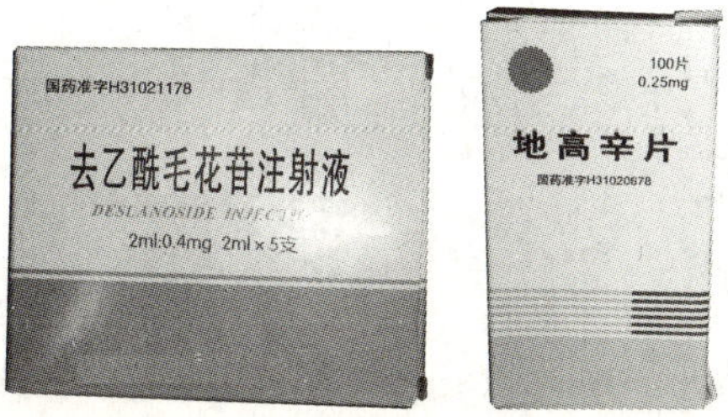

任务目标

1. 掌握强心苷类药物的体内过程、药理作用、临床用途、不良反应及预防措施。

2. 熟悉利尿药、ACE 抑制药、β 受体阻断药、血管扩张药及非强心苷类正性肌力药的抗心力衰竭的作用特点及临床用途。

心力衰竭是指各种原因引起的心肌收缩力降低，导致心排血量减少、不能满足机体代谢需要，以心室充盈压升高、静脉回流受阻、静脉系统淤血为主要特征的临床综合征。心力衰竭不是一个独立的疾病，是各种病因致心脏病的严重阶段。发病率高，危害大。按心功能状况，心力衰竭分为四级即：①Ⅰ级：患者患有心脏病，日常活动量不受限制，一般活动不引起疲乏、心悸、呼吸困难或心绞痛；②Ⅱ级：心脏病患者的体力活动受到轻度的限制，休息时无自觉症状，但平时一般活动可出现疲乏、心悸、呼吸困难或心绞痛，休息时即感觉好转。为心力衰竭Ⅰ度；③Ⅲ级：心脏病患者体力活动明显受限，休息时一般没有症状，小于平时一般活动即引起上述的症状。为心力衰竭Ⅱ度；④Ⅳ级：心脏病患者体力活动完全受限。休息状态下也出现心衰或心绞痛症状，任何体力活动都会使症状加重。为心力衰竭Ⅲ度。

目前治疗慢性心力衰竭的药物主要有正性肌力药、肾素－血管紧张素－醛固酮系统抑制药、减轻心脏负荷药和β受体阻断药。心力衰竭发生有着复杂的病理生理过程，针对不同的发病环节选用不同类型的药物治疗。正性肌力药可加强心肌收缩力、增加心输出量；肾素－血管紧张素－醛固酮系统抑制药阻断RAAS过度激活，逆转心室重构，改善心衰预后，降低死亡率；利尿药促进水、钠排出，减少血容量，减轻心脏负荷；β受体阻断药抑制亢奋的交感活性，改善心肌功能，降低死亡率。血管扩张药可降低心脏前、后负荷，有助于改善心肌功能，提高患者生命质量。临床上应针对患者具体病情选择药物，做到治疗个体化，以达到最佳治疗效果。

一、强心苷类正性肌力药

强心苷类正性肌力药是一类选择性作用于心脏，增强心肌收缩力的苷类化合物，主要用于治疗慢性心功能不全和某些心律失常。强心苷分子由一个醇基或醇样基团结合于数量不等的糖分子而构成。配基中含固醇核（甾核），其17位碳原子连以一个不饱和内酯环，其3位碳原子与糖分子相连（图6－4）。

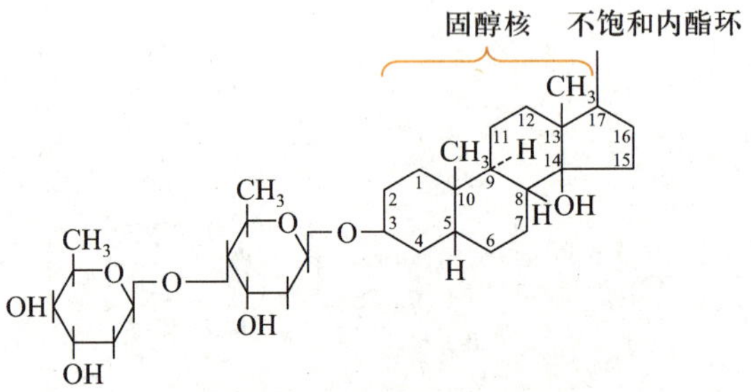

图6－4 强心苷的化学结构

强心苷主要是从植物紫花洋地黄和毛花洋地黄中提取，常用制剂有片剂和注射剂，可采用口服、注射等方式给药。目前临床常用的强心苷类药物有洋地黄毒苷、地高辛、去乙酰毛花苷（西地兰）和毒毛花苷K（表6－5）。

表6－5 临床常用强心苷类药物

类别及名称	制剂及规格	用法及用量
慢效		
洋地黄毒苷	片剂：0.1 mg	口服：全效量0.8～1.2 mg，维持量0.05～0.3 mg
中效		
地高辛	片剂：0.25 mg 注射剂：0.5 mg/2 ml	口服：全效量0.75～1.25 mg，维持量0.125～0.5 mg 静脉注射：首次0.25～0.5 mg，稀释后缓慢注射，以后0.25 mg，每隔4～6 h按需注射，每日总量不超过1 mg

续表

类别及名称	制剂及规格	用法及用量
速效		
去乙酰毛花苷	注射剂:0.4 mg/2 ml	静脉注射:0.4~0.6 mg,稀释后缓慢注射,每2~4 h可重复0.2~0.4 mg,总量1~1.6 mg
毒毛花苷K	注射剂:0.25 mg/1 ml、0.5 mg/2 ml	静脉注射:0.125~0.25 mg,加入等渗葡萄糖液20~40 ml内缓慢注入(时间不少于5 min),2 h后按需要重复0.125~0.25 mg,每日总量0.25~0.5 mg

【临床用途及药理】

1. 治疗心力衰竭　强心苷增强心肌收缩力,增加心搏出量,改善动脉系统供血,纠正全身缺血缺氧状态;由于心排空完全,回心血量增加,从而解除静脉系统淤血的症状。强心苷对不同原因引起的心力衰竭的临床疗效不同。①对先天性心脏病、心脏瓣膜病、高血压所导致的心力衰竭疗效较好;②对甲状腺功能亢进、严重贫血、维生素 B_1 缺乏症等心力衰竭疗效较差,对心肌能量代谢障碍所致的心力衰竭,临床以根除病因为主;③对肺源性心脏病、活动性心肌炎(如风湿活动期)或严重心肌损伤等所致心力衰竭疗效差,且易发生强心苷中毒;④对心外机械性阻塞引起心功能不全,如缩窄性心包炎、心包堵塞、严重二尖瓣狭窄等疗效不佳或无效,因为此时左室舒张充盈受限,搏出量受限,难以缓解症状。

强心苷能增强心肌收缩力,即正性肌力作用。具有以下特点:①缩短收缩期相对延长舒张期,有利于增加心内膜供血;②降低衰竭心脏的心肌耗氧量;③增加衰竭心脏的心输出量。强心苷可增加心输出量,刺激主动脉弓和颈动脉窦压力感受器,反射性兴奋迷走神经,减慢心率,抑制房室传导,即负性频率和负性传导作用。强心苷减少肾小管对钠的重吸收,产生利尿作用,减少血容量,减轻心脏前负荷。

强心苷正性肌力作用的机制:抑制细胞膜上 Na^+-K^+-ATP 酶,Na^+-K^+ 交换受阻,细胞内 Na^+ 量增多,K^+ 量减少,通过 Na^+-Ca^{2+} 双向交换机制,Ca^{2+} 内流增加,心肌收缩力加强(图6-5)。中毒量强心苷严重抑制 Na^+-K^+-ATP 酶,使细胞内 K^+ 量明显减少,自律性增高,传导减慢,容易引起心律失常。

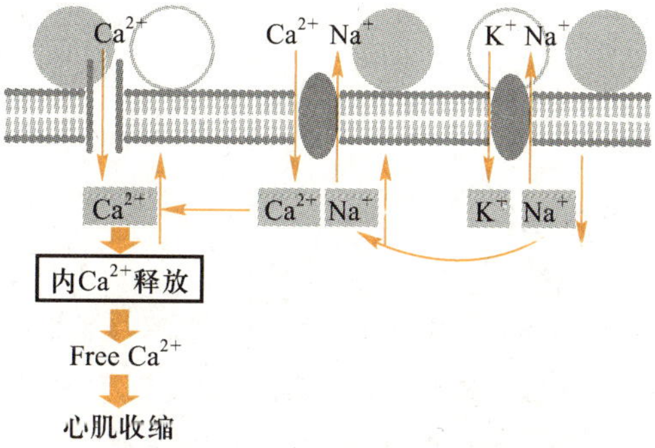

图6-5　强心苷作用机制示意图

动动脑:强心苷对心肌电生理活动有哪些影响?心电图有何改变?

2. 某些心律失常

(1) 心房纤颤:房颤时心房的过多冲动可下传到心室,引起心室频率过快,导致严重循环障碍。强心苷减慢房室传导,使心房冲动不能下达到心室而隐匿在房室结中,减少心室频率,改善心脏泵血功能,但不能消除房颤。

(2) 心房扑动:强心苷能不均一地缩短心房不应期,引起折返激动,使心房扑动转为心房纤颤,然后再发挥治疗心房纤颤的作用。某些患者在转为房颤后,停用强心苷,有可能恢复窦性节律。

(3) 阵发性室上性心动过速:强心苷通过反射性兴奋迷走神经减慢房室传导发挥作用。

【体内过程及影响因素】 强心苷类药物的体内过程的差异与药物的脂溶性和极性有关。洋地黄毒苷极性低而脂溶性高,口服吸收稳定完全,与血浆蛋白结合率高,主要经肝代谢,有肝肠循环较多,故作用持续时间较长,原形肾排较少。地高辛极性略高,口服吸收率稍低,生物利用度的个体差异显著,不同片剂产品的吸收率差异更大,这与地高辛原料颗粒大小有关。颗粒小溶出度高,吸收率高,反之则低。经肝代谢转化较少,以原形肾排较多。去乙酰毛花苷、毒毛花苷 K 脂溶性低,口服吸收少,须静脉注射给药。强心苷药动学特点比较见表 6-6。

表 6-6 强心苷药动学特点比较

药物	口服吸收率(%)	血浆蛋白结合(%)	肝肠循环(%)	血浆半衰期(h)	消除途径
洋地黄毒苷	90~100	90~97	25	140	肝代谢,少量肾排
地高辛	60~85	25	5	40	60%~90%原型肾排,少量肝代谢
毛花苷 C	40~60	—	—	33	肾排
毒毛花苷 K	少	—	—	21	肾排

【给药方法】 强心苷类给药方法主要有两种,传统全效量给药法和逐日恒量给药法。

1. 全效量给药法 先在短时间内给全效量强心苷,迅速控制心衰症状,然后再每日给予小剂量维持疗效。因易中毒,现临床已少用。

2. 每日维持量疗法 对轻、中症患者,可采用每日给予维持量,经 4~5 个半衰期达到稳态血药浓度,发挥治疗作用又减少毒性反应。地高辛每日给予 0.25~0.5 mg,经 6~7 日达有效稳态血药浓度而起治疗作用。

处方示例

患者,男,65 岁。风湿性心脏病史 20 年。近日感冒后出现胸闷、气促、夜间不能平卧,腹胀,双下肢水肿。查体:颈静脉怒张,肝颈静脉回流征阳性。双肺可闻及湿啰音。心界向两侧扩大,心音低钝,心尖部可闻及Ⅲ级舒张期隆隆样杂音。肝大,肋下三指。诊断为慢性心功能不全,用地高辛治疗,处方示例:

Rp:

地高辛片 0.25 mg×100 片

用法:0.125 mg 一日 2 次 口服

【不良反应】 强心苷安全范围较小,一般治疗量已接近中毒剂量的 60%。低血钾、高血钙、低血镁、酸碱平衡失调、心肌缺氧、肾衰竭、发热等易诱发强心苷中毒。

1. 不良反应的表现

(1) 消化道反应:为最常见的早期中毒症状,表现为厌食、恶心、呕吐、腹痛、腹泻等。应注意与心力衰竭的消化道症状相鉴别。

(2) 中枢神经系统反应:常见谵妄、疲倦、不适、头晕、头痛等。还可出现黄视、绿视及视物模糊等视觉障碍的症状。黄视、绿视为强心苷中毒特异性症状。

(3) 心脏反应：是强心苷最严重、最危险的毒性反应，可引起各种类型的心律失常。①快速型心律失常：室性期前收缩、二联律、三联律和室性心动过速，甚至发生室颤等。其中室性期前收缩是出现最早的症状；②缓慢型心律失常：各种程度的房室传导阻滞和窦性心动过缓，心率降至 60 次/min 以下。

2. 强心苷中毒的防治措施

(1) 预防：首先根据患者病情、心肾功能状态及治疗用药情况，制定个体化的治疗方案。纠正诱发强心苷中毒的因素，预防中毒的发生。观察用药后的反应，注意中毒先兆症状，一旦出现中毒，应立即处理。

(2) 治疗：一旦出现强心苷中毒，立即停药和停用利尿药。对快速型心律失常，宜补钾盐，纠正低血钾；对室性期前收缩选用苯妥英钠救治；利多卡因可用于严重的室性心动过速及心室颤动的治疗。对心动过缓和房室传导阻滞等选用 M 受体阻断药阿托品治疗。对严重的地高辛中毒者可用地高辛抗体 Fab 片段静脉注射。

【药疗须知】

1. 强心苷类安全范围小、易发生中毒，因此，需剂量个体化，从小剂量开始。老年人用量以较成年人少 20% ~30% 为宜。小儿用药量按体重计。

2. 用药期间，注意观察患者病情变化，同时监测心率、心律及心电图变化，预防中毒发生。

3. 低血钾、高血钙、低血镁、酸碱平衡失调、心肌缺氧等易诱发强心苷中毒，应及时纠正。

4. 强心苷与排钾利尿药合用时，须补钾。不宜与奎尼丁、钙剂、肾上腺皮质激素合用，以防加重毒性反应。

二、非苷类正性肌力药

多巴酚丁胺

多巴酚丁胺选择性激动心脏的 β_1 受体，增强心肌收缩力，增加心输出量，但对心率影响较小。对 β_2 受体有一定的激动作用，扩张血管，降低外周阻力，减轻心脏后负荷。主要用于对强心苷疗效不佳的心力衰竭患者治疗。静脉滴注，剂量为 2.5 ~ 10 μg /kg/min。剂量过大可致心率加快，心肌耗氧量增加而诱发心绞痛和心律失常。须严格控制剂量与给药速度，梗阻型肥厚性心肌病、心房纤颤患者禁用。

氨力农　米力农

药物通过抑制心肌细胞磷酸二酯酶，提高细胞内 cAMP 的含量，促进 Ca^{2+} 进入心肌细胞内，发挥正性肌力作用；抑制血管平滑肌细胞磷酸二酯酶，提高细胞内 cAMP 的含量，扩张血管，降低外周阻力，减轻心脏负荷，从而改善心脏功能，缓解心力衰竭症状。对心率、血压及心电图无明显影响。米力农的作用较氨力农强 15 ~20 倍。主要用于治疗严重的心力衰竭患者，限短期使用。氨力农首剂 0.5 mg/kg 缓慢静脉注射，然后静脉滴注维持量 5 ~ 10 μg/kg/min。米力农负荷量为 50 μg/kg，维持量为 0.25 ~1 μg/kg/min。氨力农长期口服不良反应较多，约 15% 的患者出现血小板减少，故口服制剂长期应用已被停止。米力农的不良反应较少。

三、肾素－血管紧张素－醛固酮系统抑制药

肾素－血管紧张素－醛固酮系统抑制药阻断慢性心力衰竭时过度激活的 RAAS 系统，扩张血管，减少水钠潴留，减轻心脏的前、后负荷，改善心脏功能，缓解心衰症状，同时能逆转心肌肥厚，防止心室重构，降低死亡率，目前，已成为治疗慢性心功能不全的重要措施之一。

1. 血管紧张素Ⅰ转化酶抑制药　常用药物有卡托普利、依那普利、赖诺普利、贝那普利(洛汀新)等，常与地高辛、利尿药合用作为治疗慢性心力衰竭的基础药物。对轻、中度心力衰竭患者，遵循从小剂量开始，逐渐增加剂量原则，如卡托普利开始口服 6.25 mg，每日 2 次，逐渐增加至 50 mg，每日 2～3 次。重度及难治性心力衰竭须与地高辛、利尿药合用。若高血压并发慢性心力衰竭时，可作为首选。

2. 血管紧张素Ⅱ受体阻断药　常用药物有氯沙坦、依贝沙坦、缬沙坦等，对 ATⅡ受体有高度选择性，对 ACE 途径和非 ACE 途径产生的 ATⅡ有拮抗作用，从而抑制 ATⅡ引起的血管收缩、心肌肥厚和心肌纤维化。不影响缓激肽的降解，无咳嗽副作用。建议与 ACEI 合用治疗心力衰竭，可增强疗效。

四、减轻心脏负荷药

(一) 利尿药

常用药物有呋塞米、氢氯噻嗪、螺内酯、氨苯蝶啶、阿米洛利等。药物通过排钠利尿作用，减少血容量和回心血量，降低心脏负荷而改善心脏功能，减轻和缓解心力衰竭的症状。呋塞米用于重度心力衰竭，尤其适用于伴有高血压的心衰患者；氢氯噻嗪用于轻、中度心力衰竭；螺内酯或氨苯蝶啶与中效能利尿药合用，防止低血钾引发强心苷中毒。阿米洛利可单独用于轻型心衰患者。

(二) 血管扩张药

血管扩张药自 20 世纪 70 年代以来用于治疗慢性心功能不全收到效果。扩张静脉，减少静脉回心血量，减轻心脏前负荷；扩张小动脉，降低外周阻力，减轻心脏后负荷，从而改善心脏功能，缓解心力衰竭的症状。硝苯地平、肼屈嗪主要扩张阻力血管，增加心输出量，适用于心输出量减少，外周阻力增高的充血性心力衰竭。硝酸甘油主要扩张容量血管，降低心脏前负荷，明显减轻呼吸急促和呼吸困难，适用于冠心病所致慢性心力衰竭，静脉滴注 10 μg/min，每 5～10 min 增加 5～10 μg。硝普钠扩张阻力血管和容量血管，降低心脏的前、后负荷，静脉滴注开始 12.5 μg/min，每 5～10 min 增加 5～10 μg，给药 2～5 min 起效，停药后 2～15 min 即消退，对急性心肌梗死及高血压所致充血性心力衰竭效果较好。哌唑嗪扩张小静脉和小动脉，对缺血性心脏病的慢性心功能不全效果较好，口服首剂 0.5 mg，每 6 h 1 mg。

五、β 受体阻断药

传统观念认为 β 受体阻断药禁用于慢性心力衰竭。但在心力衰竭的病理生理过程中，交感神经系统活性长期代偿性增强，血液中儿茶酚胺水平持续升高，对心血管系统造成损害。应用 β 受体阻断药，通过阻断过度兴奋的交感神经系统活性，改善慢性心力衰竭患者血流动力学变化，降低患者死亡率。主要用于伴有交感神经活性亢进的缺血性心脏病、高血压性心脏病、风湿性心脏病所致的慢性心力衰竭及某些常规药物治疗无效的慢性心力衰竭。

应在使用强心苷或利尿药的基础上使用β受体阻断药。从小剂量开始，根据病情变化和用药反应，及时调整用药剂量。当出现低血压反应或心力衰竭症状加重时，要适时减量。心动过缓或出现Ⅱ度、Ⅲ度房室传导阻滞时，β受体阻断药需减量或停用。

知识链接：

对于心力衰竭的治疗是一个逐步认识完善的过程：①20世纪50年代以前，心－心模式，主要是洋地黄类强心苷治疗；②20世纪50年代，心－肾模式，强心苷＋利尿剂治疗；③20世纪70年代开始，心－循环模式，使用血管扩张药及新型正肌扩血管药治疗；④20世纪80年代以来，心－神经－体液模式，ACE、β受体阻断剂治疗。

助记口诀：强心苷

快中慢效强心苷，正性肌力慢传导，
治疗心衰加失常，禁钙补钾要记牢。
强心苷类易中毒，牢记毒性三方面；
掌握剂量适应证，提高警惕最重要。

练　一　练

学开处方：患者，女，50岁。心悸、呼吸困难1个月，查体：BP 106/78 mmHg，急性面容，端坐卧位，呼吸困难，口唇发绀，双肺底闻及湿啰音，心界向左扩大，HR 118次/min，心尖部可闻及收缩期吹风样杂音。心电图提示：心房纤颤。临床诊断：风湿性心脏病，二尖瓣关闭不全、房颤，心力衰竭Ⅱ度。请为患者拟定治疗方案，开出处方。

病例分析：患者，女，68岁。高血压病史15年，高血压性心脏病史5年。半月来每当劳累、情绪激动时呼吸急促、心悸。诊断为：①高血压病（Ⅲ级）；②慢性心力衰竭（Ⅱ度）。予上氧、降压、强心、利尿等治疗。口服地高辛每次0.25 mg，每日1次，症状有所改善。3日前，患者每日加服地高辛0.25 mg，出现恶心、呕吐、腹泻，视物不清，今日感觉心慌、气急。查体：T 36.5℃，P 110次/min，R 32次/min，BP 160/113 mmHg。HR 117次/min，节律不齐。心电图提示：S－T段下移，呈鱼钩状。请问：患者目前情况考虑是什么原因引起的？如何处理？使用强心苷类药物时，应注意什么问题？

任务三　抗心律失常药

任务目标

1. 掌握抗心律失常药的分类及常用抗心律失常药的药理作用、临床用途及不良反应。
2. 熟悉心律失常的电生理学基础及抗心律失常药物的作用机制。

心脏搏动的频率或(和)节律的紊乱,称为心律失常。心律失常分为缓慢型和快速型。缓慢型心律失常主要有窦性心动过缓、房室传导阻滞等,常用阿托品和异丙肾上腺素等药物治疗。快速型心律失常主要包括室上性和室性早搏及心动过速、心房颤动和心房扑动、心室颤动等(图 6-6)。本任务抗心律失常药主要指治疗快速型心律失常的药物。很多疾病可引起心律失常,不同的心律失常治疗药物和方法不同。抗心律失常药物可控制心律失常,但使用不当也可导致心律失常,值得注意。

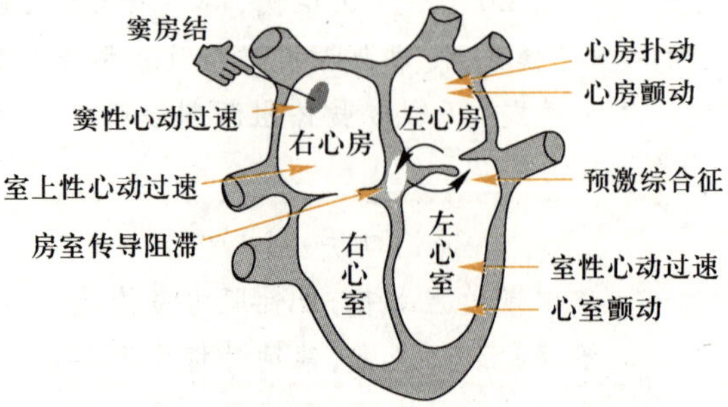

图 6-6　各类心律失常发生部位示意图

一、正常心肌的电生理学基础

1. 正常心肌膜电位

(1) 静息膜电位:心肌细胞在静息期,细胞膜两侧处于内负外正的极化状态。

(2) 动作电位:当心肌细胞兴奋时,发生除极和复极,形成动作电位。按其发生顺序,分为五期,动作电位各期及离子转运如图 6-7 所示:①0 期(除极期),对于快反应细胞(心房肌、心室肌、浦肯野纤维),由于 Na^+ 经细胞膜快钠通道快速内流,使膜电位迅速减小(负值减小);对于慢反应细胞(窦房结、房室结),主要由 Ca^{2+} 较慢的内流引起。②1 期(快速复极初期),由于短暂 K^+ 外流和 Cl^- 内流,使膜电位迅速向负极转化。③2 期(缓慢复极期),主要有 Ca^{2+} 内流,另有少量 Na^+ 内流,同时有 K^+ 外流及 Cl^- 内流,是多种离子流入、流出细胞相互平衡的结果。此期的复极缓慢,图形较平坦,又称平台期。④3 期(快速复极末期),细胞膜对 K^+ 的通透性加大,K^+ 快速外流,膜电位恢复到静息电位水平。动作电位从 0 期到 3 期末完成了除极和复极,这段时间称为动作电位时程(APD)。⑤4 期(静息期),此期细胞膜虽然已恢复到内负外正的极化状态,但细胞内 Na^+ 多 K^+ 少。在此期内,通过 Na^+-K^+-ATP 酶的作用,排出 Na^+ 并摄入 K^+,使膜内外恢复到静息时的离子分布状态。

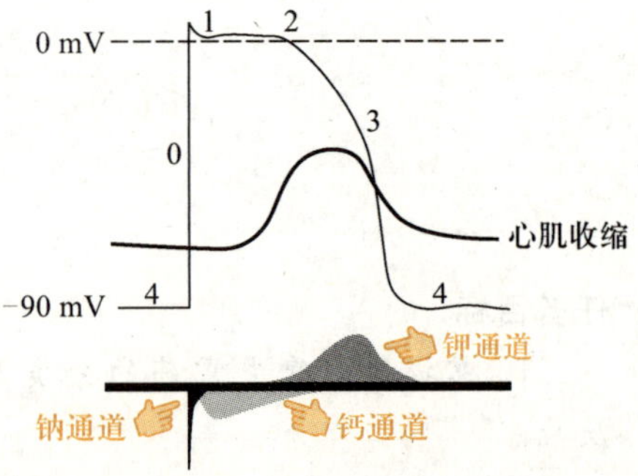

图 6-7　动作电位各期及离子转运示意图

2. 自律性　自律细胞自发地发生节律性兴奋的特性称为自律性。自律细胞在复极达到最大舒张电位(MDP)后,立即开始自动缓慢除极,当达到阈电位时,即引起又一次动作电位的发生。快反应细胞的自动除极主要由 Na^{2+} 内流引起,慢反应细胞则由 Ca^{2+} 内流引起。影响自律性的因素主要是自动除极的速率。自动除极的速率越快,达到阈电位的时间越短,单位时间内发生兴奋的次数越多,自律性就高;反之则自律性低。

3. 传导性　传导的快慢主要受0期除极的最大速率、静息膜电位（或MDP）和阈电位水平的影响。在一定范围内，膜电位负值越大，0期除极的速率越快，兴奋的传导越快；反之则慢。

4. 兴奋性和有效不应期　兴奋性是指细胞受到刺激后产生动作电位的能力。心肌细胞从除极开始到复极膜电位恢复到 -60 mV 的一段时程内，刺激不能引起动作电位，称为有效不应期（ERP）。通常ERP长则兴奋性低，不易发生快速型心律失常。

二、心律失常发生的电生理学机制

心律失常发生的电生理学机制主要有冲动形成异常、冲动传导障碍，或二者兼有。

（一）冲动形成异常

1. 自律性升高　自律细胞动作电位4期自动除极速率加快或MDP减小（水平上移），都会使自律性升高引起快速型心律失常。非自律细胞（心房肌、心室肌）的静息膜电位如小于 -60 mV，也可发生4期自动除极，表现出异常自律性，并可引起异位节律。

2. 后除极与触发活动　后除极是指在一个动作电位中，继0期除极后又遇到强刺激时所发生的除极。根据后除极出现的时间分为早后除极（发生于动作电位复极2或3期）和迟后除极（发生于动作电位完全复极或接近完全复极时）。后除极振幅较小，频率较快，膜电位不稳定，可引起单个、多个或一连串的震荡电位，即触发活动（图6-8）。触发活动可引起房性或室性快速型心律失常。

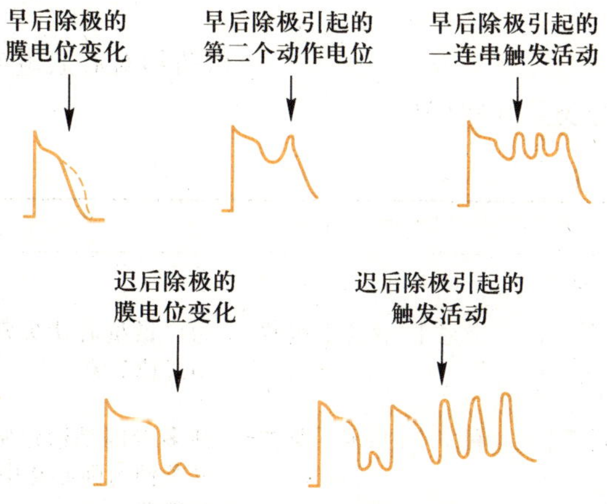

图6-8　后除极及触发活动心电变化示意图

（二）冲动传导障碍与折返激动的形成

折返激动是指冲动沿传导通路下传后，又经另一条传导通路返回至原处，并可反复运行的现象。正常时，冲动沿浦肯野纤维a、b两支分别下传至心室肌，激发除极和收缩后，彼此消失在对方的ERP中（图6-9A）。在病理情况下，如b支发生单向传导阻滞（即冲动不能正常下传却可逆行上传），则冲动沿a支下传到心室肌后，经b支病变部位逆行上传并折返至a支，如此时a支的ERP已过，则冲动就可再次沿a支下传至心室肌，形成折返激动（图6-9B）。此外，相邻心肌细胞的ERP长短不一致也是形成折返的机制之一。如b支的ERP延长，冲动到达时可落在ERP中而不能下传，然而冲动可沿a支下传，当其折回到b支处，因b支的ERP已过，于是可逆行通过b支折返至a支。

折返激动是引起过速型心律失常的机制之一。单次折返引起一次早搏，连续折返可引起阵发性心动过速，多个微型折返同时发生可引起扑动或颤动。预激综合征是指患者除正常的房室传导途径外，还有附加的房室传导途径（旁路），引起心电图异常伴心动过速倾向的临床综合征。部分抗心律失常药如苯妥英钠、奎尼丁等通过改变传导速度（改善传导或抑制传导）从而消除折返（图6-9C、D）。

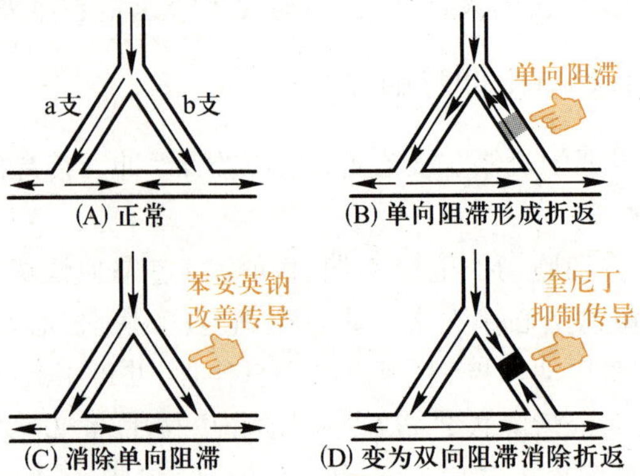

图6-9 折返激动及部分抗心律失常药消除折返示意图

三、抗心律失常药的分类

抗心律失常药通过不同的方式纠正心肌电生理紊乱，降低心肌自律性、改变传导速度、延长有效不应期，使心动频率或节律恢复正常。依据药物对心肌电生理的影响，将抗心律失常药分为四大类，具体分类及其应用见表6-7。

表6-7 临床常用抗心律失常药物分类、代表药物

分类	代表药物	应用
Ⅰ类 钠通道阻滞药		
ⅠA类（适度阻滞钠通道药）	奎尼丁、普鲁卡因胺	为广谱抗心律失常药，可用于治疗各种快速型心律失常
ⅠB类（轻度阻滞钠通道药）	利多卡因、苯妥英钠	利多卡因是治疗室性心律失常的首选药；苯妥英钠为强心苷中毒所致的室性心律失常的首选药
ⅠC类（重度阻滞钠通道药）	普罗帕酮	治疗室上性及室性早搏、心动过速及预激综合征患者
Ⅱ类 β受体阻断药	普萘洛尔	对运动、情绪激动、甲亢等交感神经兴奋引起的心动过速疗效较好
Ⅲ类 钾通道阻滞药（延长动作电位时程药）	胺碘酮	为广谱抗心律失常药，用于治疗各种室上性及室性心律失常
Ⅳ类 钙通道阻滞药	维拉帕米	为治疗室上性心动过速的首选药

医嘱示例

患者，男，53岁。一周前患上呼吸道感染，感到心慌、气短、胸闷入院。体检发现心律不齐，心率95次/min；心电图提示：室性期前收缩，呈二联律。初步诊断为病毒性心肌炎，室性期前收缩。给予利多卡因100 mg溶于5%葡萄糖溶液200 ml中静脉滴注治疗。医嘱示例：

5%葡萄糖溶液　200 ml /
盐酸利多卡因注射液　100 mg /　静脉滴注，立即！

四、常用抗心律失常药

抗心律失常药应用广泛，但药物安全范围较窄，不良反应多且有的药物易致新的心律失常，甚至致死。治疗主要针对原发病，去除心律失常的诱因。应用抗心律失常药治疗时，应认真权衡利弊。用药期间应密切注意血压、心率和心律的变化，特别静脉给药宜缓慢，用药过程中进行心电监护，严密观察心电图的变化。常用抗心律失常药的应用、不良反应及药疗须知见表6－8。

表6－8　常用抗心律失常药应用、不良反应及药疗须知

药物	不良反应及药疗须知
奎尼丁	①消化道和中枢反应如恶心、呕吐、腹痛、腹泻、耳鸣、听力减退、视力障碍等，用药期间避免驾驶、高空作业或机械操作；②心血管系统反应如低血压、传导阻滞等；③与地高辛合用时，应减少地高辛用量；与药酶诱导剂合用时可加速代谢，使血药浓度降低；与普萘洛尔、维拉帕米、西咪替丁合用时应减少剂量
普鲁卡因胺	①心脏毒性如低血压、传导阻滞等，大剂量引起白细胞减少，久用产生系统性红斑狼疮症状，停药可恢复；②静脉给药宜缓慢，严密观察血压变化，做好心电监护；③用药期间不宜饮用含咖啡因的饮料，勿饮酒，避免驾驶、高空作业或机械操作。长期或大剂量用药患者应定期查血象、肝功能
利多卡因	①有神经系统反应，过量可致惊厥；②心血管反应，大量致心脏抑制、血压下降、心脏停搏；③不宜口服。维持时间短，用药后应注意观察不良反应征兆，一旦出现及时调整用药剂量或停药，并采取相应的处理措施
苯妥英钠	①静脉注射速度太快可致心律失常，如窦性心动过缓、窦性停搏、心室颤动及低血压，呼吸抑制等；②静脉给药宜缓慢，用药过程中进行心电监护，严密观察心电图的变化
普罗帕酮	①心血管反应严重，可加重心衰、引起房室传导阻滞；②静脉用药过程进行心电监护；③年老体弱者给药后应卧床休息1～2 h，起床时应扶持，以免坠床。用药期间应定期查血象、肝功能
普萘洛尔	①可致窦性心动过缓、房室传导阻滞、低血压、心力衰竭及血管反应等；②长期用药后如需停药则应缓慢减量停药，骤然停用会出现撤药综合征；③对有病态窦房结综合征、房室传导阻滞、支气管哮喘或慢性肺部疾病者禁用
胺碘酮	①静脉注射致低血压和心动过缓；②长期应用致角膜微粒沉淀，面部色素沉着。停药后可自行恢复；③可致肺间质纤维化，应定期胸片检查。对碘过敏者不用
维拉帕米	①静脉注射过快，引起心动过缓，传导阻滞，血压下降等。宜缓慢静注，嘱患者给药期间应注意血压和心率变化；②避免驾驶、高空作业或机械操作

练一练

学开处方:患者,男,53 岁。一周前患上呼吸道感染,近 2 日,感到心慌、气短、胸闷而入院。体检:心律不齐,HR 95 次/min;心电图提示:室性期前收缩。初步诊断为病毒性心肌炎,室性期前收缩。请为该患者拟定治疗方案,开出处方。

病例分析:患者,男,60 岁。高血压心脏病史 2 年。近 2 日劳累后全身乏力,阵发性呼吸困难,不能平卧,多汗,面色苍白,咳粉红色泡沫痰而入院。查体:BP 210/120 mmHg,心界向左下明显扩大,HR 120 次/min,律齐,两肺布满湿啰音,腹平软,无压痛。诊断考虑为高血压病、急性左心衰竭。以降压、强心、利尿等对症治疗。用毒毛花苷 K 0.25 mg 稀释后缓慢静脉注射,病情未见明显好转,再追加一次毒毛花苷 K 0.25 mg,患者出现恶心、头晕、视物不清,心电监护仪提示:室性期前收缩。请问患者目前发生什么情况?用何药治疗?用药要注意什么问题?

任务四　抗心绞痛药

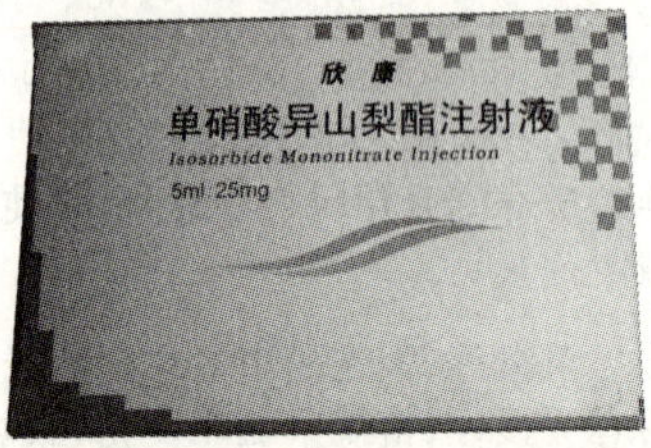

任务目标

1. 掌握抗心绞痛药:硝酸酯类、β 受体阻断药和钙通道阻滞药的药理作用、临床用途及不良反应。
2. 熟悉抗心绞痛药剂型、使用方法及合用的药理学基础。

心绞痛是冠心病的常见症状,因冠状动脉供血不足导致心肌急剧的、短暂的缺血缺氧而引起的临床综合征,典型临床表现是胸骨后或心前区压榨性疼痛,有窒息感,疼痛向下颌、颈部及左上肢放射。心绞痛的发病机制主要是心肌供氧与耗氧平衡失调,即冠状动脉供氧量减少或心肌耗氧量增加,心肌内积聚过多的代谢产物,如乳酸、缓激肽、5-羟色胺、组胺等,刺激心脏交感神经的传入纤维末梢,引起疼痛(图 6-10)。

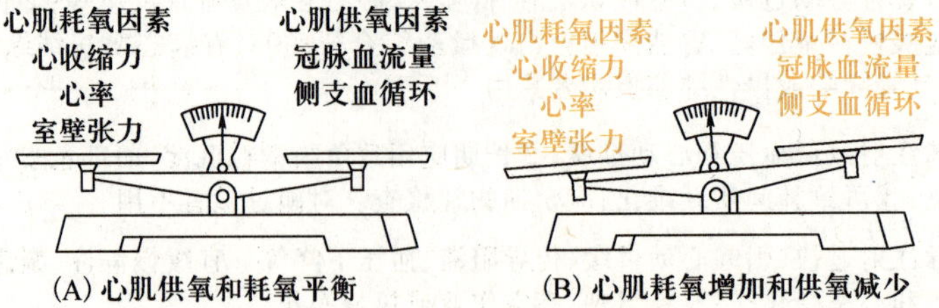

图 6-10　心绞痛发病机制示意图

临床上心绞痛主要分三个类型:①劳力性心绞痛:在冠状动脉狭窄的基础上,因劳累或情绪激动,使心肌耗氧量增加、供血减少而诱发心绞痛。经休息或含服硝酸甘油可缓解。分为:初发型心绞痛、稳定型心绞痛和恶化型心绞痛。②自发性心绞痛:是由于冠状动脉痉挛使心肌供氧暂时明显减少所致,与心肌耗氧量增加无关,常在安静状态或睡眠休息时发生,疼痛的特点是持续时间较长、程度较重、不易被硝酸甘油所缓解。包括卧位型、变异型、中间综合征和梗死后心绞痛。③混合性心绞痛:为劳累性心绞痛和自发性心绞痛混合出现,是在冠状动脉狭窄的基础上,同时出现短暂的再损伤所致。目前临床上根据发作特点及机制,将心绞痛分为稳定型心绞痛、不稳定型心绞痛(包括初发型、恶化型和自发型心绞痛)和变异型心绞痛。

动动脑:影响心肌耗氧的主要因素有哪些?通过什么途径来降低心肌的耗氧量和增加心肌供氧量?

治疗心绞痛的措施有:药物治疗、介入治疗和外科手术治疗等。药物治疗的主要目的为终止和预防心绞痛发作。药物通过降低心肌耗氧量、增加心肌供氧量以恢复心肌氧供需平衡达到治疗目的。目前,常用抗心绞痛药物包括:硝酸酯类、β 受体阻断药和钙通道阻滞药。近年来将新型扩血管药、溶栓药、抗血小板药和抗凝血药用于心绞痛治疗,收到较好的效果。

一、硝酸酯类

硝酸酯类常用的有硝酸甘油、硝酸异山梨酯、单硝酸异山梨酯等,其中以硝酸甘油最常用。临床常用硝酸酯类抗心绞痛药制剂和用法见表 6-9。

表 6-9 临床常用硝酸酯类药物

类别及名称	制剂及规格	用法及用量
短效制剂		
硝酸甘油	舌下含片:0.5 mg 气雾剂:15 g 含硝酸甘油 100 mg	舌下含服:一次 0.25~0.5 mg,每 5 min 可重复 1 片,直至疼痛缓解 雾化吸入:向口腔舌下黏膜喷射 1~2 次,相当于硝酸甘油 0.5~1 mg
硝酸异山梨酯	舌下含片:10 mg、20 mg、40 mg	舌下含服:一次 5 mg
	气雾剂:9.1 g,含硝酸异山梨酯 0.125 g	雾化吸入:每次喷雾 1~3 喷,每喷约含硝酸异山梨酯 1.25 mg
长效制剂		
硝酸甘油	控释口颊片:1 mg 软膏:10 g:20 mg (0.2%) 贴膜:25 mg	含服:一次 1 mg,放置于口颊齿龈上含服,每日 3~4 次 软膏:一次 1~1.5 cm 膏体,置于指端,经肛门涂于肛管内(肛门内约 1 cm),一日 3~4 次 贴膜:每次 1 片,贴于胸前皮肤,一日 1 次
硝酸异山梨酯	片剂:10 mg、20 mg、40 mg 缓释片:20 mg	口服:一次 10~60 mg,每 4~6 h 1 次 口服:一次 20 mg,每 8~12 h 1 次

硝酸酯类化合物均为硝酸多元酯结构,具有高脂溶性,它们结构中的 $O-NO_2$ 是发挥疗

效的关键部分(图 6-11)。

硝 酸 甘 油

【临床用途及药理】

1. 治疗各型心绞痛　硝酸甘油用于缓解各种类型心绞痛急性发作和预防心绞痛发生。舌下含服可迅速缓解心绞痛症状,用于心绞痛急性发作。选用硝酸甘油长效制剂,如控释口颊片、缓释透膜制剂等可持续释放硝酸甘油,维持有效血药浓度,用于预防心绞痛发作。

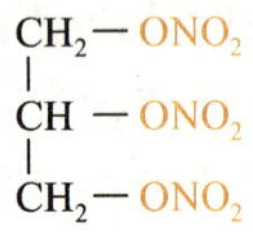

图 6-11　硝酸甘油的化学结构

硝酸甘油基本药理为松弛血管平滑肌,直接扩张血管(图 6-12)。①降低心肌耗氧量:扩张静脉血管,减少回心血量,降低心脏前负荷;扩张动脉血管,降低心脏后负荷,从而降低心肌耗氧量,这是硝酸甘油缓解心绞痛的主要原因。②增加缺血区血流量:硝酸甘油选择性扩张冠脉较大的心外膜血管、输送血管及侧支血管,同时静脉回心血量减少、心室容积减小和心室舒张末期压力降低,使血液从心外膜流向缺血区心内膜,从而增加缺血区的血流量。

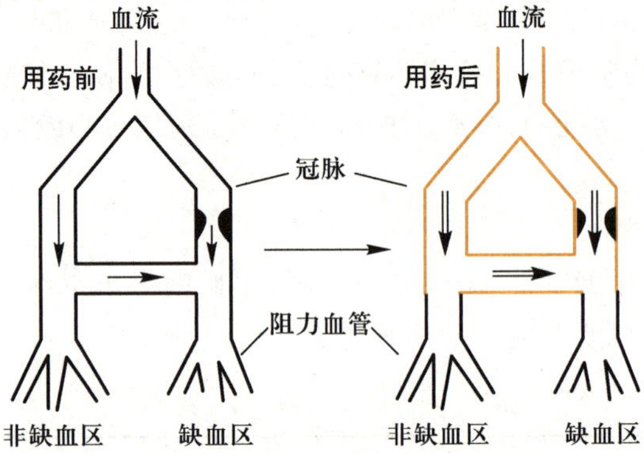

图 6-12　硝酸甘油对冠脉血管血流分布影响示意图

硝酸甘油抗心绞痛作用机制:在血管平滑肌细胞内释放出一氧化氮(NO),NO 激活鸟苷酸环化酶,使环鸟苷酸(cGMP)增多,导致肌球蛋白轻链去磷酸化,引起血管平滑肌松弛,从而扩张血管。

2. 急性心肌梗死　硝酸甘油静脉滴注给药,可降低心肌耗氧量,增加缺血区的血流量,同时抑制血小板聚集和黏附,防止血栓形成,缩小心肌梗死面积。

3. 急、慢性心功能不全　硝酸甘油扩张动脉和静脉血管,减轻心脏前、后负荷,可辅助治疗急、慢性心功能不全。

处方示例

患者,男,51 岁。剧烈活动或情绪激动时即心前区疼痛,如压榨样,持续时间每次 2 ~ 3 min,伴左背疼痛及全身无力。有吸烟、饮酒史。查体:HR 56 次/min,心律齐。辅助检查:血脂增高,发作时心电图:S-T-T 改变。临床诊断为:冠心病(心绞痛)。予硝酸甘油治疗,处方示例:

Rp:

硝酸甘油片　0.5 mg×10 片

用法:0.5 mg　舌下含服　必要时

【不良反应】

1. 一般不良反应　颜面潮红、搏动性头痛、心率加快、眼内压升高等。

2. 剂量过大可使血压下降，反射性兴奋交感神经，心率加快，心肌收缩力加强，心肌耗氧量增加而加重心绞痛发作，合用 β 受体阻断药可纠正。

3. 高铁血红蛋白症　剂量过大产生高铁血红蛋白症，表现为呕吐、发绀，重者危及生命。

动动脑：如何纠正硝酸甘油引起的反射性心率加快导致的心肌耗氧量？

【药疗须知】

1. 硝酸甘油舌下含服后会产生烧灼感，并出现出汗，面部潮红、头痛等症状，停药后会自动消失。

2. 长期服用可产生耐受性，疗效减弱，采用减少给药频率、小剂量及间歇给药方法可预防耐受性的产生。

硝酸异山梨酯（消心痛）

作用与硝酸甘油相似而较弱，但持续时间较长。舌下含服用于心绞痛的急性发作。口服后用于预防心绞痛发作。硝酸异山梨酯缓释片作用持续 20 h，主要用于预防心绞痛发作。

单硝酸异山梨酯

作用与硝酸异山梨酯相似，口服吸收迅速，作用持续 8 h。主要用于冠心病的长期治疗、预防心绞痛发作及心肌梗死后的治疗。

二、β 受体阻断药

β 受体阻断药包括普萘洛尔、阿替洛尔、美托洛尔和吲哚洛尔等，应用广泛，临床常用抗心绞痛 β 受体阻断药制剂和用法见表 6－10。

表 6－10　临床常用 β 受体阻断药

药物名称	制剂及规格	用法及用量
普萘洛尔	片剂：10 mg	口服：一次 10 mg，一日 3 次，逐渐增加剂量至每日 100～200 mg
阿替洛尔	片剂：25 mg、50 mg、100 mg	口服：一次 6.25～12.5 mg，一日 2 次，逐渐增加剂量至每日 50～200 mg
美托洛尔	片剂：50 mg 缓释片：100 mg	口服：一次 25～50 mg，一日 2～3 次 口服：一次 100 mg，一日 2 次
吲哚洛尔	片剂：1 mg、5 mg 注射剂：0.2 mg/2 ml	口服：一次 5 mg，一日 3 次，逐渐增加剂量至每日 60 mg 静脉注射：一次 0.2～1 mg，缓慢

【临床用途及药理】　β 受体阻断药临床上适用于对硝酸酯类不敏感或疗效较差的稳定型心绞痛，对伴有高血压及窦性心动过速患者尤为适宜，可减少心绞痛发作的次数。连续用药无耐受现象，用于预防心绞痛发作。用于心肌梗死可缩小心肌梗死范围，降低心肌梗死的死亡率。

β 受体阻断药抗心绞痛作用：①降低心肌耗氧量：阻断心脏 $β_1$ 受体，心肌收缩力减弱，心率减慢，心输出量减少，心肌耗氧量减少；②改善心肌缺血区供血：阻断冠脉血管 $β_2$ 受体，使非缺血区冠脉阻力增高，促使血液流向血管已代偿性扩张的缺血区。其次，心率减慢，心室舒张期相对延长，冠脉灌注时间延长，有利于血液从心外膜流向易缺血的心内膜。

重点提示：β 受体阻断药缺点：①阻断 $β_1$ 受体，心脏抑制，心输出量减少，可致心室容积增大，心肌耗氧量减少；②阻断 $β_2$ 受体，冠脉血管收缩，心肌供血下降。

β 受体阻断药与硝酸酯类合用，产生协同作用，降低耗氧量，增加缺血区供血。①β 受体阻断药能对抗硝酸酯类所引起的反射性心率加快和心肌收缩力增强；②硝酸酯类可纠正 β 受体阻断药所致的心室容积增大和冠脉血管收缩。合用时应从小剂量开始逐渐增加剂量，以防血压过低导致冠脉血管灌注压降低，不利于缓解心绞痛。

动动脑：为什么 β 受体阻断药不宜用于变异型心绞痛？

【药疗须知】

1. 长期应用者须逐渐减量停药，否则会加剧心绞痛的发作，引起心肌梗死或突然死亡。

2. 变异型心绞痛及伴外周血管痉挛性疾病、支气管哮喘、慢性阻塞性肺病、糖尿病、高脂血症患者不宜使用 β 受体阻断药。

三、钙通道阻滞药

临床上用于抗心绞痛的钙通道阻滞药主要有二氢吡啶类的硝苯地平、非洛地平、尼卡地平、氨氯地平和非二氢吡啶类的维拉帕米等（表 6－11）。

表 6－11　临床常用钙通道阻滞药的制剂和用法

类别及名称	制剂及规格	用法及用量
二氢吡啶类		
硝苯地平	片剂：5 mg、10 mg	口服：一次 10～20 mg，一日 3 次
	缓释片：20 mg	口服：一次 10～20 mg，一日 2 次
	控释片：30 mg	口服：一次 30 mg，一日 1 次
尼卡地平	片剂：20 mg	口服：一次 10～20 mg，一日 3 次
	缓释片：20 mg	口服：一次 10 mg，一日 1 次
非二氢吡啶类		
维拉帕米	片剂：40 mg	口服：一次 80～120 mg，一日 3 次
	缓释片：240 mg	口服：一次 240～480 mg，一日 1 次

【临床用途及药理】　钙通道阻滞药适用于各型心绞痛的治疗，以变异型心绞痛为最佳。对伴有外周血管痉挛性疾病或支气管哮喘患者尤为适用。硝苯地平扩张冠状动脉和外周小动脉明显，对变异型心绞痛最有效，伴高血压或窦性心动过缓的患者尤为适合。维拉帕米适用于稳定型心绞痛和不稳定型心绞痛，伴心房扑动、心房颤动或阵发性心动过速患者尤其适合。因扩张冠状动脉的作用较弱，不宜单独用于变异型心绞痛。维拉帕米与 β 受体阻断药合用，可加重房室传导阻滞、心动过缓和心力衰竭，故不宜合用。

钙通道阻滞药抗心绞痛的作用：通过阻断心肌和血管平滑肌细胞膜上钙通道，抑制 Ca^{2+} 内流，降低细胞内游离 Ca^{2+} 浓度，而产生抗心绞痛作用。①降低心肌耗氧量：抑制心肌收缩力，减慢心率；扩张外周血管，降低外周阻力，减轻心脏负荷，从而降低心肌耗氧量。

②扩张冠状血管,解除冠脉痉挛,增加侧支循环,增加缺血区血流量。③减轻心肌缺血时由于 Ca^{2+} 超负荷导致的细胞损伤,保护缺血的心肌细胞。④降低血小板内 Ca^{2+} 浓度,抑制血小板黏附和聚集。

动动脑:钙通道阻滞药与β受体阻断药合用治疗心绞痛需注意什么问题?

知识链接:冠心病三级预防

一级预防:主要是通过控制易患因素,防止动脉粥样硬化的形成。①合理饮食,避免肥胖和超重。②保持血压正常稳定。③维持血脂正常,防治高脂血症。④避免精神紧张,保持心情舒畅。⑤加强体育锻炼。⑥戒烟。

二级预防:在一级预防的基础上防止心绞痛发作和心肌梗死的发生。①避免冠心病发作的诱因,如饱餐、大量饮酒、过劳、精神紧张、情绪激动、突然的寒冷刺激等。②纠正贫血或红细胞过多,避免发生脱水、感染或缺氧等情况。③应用扩冠脉药物,以防止心绞痛发作。④抗凝药物的应用,以保证正常血液黏稠度。⑤抓住心肌梗死前的先兆症状及时处理。

三级预防:在一、二级预防的基础上,积极治疗心肌梗死,防止再梗死和并发症的发生。

【不良反应】 一般不良反应:颜面潮红、头痛、眩晕、恶心、便秘、外周水肿等,但无须停药。严重者可致心脏抑制,导致心脏停搏、心动过缓、房室传导阻滞或充血性心力衰竭。

练　一　练

学开处方:患者,男,51岁。冠心病病史7年。因情绪激动,突感心前区疼痛,如压榨样,持续时间2~3 min,伴左背疼痛及全身无力。体检:心率58次/min,心律齐。发作时心电图:ST段压低,早期T波高尖。诊断为劳力性心绞痛。请为该患者拟定治疗方案,开出处方。

病例分析:患者,男,60岁。有糖尿病、高血脂病史。患者1周前骑车上坡时感心前区疼痛,向左肩放射,经休息可缓解,2日来走路时有类似发作,每次持续3~5 min。查体:BP 210/120 mmHg,HR 80次/min,双肺无啰音,心界无明显扩大,心律齐,无杂音,腹平软,无压痛,双下肢无水肿。根据目前患者的症状和辅助检查,给出相应的诊断。拟定治疗方案,并说明用药的理由和注意事项。

任务五　调血脂药与抗动脉粥样硬化药

任务目标

1. 掌握他汀类的药理作用、临床用途和不良反应。
2. 熟悉其他调血脂药的作用特点、临床用途和不良反应。

动脉粥样硬化(AS)可导致冠心病、脑血管病和周围血管病的发生,其产生原因与脂质代谢紊乱和血脂过高有关。血脂是血浆中所含脂类的总称,包括胆固醇(TC)、三酰甘油

(TG)、磷脂(PPL)及游离脂肪酸(FFA)等。总胆固醇(TC)分为游离胆固醇(FC)和胆固醇酯(CE),体内胆固醇保持正常状态(图6-13)。血脂在血液中与载脂蛋白结合成各种颗粒大小及密度不同的脂蛋白(Lp)。脂蛋白分为乳糜微粒(CM)、极低密度脂蛋白(VLDL)、低密度脂蛋白(LDL)、中间密度脂蛋白(IDL)、高密度脂蛋白(HDL)。LDL是血液中胆固醇含量最多的脂蛋白,是导致动脉粥样硬化的主要因素。HDL将外周组织中的CE转运到肝进行再循环或排泄,是胆固醇的逆向转动,具有保护血管的作用,是抗动脉粥样硬化的因子,俗称"血管清道夫"。

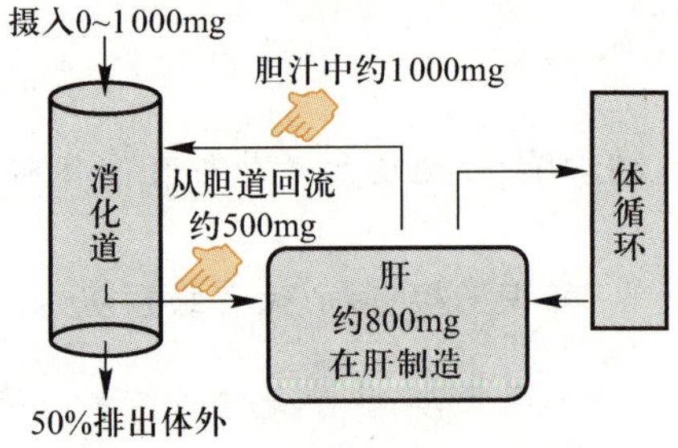

图6-13 体内胆固醇的正常平衡状态示意图

当机体脂质代谢紊乱,LDL、VLDL、CM、IDL增高或HDL含量降低,形成高脂血症或高脂蛋白血症,是导致动脉粥样硬化的最主要的原因。预防和治疗高脂血症,须合理膳食,食用低热量、低脂肪、低胆固醇类食物,加强体育锻炼,戒除烟酒等。调血脂药主要通过降低胆固醇、三酰甘油,调节脂蛋白代谢,有效防治动脉粥样硬化。常用的调血脂药物有他汀类、胆汁酸螯合剂、贝特类和烟酸类等。临床常用调血脂药分类及用法见表6-12。

表6-12 常用调血脂药的制剂及用法

类别及名称	制剂及规格	用法及用量
他汀类		
洛伐他汀	片剂:10 mg、20 mg、40 mg 胶囊:2 mg、4 mg	口服:一日20 mg,晚餐顿服。最大剂量一日80 mg,一日1~2次,早晚餐服
辛伐他汀	片剂:10 mg	口服:一日10 mg,最大剂量一日40 mg,晚间顿服
胆汁酸螯合剂		
考来烯胺	散剂:4 g	口服:一次4~5 g,一日3次
考来替泊	粉剂:5 g	口服:一次5 g,一日1~2次;1~2个月后增加至30 g/日,一日1~2次
贝特类		
非诺贝特	片剂:0.1 g 胶囊:0.1 g	口服:一次100 mg,一日3次
吉非贝齐	片剂:600 mg 胶囊:300 mg	口服:一次300 mg,一日3次
烟酸类		
烟酸	片剂:50 mg、100 mg	口服:一次100 mg,一日3次,4~7日后可增加至一次1~2 g,一日3次
阿昔莫司	片剂:0.25 g	口服:一次0.25 g,一日3次

一、他汀类

他汀类最早来源是从真菌培养液中提取,有洛伐他丁、辛伐他汀、普伐他汀、美伐他汀,美伐他汀等,现有完全人工合成化合物,如氟伐他汀、阿托伐他汀、西立伐他汀、罗伐他汀等,是常用和有效的调血脂药物，广泛应用于高脂血症的治疗。

他汀类药物是羟甲基戊二酰辅酶A（HMG－CoA）还原酶抑制剂，通过竞争性抑制内源性胆固醇合成限速酶（HMG－CoA）还原酶，阻断细胞内羟甲戊酸代谢途径，使细胞内胆固醇合成减少，从而反馈性刺激细胞膜表面低密度脂蛋白（LDL）受体数量和活性增加，使血清胆固醇清除增加，血浆胆固醇水平降低（图6－14）。他汀类药物还可抑制肝合成载脂蛋白B－100，从而减少富含三酰甘油AV、脂蛋白的合成和分泌。临床上产要用于原发性高胆固醇血症、杂合子家族性高胆固醇血症、Ⅲ型高脂蛋白血症，以及糖尿病性、肾性高脂血症的治疗。对纯合子家族性高胆固醇血症无降低低密度脂蛋白胆固醇（LDL－C）功效，但可使VLDL下降。不良反应轻，约10%患者有轻度胃肠道症状、头痛或皮疹。少数患者有血清转氨酶、碱性磷酸酶、肌磷酸激酶升高和肌肉触痛。须定期检查肝功能。

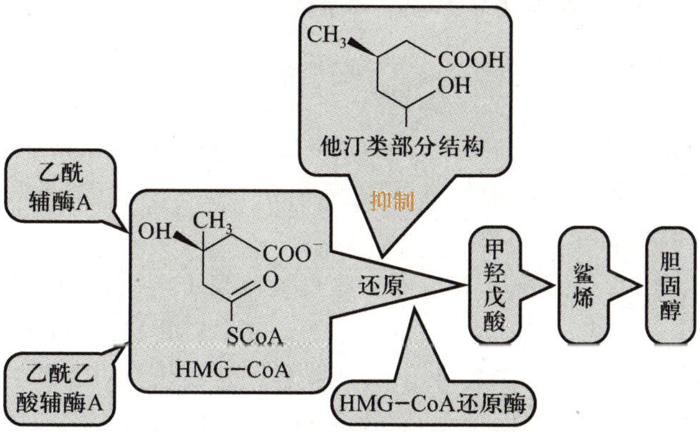

图6－14　他汀类药物降血脂机制示意图

二、胆汁酸结合树脂

胆汁酸结合树脂有考来烯胺（消胆胺）和考来替泊（降胆宁），都为碱性阴离子交换树脂，不溶于水，不易被消化酶破坏，不易被胃肠道吸收，在肠道与胆汁酸形成络合物随粪排出，阻断胆汁酸的重吸收，由于肝中胆汁酸减少，使胆固醇向胆汁酸转化的限速酶——7－α羟化酶激活，肝中胆固醇向胆汁酸转化增多。胆汁酸也是肠道吸收胆固醇所必需，因树脂与胆汁酸络合，影响胆固醇吸收，使肝中胆固醇水平下降。胆汁酸结合树脂用于Ⅱa型高脂血症，4～7日生效，2周内达最大效应，使血浆LDL、胆固醇浓度明显降低。对纯合子家族性高脂血症，因患者肝细胞表面缺乏LDL受体功能，本类药物无效。与HMG－CoA还原酶抑制剂合用，降脂作用增强。不良反应常见恶心、腹胀、便秘等。长期应用，可引起脂溶性维生素缺乏。考来烯胺因以氯化物形式应用，可引起高氯性酸血症。

三、苯氧酸类

新的苯氧酸类作用强，毒性低，有吉非贝齐，苯扎贝特、非诺贝特、环丙贝特等。以降低TG、VLDL及IDL为主，临床主要用于Ⅱb、Ⅲ、Ⅳ型高脂血症。尤其对家族性Ⅲ型高脂血症效果更好。也可用于消退黄色瘤。对高密度脂蛋白胆固醇（HDL－C）下降的轻度高胆固醇血症也有较好疗效。口服后，能明显降低血浆TG、VLDL、IDL含量，而使HDL升高，与增加脂蛋白脂酶活性，促进TG代谢有关，也与减少VLDL在肝中合成与分泌有关。还有抗血小板聚集、抗凝血和降低血浆黏度，增加纤溶酶活性等作用。不良反应较轻，有轻度腹痛、腹泻、恶心等胃肠道反应。偶有皮疹、脱发、视物模糊、血象异常等。

四、烟酸

烟酸是广谱调血脂药，对Ⅱ、Ⅲ、Ⅳ、Ⅴ型高脂血症均有效，也可用于心肌梗死。降脂作用可能与抑制脂肪组织中脂肪分解，抑制肝 TG 酯化等因素有关；使细胞 cAMP 浓度升高，有抑制血小板和扩张血管作用；也可使 HDL－c 浓度增高；大剂量烟酸能使 VLDL 和 TG 浓度下降。1～4 日生效，血浆 TG 浓度可下降 20%～50%，作用程度与原 VLDL 水平有关。5～7 日后，LDL－c 也下降。与考来烯胺合用，降 LDL－c 作用加强。不良反应有皮肤潮红、瘙痒等，是前列腺素引起皮肤血管扩张所致，服药前 30 min 服用阿司匹林 325 mg 可以减轻。胃肠道刺激症状如恶心、呕吐、腹泻比较常见。大剂量可引起血糖升高，尿酸增加，肝功异常。

练 一 练

学开处方：患者，男，45 岁。身高 1.70 m，体重 85 kg，在体检中发现，三酰甘油（TG）14 mmol/L、胆固醇（TC）28.2 mmol/L，有中度脂肪肝。诊断：轻度肥胖、体脂超标、Ⅳ型高脂血症、脂肪肝。请为该患者开出处方。

病例分析：患者，男，61 岁。有冠心病史。阵发性胸痛 1 年，在上楼梯或快走时诱发，休息 3～5 min后好转。心电图正常。胸痛持续 1 h 不缓解。查体：BP 138/90 mmHg，HR 88 次/min，律齐，无杂音。心电图示：V1～V4，ST 段弓背向上抬高。急查血（距胸痛 2 h），总胆固醇（TC）4.8 mmol/L，三酰甘油（TG）2.6 mmol/L，高密度脂蛋白胆固醇（HDL－C）1.0 mmol/L，低密度脂蛋白胆固醇（LDL－C）2.9 mmol/L，谷丙转氨酶（ALT）、肌酸激酶同工酶 MB（CK－MB）、肌钙蛋白 I（TnI）、肌酐（Cr）均正常。诊断：冠心病，急性心肌梗死（AMI）（前壁），血脂异常（混合型）。请为该患者拟定一个治疗方案，分析用药的理由。

实训 6－1　抗高血压药的合理用药

【实训目的】 通过列举高血压病的典型案例，对抗高血压药的药理作用、临床用途、不良反应和用药注意事项进行讨论，以提高学生分析问题能力，掌握常用抗高血压药的应用和用药原则。

【实训内容】

病例 1：患者，女，60 岁。因感头晕不适、乏力、心悸、失眠 2 日入院。查体：BP 190/100 mmHg，HR 82 次/min，律齐，无杂音，双肺呼吸音清，腹软，无压痛，四肢活动正常。既往有高血压病史 2 年，因自觉身体健康，对长期服用降压药有抵触，不能规则服药，经常擅自停药或随意减量。

试讨论以下问题：

1. 临床上常用抗高血压药分几类？各类药的降压机制和特点？
2. 请为患者拟定一个治疗高血压病的方案。
3. 为高血压患者提供正确的治疗指导和用药注意事项。

病例 2：患者，男，50 岁。患高血压病 5 年，间断服用心得安和氢氯噻嗪，血压维持在 140/90 mmHg 左右。入院前 1 日，心前区疼痛发作，疼痛向左肩放射，伴有胸闷，心悸，出冷汗，患者舌下含服硝酸甘油 1 片，约半小时后缓解。因再次发作而入院。查体：T 37.6℃，R 20 次/min，BP 170/110 mmHg，HR 90 次/min，心律不齐，心电图示：偶见房性早搏。诊断：1. 原发性高血压（2 级）；2. 心绞痛。

试讨论以下问题：

1. 高血压患者合并心绞痛时，如何选择用药？

2. 给患者拟定一个合理的治疗方案。

3. 高血压患者为什么可以联合应用氢氯噻嗪、心得安和扩血管药？试说明理由。

【实训过程】

1. 复习抗高血压药物的相关知识、用药原则及注意事项。

2. 分组进行病案讨论　每组 5～6 同学，选出一位小组长，负责组织工作。讨论结束，请组长报告讨论结果，其他同学补充意见。然后老师点评和总结。

实训 6－2　抗心绞痛药的合理用药

【实训目的】　通过列举心绞痛的典型案例，对抗心绞痛药的药理作用、临床用途、不良反应和用药注意事项进行讨论，以提高学生分析问题能力，掌握对心绞痛急性发作患者处理的药物选择及用药注意事项。

【实训内容】

病例 1：患者，男，56 岁。干部，高血压病史 5 年，2 月前，因劳动后出现心前区的绞痛，经休息后缓解。患者 20 min 前因情绪激动，突发心前区绞痛，疼痛向左上肢放射，伴恶心、心悸，紧急入院。查体：BP 150/100 mmHg，神清，HR 82 次/min，律齐，无杂音，双肺呼吸音清，腹平软，无压痛。初步诊断：1. 高血压病（2 级）；2. 稳定型心绞痛。紧急处理：硝酸甘油片，0.5 mg 舌下含服。

试讨论以下问题：

1. 应用硝酸甘油时，要注意什么问题？如何观察病情变化？

2. 抗心绞痛药有几类？每类列举一个代表药物，并说明其抗心绞痛的作用机制和特点。

3. 为患者拟定一个治疗高血压的方案。

病例 2：患者，女，51 岁。有高血压病史 3 年，一直服用卡托普利降压，血压稳定在 130/80 mmHg。近半年来，在活动时突感心前区疼痛，伴左上肢酸胀，憋气，乏力，经舌下含服硝酸甘油后疼痛可缓解。1 h 前因劳累，突发心前区剧烈疼痛，伴胸闷、憋气，出冷汗，疼痛向左肩背部及左上肢放射，舌下含服硝酸甘油 2 片，疼痛未缓解。急送医院就诊。查体：BP 70/50 mmHg，P 108 次/min，R 26 次/min，烦躁不安，脸色苍白，表情痛苦，四肢湿冷，呼吸急促。初步诊断为 1. 高血压病（3 级）；2. 冠心病；3. 急性心肌梗死。紧急处理：硝酸甘油注射液 5 mg 加入 0.9% 氯化钠注射液 250 ml 中缓慢静脉滴注。

试讨论以下问题：

1. 此患者还需做哪些治疗？
2. 可选用哪些药物？
3. 用药时要注意什么问题？

【实训过程】

1. 复习抗心绞痛药物的相关知识。回答下列问题：

（1）心绞痛的发病机制及分型。

（2）急性心肌梗死的治疗措施。

2. 分组进行病案讨论：每组 5 ~ 6 同学，选出一位小组长，负责组织工作。讨论结束，请组长报告讨论结果，其他同学补充意见。然后老师点评和总结。

（田小娟）

7

项目七　血液系统药物

任务一　促凝血药与抗凝血药

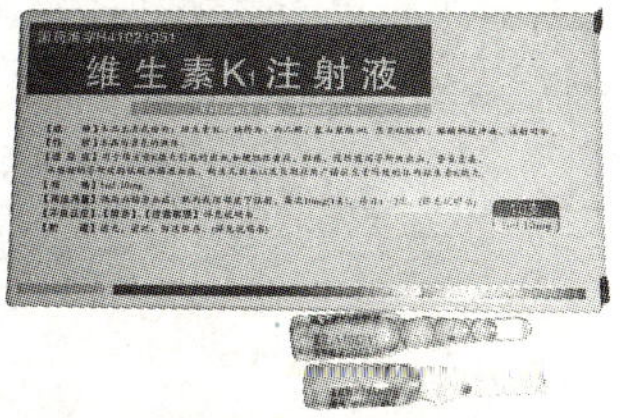

任务目标

1. 掌握维生素 K、肝素和华法林的作用、用途和主要不良反应。
2. 了解其他促凝血药和抗凝血药作用特点和用途。

正常情况下，血液中有凝血和抗凝血机制，二者保持着动态平衡，保证了血液在血管内循环流动。平衡破坏时，可导致出血或形成血栓。促凝血药与抗凝血药可通过作用于凝血系统和抗凝血系统发挥止血作用和抗血栓作用（图 7－1）。

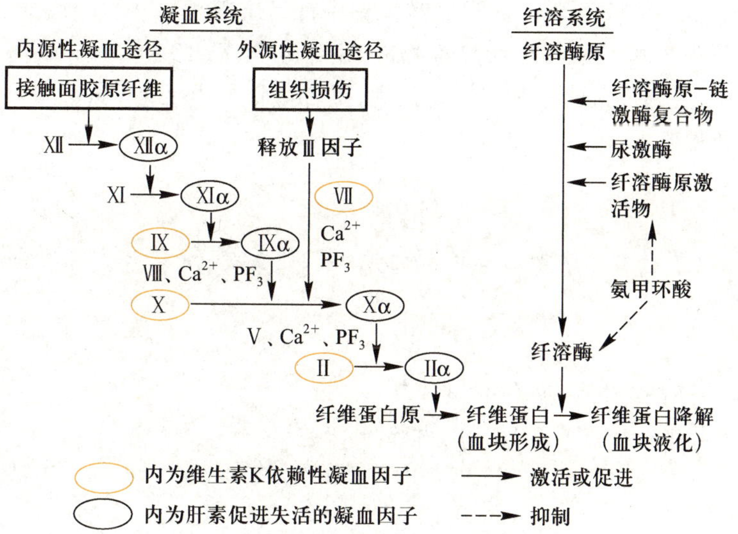

图 7－1　凝血系统、纤溶系统及药物作用示意图

一、促凝血药

促凝血药是能加速血液凝固，抑制纤维蛋白溶解而达到止血作用的药物，主要用于治疗凝血因子缺乏、纤溶功能过强或血小板减少等原因所致出血的一类药物。

（一）促进凝血因子生成药

维生素K

维生素K是一族具有甲萘醌基本结构的物质，包括维生素K_1、维生素K_2、维生素K_3、维生素K_4。植物蔬菜中含有维生素K_1，肠道细菌合成的维生素K_2，维生素K_1、维生素K_2为脂溶性维生素，口服需胆汁协助吸收；维生素K_3、维生素K_4为人工合成品，为水溶性维生素，不需要胆汁协助吸收。临床常用维生素K的制剂及用法见表7-1。

表7-1 临床常用维生素K制剂及用法

药物名称	制剂及规格	用法及用量
维生素K_1	注射剂：10 mg	肌内注射或静脉注射：一次10 mg，一日2~3次
维生素K_3	注射剂：4 mg	肌内注射：一次4 mg，一日2~3次
维生素K_4	片剂：2 mg	口服：一次2~4 mg，一日3次

重点提示：维生素K作为辅酶，参与肝合成有活性的凝血因子Ⅱ、Ⅶ、Ⅸ、Ⅹ。缺乏维生素K上述凝血因子合成障碍，凝血过程受阻，可引起皮下、牙龈及消化道出血等。

【临床用途及药理】

1. 维生素K缺乏引起的出血　用于治疗口服抗凝血药、广谱抗生素、梗阻性黄疸、胆瘘、慢性腹泻和广泛肠段切除后因吸收不良所致的低凝血酶原血症，以及新生儿因维生素K产生不足所致的出血，是治疗新生儿出血的首选药。但对先天性或严重肝病所致的低凝血酶原血症无效。

2. 杀鼠药敌鼠钠中毒急救　人误服敌鼠钠中毒后出现恶心、呕吐、腹痛、头晕、乏力，最后死于内脏与颅内出血。抢救除清除毒物外，用维生素K_1 10~20 mg肌内注射或静脉输入，每日2~3次，直到凝血酶原时间恢复正常，重者每日可用至120 mg，输入新鲜血或凝血酶原复合物有助止血。

处方示例

患者，男，40岁。右上腹疼痛2年，加重1周，伴黄疸，近2日出现牙龈出血，用维生素K_3治疗，处方示例：

Rp：

维生素K_3注射液　4.0 mg×6支

用法：4.0 mg　一日2次　肌内注射

【不良反应】

1. 维生素K_1静脉注射速度过快，可产生颜面潮红、出汗、血压突降或发生休克。肌内注射局部偶可发生红肿、疼痛、硬结及荨麻疹样皮疹。

2. 口服维生素 K_3、维生素 K_4 易引起恶心、呕吐，嘱患者饭后服用。

3. 较大剂量维生素 K_3（30 mg/次）可致新生儿溶血性贫血、高胆红素血症，对红细胞缺乏葡萄糖 6－磷酸脱氢酶（G－6PD）的成人也可诱发急性溶血。故每次用药剂量不可超过 30 mg。

4. 过量时可诱发血栓栓塞并发症，可口服华法林解救。

【药疗须知】

1. 用药期间应定期测定凝血酶时间以调整用量和给药次数，并观察有无血栓形成的症状和体征。

2. 严重肝病者及孕妇禁用。G－6PD 缺乏及肝功能不良者慎用。

3. 维生素 K_1 静脉注射仅限于急症需要，且应稀释后缓慢注射。

4. 静脉注射时可用 0.9% 的氯化钠注射液或葡萄糖注射液稀释。静脉滴注时应避光、慢滴，并严密监护患者的血压、体温、脉搏及心率。如有异常，应及时调整滴速或停止输注，并报告医师。

凝　血　酶

凝血酶系从牛、兔或猪血中提取。局部应用可使纤维蛋白原转化成纤维蛋白，创面血液形成稳定的血凝块，可有效控制小血管或毛细血管的局部渗血。外科治疗常与吸收性明胶海绵同用。该药必须直接接触创面才能起止血作用，但因其具有抗原性，可产生过敏反应，切忌进入血管内。

凝血酶原复合物

含有凝血因子Ⅱ、Ⅶ、Ⅸ、Ⅹ的混合制剂，用于补充凝血因子的缺乏，促进血液凝固。主要治疗乙型血友病（先天性凝血因子Ⅸ缺乏）及严重肝疾病、口服抗凝血药过量和维生素 K 依赖性凝血因子缺乏而引起的出血，也可用于预防。

（二）抗纤维蛋白溶解药

氨甲苯酸（PAMBA，止血芳酸）

氨甲环酸（AMCHA，止血环酸）

重点提示：氨甲环酸和氨甲苯酸的化学结构与赖氨酸相似（图 7－2），低剂量时能竞争性抑制纤溶酶原与纤维蛋白的结合，阻止纤溶酶原的活化；高剂量时则直接抑制纤溶酶的活性，并减少纤维蛋白的降解而产生止血作用。

【临床用途及药理】 临床主要用于预防和治疗由纤溶亢进而引起的出血，如含有纤溶酶原激活物的器官（肝、肺、前列腺、泌尿道和肾上腺等）手术或创伤后、应用抗纤溶药物过量等；还可用于血友病患者手术前后的辅助治疗。由于该药主要经尿路排出，可抑制尿激酶对尿路中血凝块的作用，所以前列腺和泌尿系统手术时慎用。

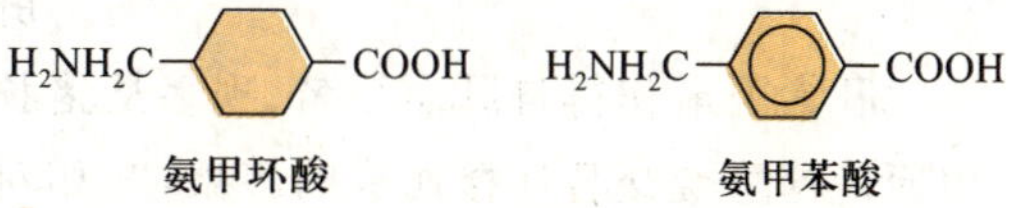

图 7－2　氨甲环酸和氨甲苯酸的分子结构

最常见的不良反应是胃肠道反应、头晕、耳鸣、瘙痒、红斑等。快速静脉给药可引起直立性低血压、多尿、心律失常、惊厥，以及心脏或肝的损害。肾功能不全者慎用。该药可致血栓形成，DIC 早期和血栓形成者禁用。

（三）促进血小板生成药

酚磺乙胺（止血敏）

又名止血敏、止血定。用于手术前后预防出血，以及治疗消化道、肺、眼底、鼻出血及血小板减少性紫癜等。本药能促进血小板聚集，还可增强毛细血管的抵抗力，降低毛细血管的通透性。作用快，维持时间长，毒性小。偶见过敏反应。

（四）血管收缩药

垂体后叶素

垂体后叶素是神经垂体释放的激素，内含缩宫素和加压素。

【临床用途及药理】 用于肺咯血、门静脉高压引起的上消化道出血、产后大出血及尿崩症的治疗。具有收缩血管平滑肌（尤其是对内脏血管的收缩作用较强）、子宫平滑肌及抗利尿作用。

【药疗须知】 静脉注射过速可见面色苍白、心悸、胸闷、恶心、腹痛等，故应缓慢静脉注射。心力衰竭、高血压、冠心病等患者禁用。

二、抗凝血药

抗凝血药是指能通过干扰机体生理性凝血过程的某些环节而阻止血液凝固的药物，主要用于防止血栓的形成和阻止血栓的进一步发展。临床常用抗凝血药有肝素、华法林、链激酶等（表 7－2）。

表 7－2 临床常用抗凝血药制剂及用法

药物名称	制剂及规格	用法及用量
肝素	注射剂：1 000U/2 ml、5 000U/2 ml	静脉注射：一次 500～10 000U，一日 4～6 次
华法林	片剂：2.5 mg、5 mg	口服：首次 6～20 mg，以后一日 2～8 mg
链激酶	粉针剂：100 000U、200 000U、300 000U	静脉滴注：首次 500 000U 加在 0.9% 氯化钠注射液或 5% GS 中，30 min 内滴完，维持量每小时 100 000U，持续 24～48 h
尿激酶	粉针剂：100 00U、50 000U、100 000U、200 000U、500 000U	静脉滴注：一次 15 000～20 000U，一日 2 次

（一）体内、体外抗凝血药

肝　素

肝素因最初得自肝而得名，现多从猪肠黏膜和猪、牛肺中提取。肝素是由硫酸葡萄糖胺和葡萄糖醛酸交替连接而成的多聚体，相对分子质量为 5 000～30 000，带有大量阴电荷，呈强酸性。

重点提示： 肝素的特点：①口服无效，须注射给药。②体内、体外均具有抗凝作用。③起效快、作用强。

【临床用途及药理】

1. 血栓栓塞性疾病　尤其适用于快速抗凝治疗，如静脉血栓、无明显血流动力学改变的肺栓塞和外周动脉血栓形成等。

2. 缺血性心脏病　不稳定型心绞痛一般可有冠脉内血栓形成；经皮冠状动脉成形术（PTCA）术中给予肝素能防止急性冠脉闭塞的发生。

3. 弥散性血管内凝血（DIC）　早期应用，可防止因纤维蛋白原和其他凝血因子耗竭所致的出血。

4. 体外抗凝　如心血管手术、血液透析和心导管检查时防止血栓形成。

肝素抗凝机制：肝素可以和血液中的抗凝血酶Ⅲ形成复合体，加强抗凝血酶Ⅲ对凝血酶及凝血因子Ⅸa、Ⅹa、Ⅺa及Ⅻa的灭活，血中凝血因子减少，发生抗凝作用。

【体内过程及影响因素】　肝素相对分子质量极大，不易通过生物膜，故口服不吸收，需静脉注射给药；主要分布在血液中，几乎不进入组织、胎盘和乳汁。大部分在肝内代谢后经肾排泄。抗凝活性 $t_{1/2}$ 随剂量增加而延长，肝、肾功能严重障碍者，$t_{1/2}$ 明显延长。

【不良反应】

1. 自发性出血　表现为皮肤瘀点或瘀斑、血肿、咯血、血尿、呕血、便血及颅内出血等，严重出血需缓慢静脉注射鱼精蛋白解救。1 mg 鱼精蛋白约可中和 100U 的肝素。鱼精蛋白是强碱性蛋白质，带正电荷，与带阴电荷的肝素形成稳定的复合物而使肝素失活。每次用量不能超过 50 mg，将 1% 的鱼精蛋白 50 mg 加入 25% 葡萄糖溶液 20 ml 缓慢静脉注射，每日 2～3 次。应用过程中应监测部分凝血活素时间（aPPT），使其维持在正常值的 1.5～2.5 倍。

2. 过敏反应　药热、皮疹等。

3. 其他　长期应用可引起脱发、骨质疏松，孕妇应用可引起早产和胎儿死亡。

【药疗须知】

1. 给药前应询问用药史及过敏史，并注意观察患者的过敏反应，如出现皮肤瘙痒、发热等，应立即停药并抗过敏治疗。给药后严密观察生命体征，如有血压下降、脉搏加快和呼吸急促等情况时，应及时报告医师，进行对症处理。

2. 有出血倾向、不能控制的活动性出血、外伤或术后渗血、先兆流产、胃及十二指肠溃疡、严重肝肾功能不良、重症高血压等患者禁用。

3. 用药期间应监测血小板计数。

4. 口服无效，须注射给药。皮下注射时要选择细而短小的针头。静脉注射或静脉滴注时要确定针头在血管内方可给药，并要注意经常更换注射部位。刺激性较大，且易发生血肿，不宜肌内注射。

5. 与水杨酸、口服抗凝药、右旋糖酐等药物合用可加重出血危险。

6. 可能发生脱发，应告知患者停药可恢复，以免产生恐惧。

7. 具有出血体质、严重肝或肾功能不全、胆囊疾病、溃疡病、恶性高血压、内脏肿瘤、脑出血病史、DIC 的纤溶亢进期、血友病、亚急性细菌性心内膜炎、围产期妇女、近期外伤或手术者禁用。

（二）体内抗凝血药

华法林（苄丙酮香豆素）

华法林是香豆素类药物中最为常用的药物，基本结构为 4－羟基香豆素（图 7－3）。需口服参与体内代谢才发挥作用，故又称口服抗凝药。

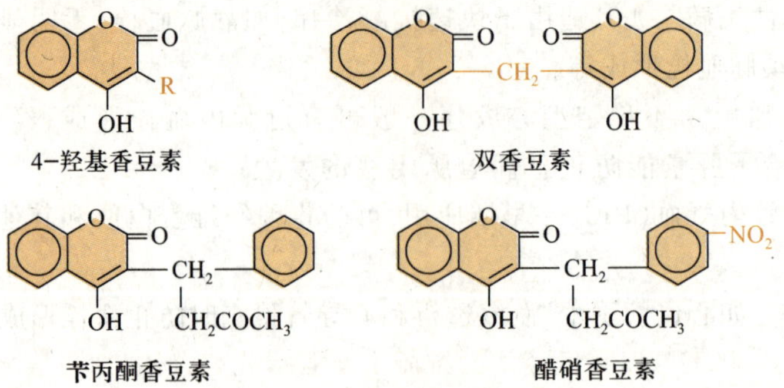

图 7-3　香豆素类抗凝血药的化学结构

重点提示：华法林的特点：①要口服；②仅有体内抗凝作用，无体外抗凝作用；③起效慢、作用长。

【临床应用与药理】　香豆素类药物主要用于防止血栓形成和发展，如静脉血栓栓塞、外周动脉血栓栓塞、心房纤颤伴有附壁血栓、肺栓塞、心脏外科手术和冠状动脉闭塞等，还可作为心肌梗死的辅助用药，也可用于风湿性心脏病、髋关节固定术、人工置换心脏瓣膜手术后防止静脉血栓的发生。

【体内过程及影响因素】　华法林口服吸收完全，与蛋白结合率达 90%～99%，故显效慢而弱，维持时间较长。主要经肝代谢失活，经肾排泄。蛋白结合率高的药物及肝药酶抑制药可使其药物作用增强。

香豆素类药物抗凝机制：华法林竞争性拮抗维生素 K，使肝不能合成有活性的凝血因子（Ⅱ、Ⅶ、Ⅸ、Ⅹ），体内凝血因子减少，从而产生抗凝作用（图 7-4）。

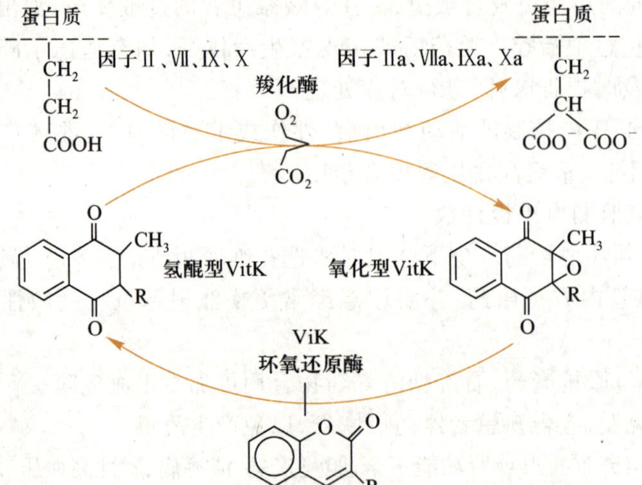

图 7-4　香豆素类药物的抗凝血作用机制示意图

处方示例

患者，陈某，女，50岁。突发心前区疼痛1 h，并向左肩及左腋下放射，含服硝酸甘油1片，症状无明显改善，诊断为急性心肌梗死入院治疗。用华法林治疗以防止梗死进一步扩大。处方示例：

Rp：

华法林片　2.0 mg×30片

用法：4.0 mg　一日2次　口服

【不良反应】 ①过量可发生自发性出血，可给予维生素K、输注新鲜血、血浆或凝血酶原复合物治疗；调整药物剂量，使凝血酶原时间控制在25～30 s（正常值12 s），可预防出血。②也可发生皮肤和软组织坏死、胃肠道反应、粒细胞增多等。③华法林可能引起肝损害，并有致畸作用，可能与该药能透过胎盘，影响胎儿骨骼和血液中蛋白质γ羧化有关。

【药疗须知】

1. 应定期检查凝血酶原时间，将其控制在25～30 s，并据此调整剂量。
2. 禁忌证同肝素。孕妇、哺乳期妇女慎用。
3. 食物中维生素K缺乏或应用广谱抗生素抑制肠道细菌，可使其作用增强。
4. 阿司匹林、保泰松、甲苯磺丁脲等与蛋白结合率高，可使其游离浓度增高，作用增强。
5. 肝药酶抑制药可使其作用增强，肝药酶诱导剂可使其作用减弱。

水　蛭　素

水蛭素是水蛭唾液中的抗凝成分，含65个氨基酸残基，相对分子质量为7 kDa。目前已开发出基因重组水蛭素，是凝血酶的强效、特异性抑制剂，以1∶1分子直接与凝血酶结合而抑制该酶活性，阻止纤维蛋白形成，也可抑制凝血酶诱导的血小板聚集。口服不易吸收，静脉注射$t_{1/2}$为1.7 h，大部分原形随尿液排出。可用于预防手术后血栓形成、血管成形术后再狭窄、急性DIC、血液透析及体外循环等。

（三）体外抗凝血药

枸橼酸钠（柠檬酸钠）

仅用于体外抗凝血，如体外血液的保存和输血。枸橼酸钠中的枸橼酯根离子与血浆中的Ca^{2+}形成难以解离的可溶性络合物，使血中Ca^{2+}减少，血液凝固受阻。不可用于体内抗凝，大量输血（超过1 000 ml）或输血速度过快，可引起血钙下降，导致心功能不全，血压下降和低钙抽搐等。应立即静脉注射钙盐解救。

三、溶栓药

链激酶（SK）　尿激酶（UK）

能激活体内纤维蛋白溶解系统使纤溶酶原转化成纤溶酶，溶解血栓。主要用于治疗急性血栓栓塞性疾病，如急性心肌梗死、脑梗死、肺梗死等的早期。对急性期（6 h内）溶栓效果好。

过量可引起自发性出血，如有出血倾向应立即停药，并注射氨甲苯酸对抗。链激酶具有抗原性，少数人可产生过敏反应。

重组织型纤溶酶原激活物（T－PA）

能选择性地使纤溶酶原转变为纤溶酶而使纤维蛋白溶解，对血液循环中的纤溶酶原作用弱，故不易引起全身出血。溶栓作用强，起效快。用于急性心肌梗死和肺梗死。副作用较少，但剂量过大也可引起出血。

> 助记口诀：止血与防栓
> 促凝止血加因子，维生素K最常用。
> 抗凝防栓减因子，常用肝素华法林。

四、抗血小板药

血小板的基本生理功能是黏附、聚集、释放和分泌颗粒内容物，静息状态的血小板转变为生理功能的状态即为血小板的活化。血小板活化后能促进血液凝固，形成由纤维蛋白包绕血小板组成的血栓。血小板内游离的花生四烯酸（AA）经环氧酶（COX）的作用可生成前列腺素过氧化物（PGH_2），PGH_2 在血栓素 A_2（TXA_2）合成酶作用下进一步生成 TXA_2，TXA_2是目前已发现的最强的血管收缩剂和血小板聚集剂之一。而在血管内皮细胞等部位AA经COX和前列环素（PGI_2）合成酶的作用生成的 PGI_2。PGI_2 能激活腺苷酸环化酶，迅速增加血小板内cAMP浓度，降低血小板的敏感性，从而抑制血小板聚集（图7－5）。

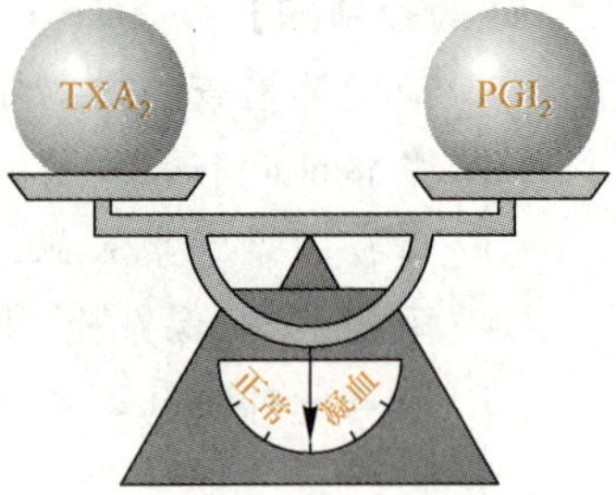

图7－5 血栓素A和前列环素与凝血的关系示意图

此类药物主要有：①抑制COX，减少 TXA_2生成的药物，如阿司匹林。②抑制 TXA_2 合成酶，减少 TXA_2生成和阻断 TXA_2 受体的药物，如利多格雷。③抑制磷酸二酯酶（PDE），减少cAMP降解，增加血小板内cAMP含量的药物，如双嘧达莫。④选择性及特异性干扰ADP介导的血小板活化，不可逆抑制血小板聚集和黏附的药物，如噻氯匹定。

阿司匹林

阿司匹林与COX活性部分丝氨酸残基发生不可逆性乙酰化反应而抑制该酶活性，对血小板和血管内皮中COX均有抑制作用可使 TXA_2合成减少。血管内皮细胞中COX的抑制可使 PGI_2生成减少。PGI_2 是 TXA_2生理对抗剂，具有舒张血管和抑制血小板聚集而阻止血栓形成的作用。血小板中COX对阿司匹林的敏感性明显高于血管内皮中的COX，小剂量阿司匹林主要抑制血小板中的COX而使 TXA_2 合成减少，大剂量则抑制 TXA_2 和 PGI_2 合成，因此防治血栓形成应当使用小剂量，每日口服50～75 mg即可产生最大抗血小板作用。阿司匹林对血小板功能亢进所致的血栓栓塞性疾病疗效确切，对急性心肌梗死或不稳定性心绞痛患者，可降低梗死率及死亡率，也可降低一过性脑缺血的发生率和死亡率。

利多格雷

利多格雷抑制 TXA_2 合成酶，减少 TXA_2 生成并阻断 TXA_2 受体。与阿司匹林相比，对血小板血栓和冠状动脉血栓作用强，对降低急性心肌梗死再栓塞、反复心绞痛及缺血性中风发生率较强，但对急性心肌梗死的血管梗死率、复灌率及增强链激酶的纤溶作用等与阿司匹林相当。不良反应少，仅有轻度胃肠道反应，易耐受。同类药物有匹可托安作用较利多格雷弱，但不良反应轻。

练 一 练

学开处方：患者，男，55岁。酒后四肢无力3 h，写字歪，越写越小，语言不清。CT示左侧基底节阴影。诊断为脑血栓形成。请为患者开一用药处方治疗。

案例分析：患者，女，52岁。劳累后胸痛8年，加重1年，冠脉造影示为右冠脉狭窄。诊断为冠心病、劳累性心绞痛。拟在全麻下做体外循环冠脉搭桥术，体外循环用肝素抗凝，试分析药物作用机制及用药注意事项。

任务二 抗贫血药与血容量扩充药

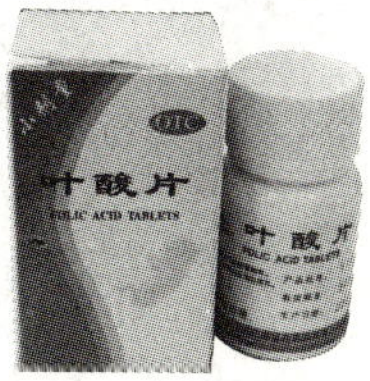

任务目标

1. 熟悉铁剂、叶酸和维生素B_{12}的作用、用途和主要不良反应。
2. 了解右旋糖酐的作用和用途。

一、抗贫血药

贫血是指患者血液中红细胞数目或血红蛋白含量低于正常，表现为面色苍白或萎黄、唇无血色、头痛、头晕、耳鸣、易疲倦、记忆力减退和注意力不集中等临床症状。贫血的主要类型有：①缺铁性贫血，因机体缺铁导致血红蛋白含量减少，红细胞体积缩小，故也称小细胞低色素性贫血；②巨幼红细胞性贫血，又称为大细胞高色素性贫血，是因叶酸或维生素B_{12}缺乏所致；③再生障碍性贫血，由骨髓造血功能障碍引起，血中红细胞、白细胞、血小板均减少。

治疗贫血应明确诊断，分清类型，注意查找病因，根据缺什么补什么的原则。缺铁性贫血可补充铁剂，巨幼红细胞性贫血可用叶酸和维生素B_{12}治疗。再生障碍性贫血发生率低，治疗较为困难，目前采用综合治疗。临床常用抗贫血药有铁剂、叶酸和维生素B_{12}（表7-3）。

表7-3 临床常用抗贫血药制剂及用法

药物名称	制剂及规格	用法及用量
硫酸亚铁	片剂：0.3 g 糖浆：10 g/100 ml	口服：0.3～0.6 g/次，一日3次 口服：1～2 ml/kg，分3次服
枸橼酸铁胺	片剂：25 mg 注射剂：50 mg	口服：25～50 mg/次，一日1次 肌内注射：50～100 mg/次，一日1次

续表

药物名称	制剂及规格	用法及用量
右旋糖酐铁	片剂:5 mg 注射剂:50 μg	口服:5~10 mg/次,一日3次 肌内注射:50~500 μg/次,一日1~2次
叶酸	片剂:0.4 mg	口服:一次0.4 mg,一日1次
维生素 B_{12}	片剂:50 μg 注射剂:0.05 mg/1 ml、0.1 mg/1 ml	口服:一次25 μg,一日3次 肌内注射:一日0.025~0.1 mg,一日1次

(一)铁剂

常用的铁制剂有硫酸亚铁、枸橼酸铁胺、富马酸亚铁(富血铁)、乳酸亚铁、葡萄糖酸亚铁、右旋糖酐铁、山梨醇铁等。其中:①硫酸亚铁:片剂,吸收率高,适用于一般人的轻、中度缺铁性贫血。②枸橼酸铁胺糖浆:吸收率低但刺激小,用于不能吞服片剂的小儿。③右旋糖酐铁:针剂,适用重症患者或口服不能耐受者。

重点提示:铁是合成血红蛋白的原料,人体每日需要铁1~1.5 mg,当铁缺乏时,血红蛋白合成减少,引起缺铁性贫血。同时也可引起细胞生理功能紊乱导致皮肤黏膜损害及免疫功能下降等。

【临床用途及药理】 临床主要用于长期慢性失血(月经过多、痔疮、溃疡病等)、机体需要量增加而补充不足(妊娠、儿童生长发育期)、胃肠吸收减少(萎缩性胃炎、胃癌等)和红细胞大量被破坏(疟疾、溶血)等引起的缺铁性贫血。缺铁性贫血铁剂治疗后3~4日网织红细胞上升,1周后可见血红蛋白逐渐上升,服用4~8周可恢复正常。

【体内过程及影响因素】 口服铁剂以亚铁形式在小肠上段吸收,吸收后的铁65%在血红蛋白中,30%以铁蛋白或含铁血黄素形式储存于肝、脾和骨髓中,少数在肌红蛋白和含铁酶中。铁排泄主要通过肠黏膜细胞脱落及胆汁、尿液、汗液而排出体外,每日约1 mg。

处方示例

患者,女,25岁。左上腹疼痛2年,近1月来加剧,并出现疲乏、无力、头晕等表现,血常规检查,红细胞数目 3.0×10^{12}/L,血红蛋白80 g/L,诊断为消化性溃疡伴缺铁性贫血,给予硫酸亚铁治疗贫血。处方示例:

Rp:

硫酸亚铁片　0.3 g×30片

用法:0.3 g　一日3次　饭后服用

【不良反应】

1. 消化道反应　主要有恶心、呕吐、腹泻、腹痛、便秘等反应,饭后服可减轻。铁剂可与肠内硫化氢结合,生成黑色硫化铁沉淀物引起黑便,应注意与上消化道出血相鉴别。

2. 急性中毒　小儿误服1 g以上可致急性中毒,表现为恶心、呕吐、腹泻、腹痛、肠绞痛、休克,甚至昏迷、惊厥、死亡。铁剂中毒应立即催吐、用1%碳酸氢钠溶液洗胃,必要时加特殊解毒药去铁胺结合残存的铁,同时采取对症支持治疗。

【药疗须知】

1. 在用药期间应定期检查血红蛋白、网织红细胞及血清铁蛋白和血清铁,并注意观察疗效。

2. 铁制剂存放应远离幼儿,以免孩子误吞或误服。严重肝损害者禁用,肝炎、溃疡病者慎用。

3. 胃酸、维生素C、果糖、半胱氨酸等有助于Fe^{3+}铁还原成Fe^{2+},可促进铁的吸收,因而服用铁剂期间应多食水果、果汁和各种酸性饮食,以促进铁的吸收;抗酸药(弱碱性)、四环素、钙剂等药物可妨碍铁的吸收,不可同服。高磷酸盐食物(牛奶)、含鞣酸的茶和植物等也影响吸收,勿用浓茶、牛奶及含有鞣酸的饮料送服铁剂。

4. 服用铁剂必须坚持足够的疗程,至少2~3个月。

(二)叶酸和维生素B_{12}

叶酸(维生素M)

叶酸广泛存在于动植物性食品中,人体不能合成叶酸,必须从食物中摄取,每日最低需要量约50 μg。

重点提示: 叶酸在体内被还原成四氢叶酸后,传递一碳基团,参与氨基酸和核酸的合成。叶酸缺乏DNA的合成减少,细胞增殖活跃的造血系统最易受到影响,表现为巨幼红细胞性贫血。孕妇缺乏叶酸也可能导致胎儿畸形,应注意补充叶酸(图7-6)。

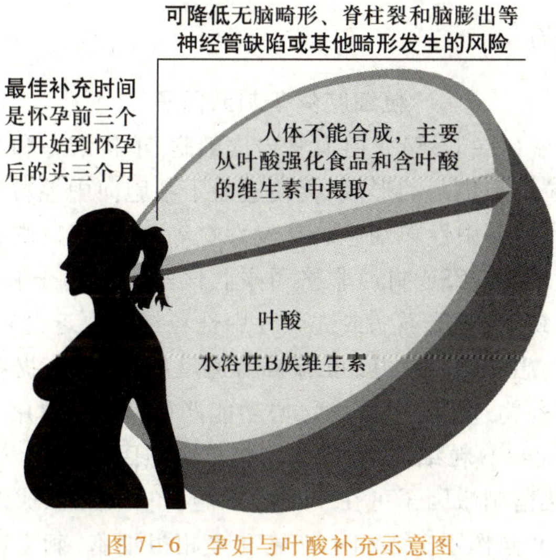

图7-6 孕妇与叶酸补充示意图

【临床用途与药理】 主要用于治疗婴幼儿、妊娠期、哺乳期叶酸缺乏所致的巨幼红细胞性贫血。对叶酸拮抗剂(如甲氨蝶呤、乙胺嘧啶等)引起的巨幼红细胞性贫血,叶酸无效,应选用亚叶酸钙治疗。

维生素B_{12}

维生素B_{12}广泛存在于动物的肝、牛奶和蛋黄中,人体的生理需要量为1~2 μg/d,必须从外界食物中摄取。口服维生素 B_{12} 必须与胃壁细胞分泌的内因子（糖蛋白）结合形成复合物，才能避免被胃液消化而进入回肠吸收。当胃黏膜萎缩，内因子缺乏时，可影响维生素 B_{12} 的吸收，引起恶性贫血。

重点提示：维生素 B_{12} 形成正常红细胞和维持神经髓鞘纤维功能完整所必需的物质。长期缺乏维生素 B_{12} 可导致恶性贫血和神经系统症状。

【临床用途与药理】 维生素 B_{12} 主要用于治疗恶性贫血；与叶酸合用治疗巨幼红细胞性贫血；还可用于多发性神经炎、神经萎缩、肝疾病等的辅助治疗。

【体内过程及影响因素】 必须与胃壁细胞分泌的“内因子”结合才能进入空肠吸收。胃黏膜萎缩引起“内因子”缺乏可使维生素 B_{12} 吸收障碍，导致“恶性贫血”，故恶性贫血用维生素 B_{12} 治疗时，必须注射给药。吸收后 90% 储存于肝，少量经胆汁、胃液、胰液排入肠内，其中小部分吸收入血，主要经肾排出。

【不良反应】 少数患者可有过敏反应，甚至过敏性休克，应予注意。

（三）重组人红细胞生成素（EPO，利血宝）

也称红细胞生成素，是肾近曲小管间质细胞产生的糖蛋白激素。临床所用的重组人红细胞生成素是由基因工程人工合成。具有刺激红系干细胞生成、促进红细胞增生与成熟的作用，还能促进网织红细胞从骨髓中释放。主要用于肾衰竭合并的贫血，也可用于艾滋病、恶性肿瘤伴发的贫血，还用于外科围术期的自体储血。主要不良反应有血压升高、癫痫、流感样症状及注射部位血栓形成。

二、升高白细胞药

粒细胞集落刺激因子

粒细胞集落刺激因子（G－CSF）是由血管内皮细胞、单核细胞和成纤维细胞合成的糖蛋白，通过受体机制促进粒细胞集落的形成，促使造血干细胞向中性粒细胞增殖、分化，刺激成熟的粒细胞从骨髓释出，增强中性粒细胞趋化及吞噬等功能，对巨噬细胞、巨核细胞影响小。临床上应用的是基因重组 G－CSF 制剂非格司亭。该药主要用于肿瘤化疗、放疗和自体骨髓移植所致中性粒细胞缺乏；对艾滋病或先天性中性粒细胞缺乏也有效；可升高中性粒细胞数量，减少感染发生率。患者耐受良好，可有胃肠道反应、肝功能损害和骨痛等。长期静脉滴注可引起静脉炎。有药物过敏史及肝、肾、心功能严重障碍者慎用。

粒细胞/巨噬细胞集落刺激因子

粒细胞/巨噬细胞集落刺激因子可在 T 淋巴细胞、单核细胞、成纤维细胞和血管内皮细胞等合成。与白介素 3 共同作用于多相干细胞和多相祖细胞，刺激粒细胞、单核细胞、巨噬细胞和巨核细胞等多种细胞的集落形成和增生，促进成熟细胞的释放，并增加粒细胞的功能。对红细胞增生也有间接影响。临床使用的沙格司亭是人重组 G－CSF（rhG－CSF），主要用于骨髓移植，恶性肿瘤放射治疗、化学药物治疗，再生障碍性贫血或艾滋病等引起的粒细胞缺乏症，不良反应有发热、骨及肌肉疼痛、皮下注射部位红斑。首次静脉滴注时可出现潮红、呕吐、呼吸急促、低血压等。严重的不良反应有心功能不全、支气管痉挛、室上性心动过速、颅内高压、肺水肿和晕厥等。

三、血容量扩充药

右旋糖酐

大量失血或大面积烧伤（失血浆）等，可引起血容量不足，导致休克。迅速扩充血容量，维持器官的血液灌注是抗休克的关键。血容量扩充药静脉注射可维持血液胶体渗透压，增加血容量，改善微循环，改善休克症状。常用药物按相对分子质量的大小分为中分子右旋糖酐（右旋糖酐 70）、低分子右旋糖酐（右旋糖酐 40）、小分子右旋糖酐（右旋糖酐 10）。常用制剂类型有 6%、10%、12% 右旋糖酐注射液，视病情选用，静脉注射。

【临床用途与药理】

1. 治疗低血容量性休克。本药物相对分子质量大，静脉注射后可提高血浆胶体渗透压，从而扩充血容量，维持血压。作用强度、维持时间与相对分子质量大小有关。

2. 防治血栓栓塞性疾病，如脑栓塞、心肌梗死、术后血栓形成及血栓性静脉炎等。小、低分子右旋糖酐能抑制血小板和红细胞的聚集，抑制凝血因子Ⅱ，降低血液黏度，从而防止血栓形成。

3. 防治急性肾衰竭。小、低分子右旋糖酐可发挥渗透性利尿作用，增加尿量，改善急性肾衰竭少尿及无尿症状。

【不良反应及药疗须知】

1. 过敏反应　少数患者可出现过敏反应，严重者可致过敏性休克。首次用药应严密观察 5～10 min，发现症状，立即停药，及时抢救。用药前应做皮试。

2. 凝血障碍　用量过大可致凝血障碍出血。每日用量不应超过 1 500 ml，如有出血现象可用抗纤溶药对抗。出血性疾病、心力衰竭及严重肾病患者禁用。

羟乙基淀粉（706 代血浆）

羟乙基淀粉平均相对分子质量为 2.5 万～4.5 万。作用与低分子右旋糖酐相似。临床主要用于治疗低血溶量性休克和血栓闭塞性疾病。可致过敏反应，大剂量输入时可出现自发性出血。有出血倾向和心力衰竭者慎用。

练 一 练

学开处方：患者，女，20 岁。近半年来时感头晕、耳鸣、乏力、气短，月经血时有时无，患者面色萎黄，唇、甲色淡等。经检查诊断为缺铁性贫血。请为患者拟定用药处方。

病例分析：患者，男，67 岁。患有风湿性关节炎 10 余年，经常服用阿司匹林止痛，近 2 年来患者经常感到倦怠乏力、懒言少动，活动后即出现心悸气促、胸闷不适，进食时，时常发生吞咽困难，近期不思饮食、反应迟钝，由家人送医院就诊。查体：T 37.5℃，P 90 次/min，BP 140/85 mmHg，血常规检查显示血红蛋白 95 g/L。诊断为"缺铁性贫血"。试分析导致贫血的原因及药物治疗措施。

实训 7－1　铁剂的合理用药

【实训目的】

1. 掌握铁剂的应用及主要不良反应。

2. 学会铁剂的用药指导。

【实训地点】 实训室、模拟病房。

【实训材料】 案例、处方、硫酸亚铁片、维生素C片 。

【实训内容】

1. 学生温习教材相关理论知识。

2. 案例讨论及角色扮演。

【实训过程】

1. 学生温习教材相关理论知识部分,请学生后回答如下问题:

(1) 贫血有哪些类型,产生的主要原因和治疗原则是什么?

(2) 促进和妨碍铁剂吸收的因素有哪些?

(3) 铁剂的主要不良反应和用药注意事项有哪些?

2. 案例讨论

案例:患者,女,49岁。患胃溃疡,经抗酸治疗后,近感疲乏、无力、头晕、面色苍白,活动后心悸、气促。诊断为小细胞低色素性贫血。处方示例:

Rp:

1. 硫酸亚铁片 0.1 g×18片
   用法:0.1 g 一日3次 口服 餐后服
2. 维生素C片 0.1 g×18片
   用法:0.1 g 一日3次 口服

讨论问题:此案例为什么在用铁剂时要同时使用维生素C? 哪些因素可影响铁剂的吸收? 主要不良反应有哪些?

3. 角色扮演

(1) 按上述案例,学生分为若干组,由一位扮演患者、一位扮演医师。

(2) 患者讲述发病情况,学生模拟医师诊断及开写医嘱并给药,观察临床表现和不良反应,询问患者病情变化。

【实训考核】

1. 选取2~3组学生为全班进行模拟扮演,由同学进行评判。

2. 教师对小组代表和全班活动进行点评。

(叶宝华)

8

项目八　内分泌系统药物

由内分泌腺或内分泌细胞分泌的高效生物活性物质称为激素，它在体内作为信号传递信息，对机体生理过程起调节作用。激素类药物就是以人体或动物激素（包括与激素结构、作用原理相同的有机物）为有效成分的药物。此类药物包括肾上腺皮质激素类、性激素类、甲状腺激素类、胰岛素类和垂体前叶激素类五大类。

肾上腺皮质分泌的激素包括糖皮质激素、盐皮质激素和少量的性激素。其中糖皮质激素相对于其他激素类药物应用广泛，临床上所说的“激素”通常指“肾上腺糖皮质激素类药物”。本项目主要介绍糖皮质激素类药、甲状腺激素类和抗甲状腺激素药、胰岛素类及其他降血糖药和性激素类药。

任务一　糖皮质激素类药

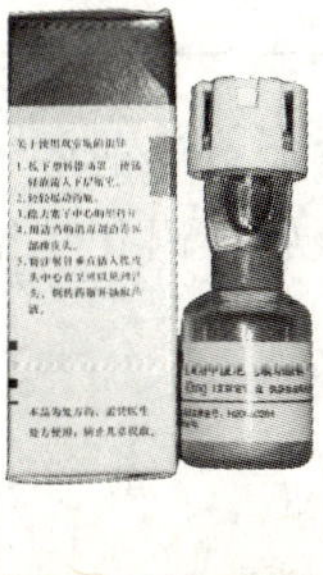

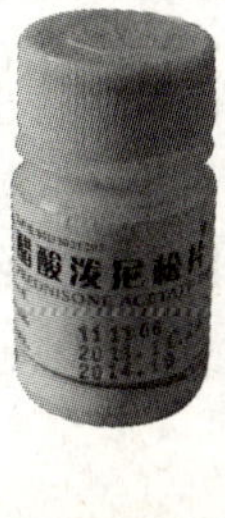

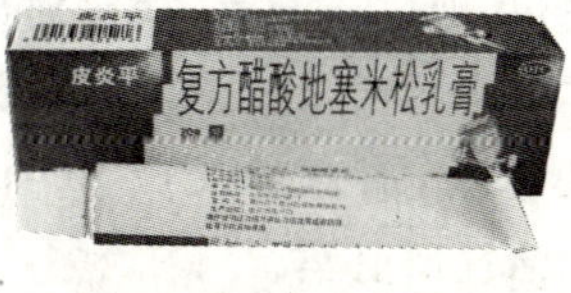

任务目标

1. 掌握糖皮质激素的药理作用、临床用途、不良反应。
2. 熟悉糖皮质激素的体内过程、给药方法与药疗须知。

早期临床应用的糖皮质激素类药物均来自动物脏器的匀浆提取物，现用药物大多为人工合成品。常用剂型包括注射粉针、水针、胶囊、片剂、霜剂、膏剂、气雾剂等，可采用注射、口服、外用、气雾吸入等方式给药。注射液配制时部分药物可出现混浊现象，混悬剂注射液用前应充分摇振。本类药理化性质稳定，常温保存即可。

糖皮质激素类药物临床用途极为广泛，种类较多，按其半衰期及用途分为短效（氢化可的松）、中效（泼尼松龙、甲泼尼龙）、长效（地塞米松、倍他米松）和外用类（表 8－1）。

表 8－1　临床常用糖皮质激素类药物制剂及用法

类别及名称	制剂及规格	用法及用量
氢化可的松	片剂：20 mg 注射剂：25 mg/5 ml	口服：一次 20 mg，一日 1～2 次 肌内注射：一日 20～40 mg，一日 1 次 静脉滴注：一次 100 mg，一日 1 次
泼尼松龙 （强的松龙）	片剂：5 mg 注射剂：125 mg/5 ml	口服：一日 10～40 mg，分 2～3 次 静脉滴注：一次 10～25 mg
甲泼尼龙 （甲强龙）	片剂：4 mg	口服：每日 16 ～ 24 mg，分 2 次
地塞米松	片剂：0.75 mg 注射剂：2 mg/1 ml 乳剂霜剂：5 mg	口服：一次 0.75～3 mg，一日 2～4 次 肌内注射：一次 5～10 mg，一日 1～2 次 静脉滴注：一次 5～10 mg 外用：涂患处
倍他米松	片剂：0.25 mg、0.5 mg 注射剂：5 mg/1 ml 气雾剂：2 mg	口服：一日 1～4 mg，分 3～4 次服 肌内注射：一次 1～2 ml，必要时可重复给药 气雾吸入
氟氢可的松	软膏剂：10 g∶2.5 mg 霜剂：10 g∶2.5 mg	涂患处：一日 2 ～4 次
氟轻松	霜剂：10 g∶2.5 mg（0.025%） 软膏剂：10 g∶2.5 mg（0.025%）	涂患处：一日 2 ～4 次

糖皮质激素属于肾上腺皮质激素，肾上腺皮质激素是由肾上腺皮质分泌的各种激素的总称，包括糖皮质激素、盐皮质激素和少量的性激素，属于固醇类化合物。因化学结构均属甾体类化合物（图 8－1），故又称甾体激素。其共同的结构特点为 C3 有酮基，C4、5 有双键，C17 上的二碳侧链（即 C20 羰基和 C21 羟基）为生理活性所必需。

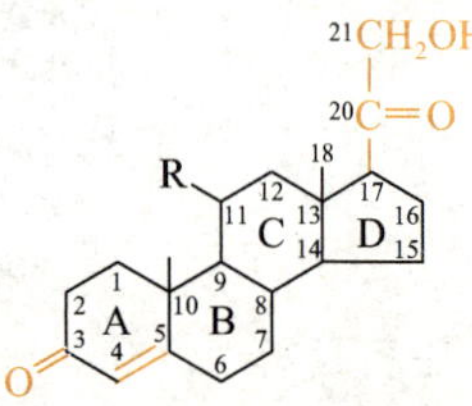

图 8－1　甾体类激素的基本化学结构

糖皮质激素有抗炎、抗毒、抗免疫和抗休克“四抗”作用，虽可抑制炎症，减轻症状，但同时也可以降低机体的防御功能，可致感染扩散，阻碍伤口愈合。治疗严重感染和感染性休克时，必须配伍足量、有效的抗微生物药物，停药时，先停激素再停抗生素。

【临床用途及药理】

1. 替代疗法　用于肾上腺皮质、腺垂体功能减退症及肾上腺次全切除术后的补充治疗。

生理剂量糖皮质激素能促进糖原异生，减慢葡萄糖分解与利用，升高血糖并能促进蛋白质和脂肪分解，抑制蛋白质及脂肪合成，调节三大营养物质代谢及水电解质平衡水（保钠排钾、排钙、排磷）。

2. 严重感染或炎症　①治疗严重急性感染，如中毒性菌痢、暴发型流行性脑膜炎、中毒性肺炎、重症伤寒、SARS 及败血症等；②防止某些炎症后遗症，如结核性脑膜炎、脑炎、心包炎、风湿性心瓣膜炎、损伤性关节炎、睾丸炎及烧伤后瘢痕挛缩等。

糖皮质激素对各种原因引起的炎症和炎症各阶段均有强大的抑制作用（抗炎作用）。炎症初期可收缩局部血管，降低毛细血管通透性，缓解炎症反应的红、肿、热、痛症状。炎症后期可抑制成纤维细胞增生，防止瘢痕和粘连形成，减轻炎症后遗症状。除此之外还能提高机体对细菌内毒素的耐受性，减轻细胞损伤，缓解毒血症状（抗毒作用）；并能降低下丘脑体温调节中心对内热源的敏感性，具有迅速良好的解热作用。

动动脑：糖皮质激素的抗炎作用与阿司匹林有何不同？抗毒是指抗病毒吗？

糖皮质激素抗炎作用的基本机制在于糖皮质激素（GCS）与靶细胞质内的糖皮质激素受体（G－R）相结合后影响了参与炎症的一些基因转录而产生抗炎效应（图 8－2）。

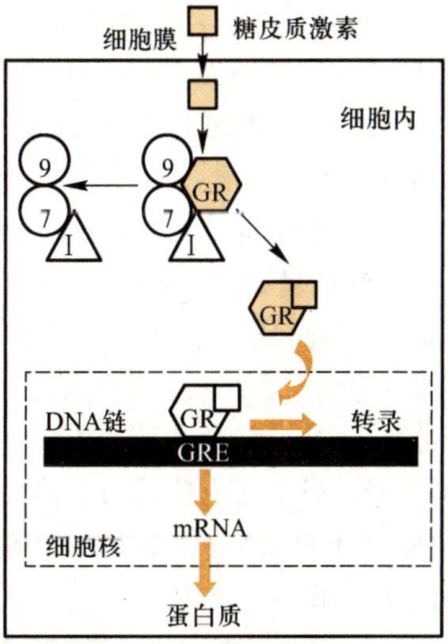

图 8－2　糖皮质激素抗炎作用机制示意图

3. 免疫相关疾病及过敏反应　①治疗自身免疫性疾病如肾病综合征、风湿及类风湿关节炎、系统性红斑狼疮等自身免疫性疾病使用后可缓解症状，但不易根治，宜采用综合治疗措施；②可用于治疗荨麻疹、花粉症、血清病、血管神经性水肿、支气管哮喘及过敏性鼻炎等过敏性疾病；③器官移植排斥反应。

糖皮质激素对细胞免疫、体液免疫及免疫过程的多个环节均有抑制作用，为常用的免疫抑制药。

4. 抗休克　可用于治疗感染性休克、过敏性休克和低血容量性休克。特别适用于抢救感染性休克。

糖皮质激素除具有抗炎、抗毒、抗免疫等作用外，还能改善微循环，减少心肌抑制因子形成，阻断休克时的恶性循环（抗休克作用）。

5. 血液病　用于治疗急性淋巴细胞性白血病、再生障碍性贫血、过敏性紫癜等，但停药后易复发。

糖皮质激素可刺激骨髓造血功能，使血中红细胞、血小板及中性粒细胞数增多，血中淋巴细胞、单核细胞、嗜酸性粒细胞数减少，“三多三少”。

6. 皮肤病　局部用药治疗接触性皮炎、湿疹、牛皮癣等皮肤疾病。天疱疮及剥脱性皮炎等较严重的皮肤病需要全身用药。

【体内过程及影响因素】　糖皮质激素脂溶性较高，易于跨膜转运；口服、注射均易吸收，主要在肝生物转化，随尿液排出。也可关节腔内注射和皮肤黏膜局部用药。血浆中天然存在皮质激素结合蛋白，肝、肾功能不良可降低皮质激素的血浆蛋白结合率，用药时应适当调整剂量。本类药物中可的松、泼尼松尚需在肝内转化为各自活性形式氢化可的松、泼尼松龙发挥作用，故严重肝功能不全的患者应选用氢化可的松、泼尼松龙。

糖皮质激素的分泌具有昼夜节律性（图8-3），即每日上午8~10时为分泌高峰，随后逐渐下降，午夜12时为低谷。上午8点左右糖皮质激素对下丘脑和脑垂体的负反馈作用最强，此时应用糖皮质激素类药物，顺应内源性的负反馈，可降低对肾上腺皮质的负反馈抑制，减轻不良反应。

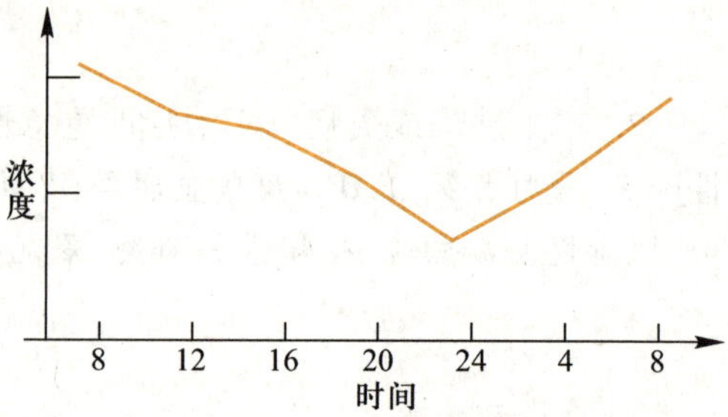

图8-3　24 h内血中氢化可的松的变化

动动脑：糖皮质激素何时给药较好？

【给药方法】

1. 大剂量突击疗法　用于严重中毒性感染及各种休克。常用氢化可的松200~300 mg，临用时以等渗氯化钠溶液或5%葡萄糖溶液500 ml稀释静脉滴注，一日量可达1 g以上，疗程不超过3日。同时配合抗感染、抗休克治疗。

2. 一般剂量长期疗法　用于结缔组织病、肾病综合征、顽固性支气管哮喘、淋巴细胞性白血病等。一般开始时用泼尼松龙口服，开始20~40 mg/d，分3~4次。维持量5 mg/d。

3. 小剂量替代疗法　用于垂体前叶功能减退、阿狄森病及肾上腺皮质次全切除术后。一般维持量，常用氢化可的松10~20 mg/d。

4. 隔日疗法　对慢性疾病需长期用激素治疗的患者，常选用中效类药物泼尼松龙或甲泼尼龙，将两日的总药量在隔日的清晨一次给予引起的肾上腺皮质功能抑制比其他时间相对较小，减轻长期用药引起的不良反应并有利于肾上腺皮质功能的调整和恢复。

5. 局部用主要药用于治疗湿疹、接触性皮炎等，常用氟轻松、曲安奈德软膏或霜剂。

【不良反应】　多发生在大剂量长期应用时，且与疗程、用药种类、用法及给药途径等有密切关系。

1. 医源性肾上腺皮质功能亢进症　长期使用糖皮质激素可影响三大代谢及水盐代谢过程，使脂肪重新分布，导致脂肪沉积在脸部和躯干而出现满月脸、水牛背和球状腹；能促进皮肤、肌肉蛋白质的分解，导致皮肤变薄，肌肉萎缩，生长迟缓。尚有类似于醛固酮的作用，保钠排钾导致水钠潴留出现水肿及低血钾；个别人还出现痤疮，多毛等症状，以上症状与肾上腺皮质功能亢进症极其相似，故称为药源性肾上腺皮质功能亢进症（图8-4）。

2. 诱发疾病或加重症状　可诱发和加重各种感染、消化道溃疡、糖尿病、精神失常、癫痫、青光眼、心血管疾病如高血压、动脉硬化等。影响伤口愈合，引起骨质疏松，抑制儿童生长发育等，严重者还会引起股骨头坏死。

糖皮质激素抗炎但不抗菌，反而降低机体免疫力，另外还有刺激胃酸分泌、中枢兴奋、排钙及盐皮质激素样作用。

3. 医源性肾上腺皮质功能减退症　长期使用可因负反馈作用导致肾上腺皮质萎缩和功能不全，减量太快或突然停药出现机体应激能力不足（低血糖、低血压，甚至发生昏迷或休克等），或导致原有疾病加重的反跳现象。

停药原则：①停药时逐渐减量停药；②停药前后补充促肾上腺上皮质激素（ACTH）；③出现停药反应等应激情况可先予以足量糖皮质激素，待症状控制后再逐渐减量。

【药疗须知】

1. 长期应用糖皮质激素者，应定期检查以下项目　①血糖、尿糖或糖耐量试验，尤其是有糖尿病或糖尿病倾向者；②小儿应定期监测生长和发育情况；③眼科检查，注意白内障、青光眼或眼部感染的发生；④血清电解质和大便隐血；⑤高血压和骨质疏松的检查，老年人尤应注意。

2. 禁忌证　糖皮质激素类药临床用途较多，但不良反应也多，用药要全面分析，权衡利弊，慎重选用，切莫滥用。禁用于抗微生物药不能控制的感染（如病毒、真菌感染等）、活动性消化道溃疡、糖尿病、严重高血压、严重精神失常和癫痫、新近胃肠吻合术后、骨折和创伤恢复期、孕妇等。

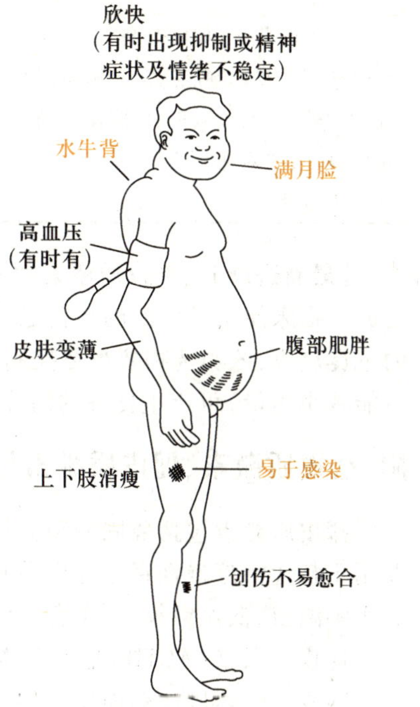

图 8－4　长期使用糖皮质激素引起的不良反应示意图

3. 特殊人群用药　①妊娠期用药仅短期应用，对幼儿的生长和发育未见有不良影响。大剂量长期使用可增加胎盘功能不全、新生儿体重减少或死胎的发生率。②哺乳期用药大剂量的糖皮质激素，由于糖皮质激素可由乳汁中排泄，对婴儿造成不良影响，如生长受抑制、肾上腺皮质功能受抑制等，用药时则不应哺乳。③小儿长期使用肾上腺皮质激素可抑制患儿的生长和发育，儿童或少年患者长程使用糖皮质激素必须密切观察，患儿发生骨质疏松症、股骨头缺血性坏死、青光眼、白内障的危险性都增加。④老年患者用糖皮质激素易发生高血压。老年患者尤其是更年期后的女性应用糖皮质激素易发生骨质疏松。

4. 饮食须知　在用药期间给予低盐、低糖、低脂、高蛋白饮食，多食含维生素 D、钙和钾盐丰富的食物。

动动脑：应用糖皮质激素饮食要注意什么问题？

5. 药物相互使用　糖皮质激素与药物联合用药时产生的影响见表 8－2。

表 8－2　糖皮质激素类药物相互作用

合用的药物	相互作用结果
肝药酶诱导剂，如苯巴比妥、利福平等	加速糖皮质激素灭活
口服抗凝血药，如双香豆素类	增强抗凝血作用，易致出血
口服降血糖药，如磺酰脲类	拮抗降血糖作用

续表

合用的药物	相互作用结果
影响血钾的药物，如弱效利尿药、强心苷等	加重低血钾
解热镇痛药类，如吲哚美辛、阿司匹林	加重消化道溃疡
性激素药物，如雌激素、口服避孕药	糖皮质激素肝代谢灭活速率减慢
抗胆碱药，如阿托品等	加重眼内压升高
维生素A类	拮抗糖皮质激素抗炎作用

【最新进展】 糖皮质激素解救了无数患者的生命，它的发现者也获得了诺贝尔奖，现已成为临床使用最广泛的药物之一。该类药物是把双刃剑，长期大量使用会导致许多严重的不良反应，该类药物要严格控制使用。采用局部用药或更精确的剂量方案（按需使用，尽可能减小用量）可产生良好的治疗效果而大大减少其不良反应。

附：盐皮质激素、促皮质激素与皮质激素抑制药

盐皮质激素包括醛固酮和去氧皮质酮，能维持水、电解质平衡，具有保钠排钾作用。主要用于替代治疗慢性肾上腺皮质功能减退症（艾迪生病）和治疗低钠血症。不良反应主要有水钠潴留、低血钾等，严重者可致心力衰竭。

促皮质激素（ACTH）是腺垂体分泌的调节肾上腺分泌功能的激素。一般用于长期使用肾上腺皮质激素因停药而发生的皮质功能不全。

皮质激素抑制药主要有米托坦和美替拉酮。可通过破坏肾上腺皮质细胞或减少皮质激素释放来代替外科的肾上腺皮质切除术，治疗皮质肿瘤。

助记口诀：糖皮质激素的“四四三三五五”

四类药物：短效、中效、长效、外用

四大生理作用：升糖、解蛋、分脂、保钠

四抗作用：抗炎、抗毒、抗过敏、抗休克

四用法：大剂量突击、中剂量久用、小剂量替代、隔日清晨顿服

三多三少：红细胞、血小板、中性粒细胞增多，嗜酸性细胞、粒细胞、淋巴细胞减少

不良反应：“五个一、五诱发”

一进：类肾上腺皮质功能亢进症

一退：肾上腺皮质萎缩和分泌功能减退

一抑制：抑制儿童生长发育

一缓：延缓伤口愈合

一反：突然停药反跳现象

五诱发：诱发或加重感染、诱发或加重糖尿病、诱发或加重溃疡病、诱发或加重精神病和癫痫、诱发或加重高血压

练一练

学开处方：患者，女，45岁。因双下肢反复性发作性皮疹入院。体格检查：双下肢对称性

弥漫性红色皮疹，有渗出物，瘙痒难忍，余检查正常，诊断为湿疹。请为患者拟定处方治疗。

病例分析：患者，女，42 岁。患有紫癜性肾炎，连续使用糖皮质激素治疗 1 年后康复了。但在停药过程中，患者没有按医师的要求逐渐减量使用，而是突然停药，结果出现明显的关节疼痛、肌强直等症状，请问这是什么原因引起的？如何预防该反应发生？

任务二　甲状腺激素类与抗甲状腺药

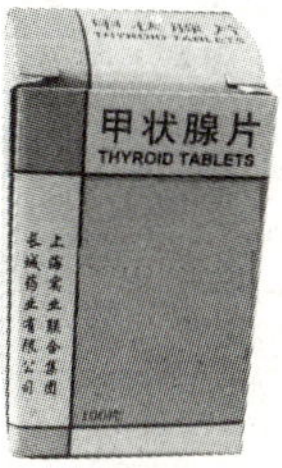

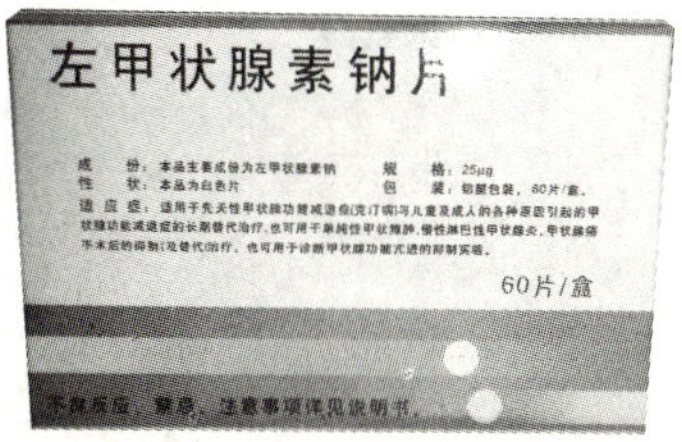

任务目标

1. 掌握硫脲类和碘制剂的临床用途及药理、不良反应和药疗须知。
2. 熟悉甲状腺激素临床用途。

甲状腺激素由甲状腺滤泡合成和分泌，包括甲状腺素（T_4）和三碘甲状腺原氨酸（T_3），是维持机体正常代谢，促进生长发育所必需的激素。甲状腺激素合成和分泌不足或过多会导致机会代谢紊乱引起甲状腺疾病如甲状腺功能减退症（甲减）或甲状腺功能亢进症（甲亢）。甲减需补充甲状腺激素（替代疗法）；甲亢可用手术切除、抗甲状腺药及放射性碘治疗。

一、甲状腺激素

临床常用的甲状腺激素类药由家畜（猪、牛、羊等动物）的甲状腺体脱脂、干燥、研碎而得，含 T_3 和 T_4，以 T_4 为主。作用时间长，每日仅需用药一次。本类药物可通过胎盘，也可进入乳汁，妊娠和哺乳期妇女慎用。本类制剂应避光保存。临床常用甲状腺激素制剂见表 8－3。

表 8－3　临床常用甲状腺激素制剂及用法

药物名称	制剂及规格	用法及用量
三碘甲状腺原氨酸（T_3）	片剂：20 μg	口服：成人开始时，一日 10～20 μg，分 2～3 次
甲状腺片（T_4）	片剂：40 mg	口服：开始一日 10～20 mg，逐渐增加，维持量一般为一日 40～120 mg。婴儿：1 岁以内 8～15 mg；1～2 岁 20～45 mg；2～7 岁 45～60 mg
左甲状腺素（T_4）	片剂：50 μg、0.1 mg	口服：成人开始时一次 25～50 μg，一日 1 次。每 2 周递增 50 μg，维持量一日 100～200 μg。儿童：1 岁以上一日剂量为 4 μg/kg；1 岁以下一日 25～50 μg

人体每日从食物和水中摄取 100 ~ 200 μg 碘，其中有 1/3 进入甲状腺，摄入的碘在甲状腺上皮细胞处被过氧化酶氧化成活性碘，活性碘与蛋白质上的酪氨酸结合，最后生成甲状腺激素（T_3、T_4），其化学结构如图 8 – 5 所示。甲状腺激素能促进代谢、维持机体正常的生长发育和神经系统的兴奋性。甲状腺功能低下可致婴幼儿出现呆小病（克汀病）和成年人黏液性水肿。

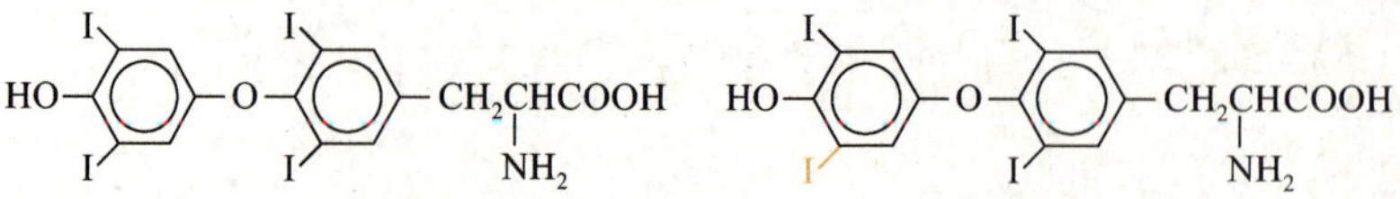

三碘甲状腺原氨酸（T_3）　　甲状腺素（T_4）

图 8 – 5　甲状腺素（T_3、T_4）的化学结构

促甲状腺激素释放激素（TRH）和促甲状腺素（TSH）能促进甲状腺细胞增生及 T_3、T_4 的合成释放（图 8 – 6），调节机体甲状腺激素的水平。甲状腺激素在肝、肾代谢，代谢产物经肾排泄。

【临床用途及药理】

1. 甲状腺功能低下　①呆小病：幼儿甲状腺功能先天不足导致生长缓慢、骨骼短小、智力低下。需尽早治疗，使发育恢复正常。若治疗过迟，身体虽可正常发育，但智力仍然低下。治疗时应从小剂量开始，剂量个体化，坚持终身用药。②黏液性水肿：多见于甲亢患者因甲状腺切除及放疗过多引起。常选甲状腺素片，从小剂量开始，逐渐增至足量，2 ~ 3 周后如基础代谢率恢复正常，可逐渐减至维持量。

2. 单纯性甲状腺肿　缺碘所致患者应补碘，原因不明患者可给予适量甲状腺激素，以补充内源性激素不足，并可抑制 TSH 过多分泌，缓解腺体代偿性增生肿大。

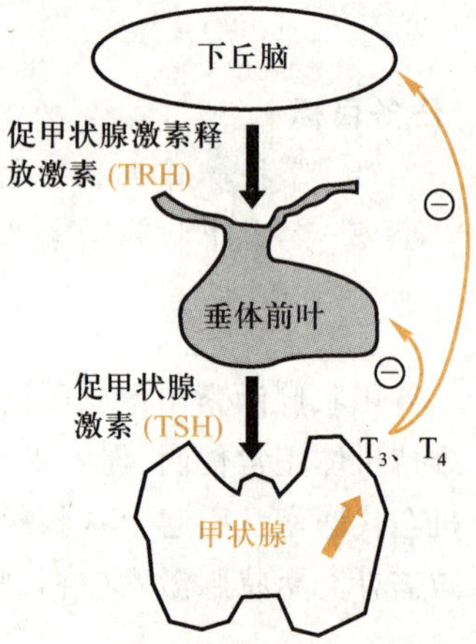

图 8 – 6　甲状腺素合成的调节示意图

【不良反应】　过量可引起心悸、手震颤、多汗、体重减轻、失眠等甲亢症状。重者可出现腹泻、呕吐、发热、脉搏快而不规则，甚至诱发心力衰竭。一旦出现上述症状应立即停药，用 β 受体阻断药对抗。

二、抗甲状腺药

目前常用的抗甲状腺药有硫脲类、碘和碘化物、放射性碘和 β 受体阻断药四类。硫脲类药物是甲亢内科治疗最常用药物，治愈率 50% 左右，但用药时间长，整个疗程 1 ~ 2 年，不良反应较多，复发率较高。放射性碘治疗是利用 β 射线破坏甲状腺滤泡上皮细胞，使甲状腺激素分泌减少，优点是见效较快，但因剂量难以把握，如甲状腺破坏过多可产生甲状腺功能减低。β 受体阻断药仅作为甲亢的辅助治疗。

（一）硫脲类

常用药物有丙硫氧嘧啶、甲巯咪唑（他巴唑）和卡比马唑（甲亢平）等。临床常用抗甲状腺药制剂及用法见表 8 – 4。

表 8-4 临床常用抗甲状腺药制剂及用法

药物名称	制剂及规格	用法及用量
丙硫氧嘧啶	片剂:50 mg、100 mg	口服:开始剂量一日 300 mg,视病情轻重介于 150 ~ 400 mg,分次口服,维持量每日 50 ~ 150 mg
甲巯咪唑	片剂:5 mg	口服:开始剂量一日 30 mg,可按病情轻重调节为 15 ~ 40 mg,每日最大量 60 mg,分次口服;病情控制后,逐渐减量,每日维持量按病情需要介于 5 ~ 15 mg(1 ~ 3 片),疗程一般 18 ~ 24 个月
卡比马唑	片剂:5 mg	口服:每次 5 ~ 10 mg,一日 3 次。服药 4 ~ 6 周后,如症状改善,可改服维持量,每次 5 mg,一日 1 ~ 2 次

重点提示:硫脲类起效慢,一般用药 2 ~ 3 周甲亢症状才开始改善,2 ~ 3 个月后基础代谢率恢复正常。告诉患者不可随意停药。

【临床用途与药理】

1. 甲亢的内科治疗　适用于甲亢轻症患者、不宜采用手术或放射性碘治疗的患者。用药剂量适当,1 ~ 2 个月内可控制症状。当基础代谢率接近正常时,可减至维持量,疗程 1 ~ 2 年。并发感染应酌情增加剂量。

2. 甲亢术前准备　术前服用硫脲类药物,使甲状腺功能恢复或接近正常,降低手术并发症及死亡率。术前 2 周服用大剂量的碘,使腺体缩小、变韧,以减少出血,利于手术进行。

3. 甲状腺危象　用大剂量的碘剂抑制甲状腺激素的释放,同时使用硫脲类药物抑制甲状腺激素的合成作辅助治疗。

硫脲类药物通过抑制甲状腺过氧化酶,减少甲状腺激素的合成而产生抗甲状腺的作用,但对已合成的甲状腺激素并无影响,用药经后 2 ~ 3 周方能改善症状,1 ~ 2 个月才能使基础代谢率恢复正常。此外,丙硫氧嘧啶尚有阻滞 T_4 转变为 T_3 以及改善免疫监护功能。

【体内过程及影响因素】　硫氧嘧啶类药口服后吸收迅速,在体内分布较广、易进入乳汁和通过胎盘。主要在肝内代谢。$t_{1/2}$为 2 h。甲巯咪唑的血浆 $t_{1/2}$约为 4.7 h,但在甲状腺组织中药物浓度可维持 16 ~ 24 h,其疗效与甲状腺内药物浓度有关,而后者的高低又与每日给药量呈正相关。卡比马唑为甲巯咪唑的衍化物,在体内转化成甲巯咪唑而发挥作用。

处方示例

李某,男,50 岁。因燥热、多汗、心悸、易激怒等就诊,血清检查 T_3、T_4 明显增高,诊断为甲状腺功能亢进症,给予丙硫氧嘧啶 + 普萘洛尔 + 地西泮联合治疗,处方示例:

Rp:

1. 丙硫氧嘧啶片　0.1 g×30 片
   用法:0.1 g　一日 3 次　口服
2. 盐酸普萘洛尔片　10 mg×30 片
   用法:10 mg　一日 3 次　口服
3. 地西泮片　5 mg×10 片
   用法:5 mg　每晚 1 次　口服

【不良反应】 常见不良反应有皮疹、皮肤瘙痒、发热等过敏反应，应密切观察，必要时用抗组胺药或激素对抗。最严重的不良反应为粒细胞减少。此外尚有头痛、眩晕、厌食、呕吐、腹痛和腹泻等反应。

【药疗须知】

1. 用药检查 用药期间定期检查甲状腺功能、血象和肝功能，及时调整及剂量，当白细胞低于 $3.0 \times 10^9/L$ 或出现咽痛、发热等感染症状，应及时停药。

2. 禁忌证 结节性甲状腺肿合并甲亢及甲状腺癌患者禁用。

3. 特殊人群用药 可通过胎盘及从乳汁排出，孕妇及哺乳期妇女禁用。哺乳期妇女服用本药避免哺乳。

4. 药物相互作用 磺胺类、对氨水杨酸、对氨苯甲酸、保泰松、巴比妥类、酚妥拉明、磺酰脲类、维生素 B_{12} 等药物能抑制甲状腺功能，与硫脲类药物合用可增加抗甲状腺效应。碘剂可明显延缓硫脲类起效时间，不宜与硫脲类药物合用。

【最新进展】 目前认为甲亢发病与自身免疫机制异常（产生甲状腺刺激免疫球蛋白 TSI）有关。硫脲类药物除能控制高代谢率症状外，还能降低血液循环中 TSI，对甲亢还能起到一定的病因性治疗作用。

（二）碘及碘化物

常用药物有复方碘溶液（又称卢戈液，含碘 5%、碘化钾 10%）、碘化钾、碘化钠等。

【临床用途与药理】 碘剂的不同剂量对甲状腺功能产生的作用不同。

1. 防治单纯性（地方性）甲状腺肿 小剂量碘是合成甲状腺激素的原料。缺碘地区在食盐中加入碘化钾或碘化钠（1∶10 000 ~ 1∶100 000）用于防治单纯性（地方性）甲状腺肿（图 8－7）。

2. 甲亢术前准备 大剂量碘能抑制 TSH 促进腺体增生的作用。甲亢术前二周服用大剂量的碘剂，使腺体缩小、变韧，利于手术进行，减少术中出血。

3. 甲状腺危象 大剂量碘剂能抑制甲状腺球蛋白水解酶，减少甲状腺激素释放，产生抗甲状腺的作用。可将碘化物加到 10% 葡萄糖溶液中静脉滴注或服用复方碘溶液，作用迅速，在 2 周内逐渐停药，需同时配合硫脲类药物治疗。

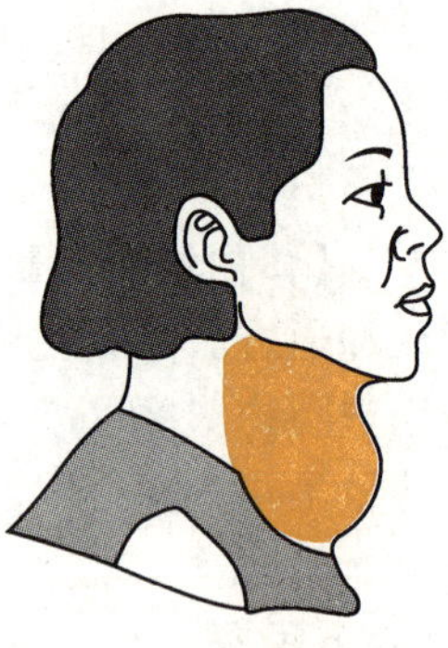

图 8－7 单纯性甲状腺肿患者示意图

【不良反应】 主要不良反应是碘的过敏反应，表现为血管神经性水肿、上呼吸道水肿、咽部不适及严重喉头水肿。长期使用可致慢性碘中毒或诱发甲状腺功能紊乱。

【给药须知】

1. 用药前须询问药物过敏史，并做碘过敏试验，对碘剂过敏者禁用。

2. 长期使用可致慢性碘中毒，注意观察有无黏膜刺激症状，如咽喉部烧灼感、唾液分泌增多等。

3. 碘从乳汁排出并可通过胎盘，故孕妇及哺乳期妇女慎用。

（三）放射性碘

放射性碘（^{131}I）可释放 99% 的 β 射线和 1% 的 γ 射线（图 8－8）。口服后可被甲状腺摄取，其释放的 β 射线射程较短，能破坏 2 mm 左右的甲状腺滤泡上皮细胞，使甲状腺激素合成减少，而对周围组织和器官影响很小，主要用于年龄在20岁以上中度甲亢患者及对抗甲状腺药物过敏者和长期药物治疗无效或治疗后复发者、不宜手术或术后复发患者的治疗。

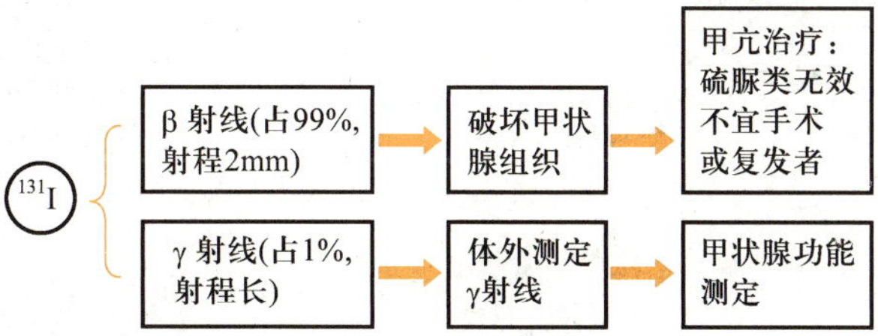

图8-8　放射性碘作用机制示意图

剂量过大可致甲状腺功能低下，可补充甲状腺激素对抗。

助记口诀：抗甲状腺药
甲亢术前要治疗，先用硫脲后用碘，
甲亢危象要抢救，先用碘来后硫脲。

练　一　练

学开处方：患者，女，25岁。因脖子肿大1周入院。查体：脖子明显大，手颤抖，P 130次/min，实验室检查示：游离T_3 45.9，游离T_4 77.2，促甲状腺素H-TSH 0.020，甲状腺球蛋白抗体46.6，诊断为甲亢。用何药治疗？请为患者开一处方。

病例分析：患者，女，51岁。主诉：心慌、消瘦，伴颈部增粗2月。患者2月前无明显诱因出现心慌、消瘦、怕热、多汗，食欲亢进、失眠，自己发现颈部增粗，脾气急躁，经检查确诊为“甲状腺功能亢进症”。遵医嘱用口服丙硫氧嘧啶治疗，病情缓解。近日患者出现乏力、咽痛及发热症状。化验检查WBC 1.4×10^9/L，试分析患者出现上述症状的原因及如何调整用药方案。

任务三　胰岛素与其他降血糖药

任务目标

1. 掌握胰岛素的临床用途、药理作用、不良反应和药疗须知。
2. 熟悉磺酰脲类、双胍类的临床用途及药疗须知。

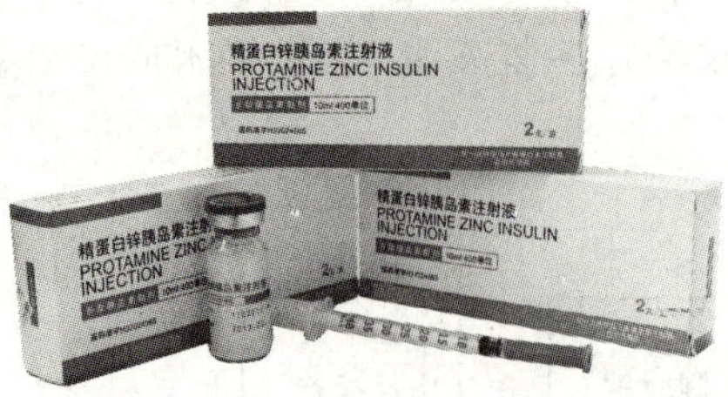

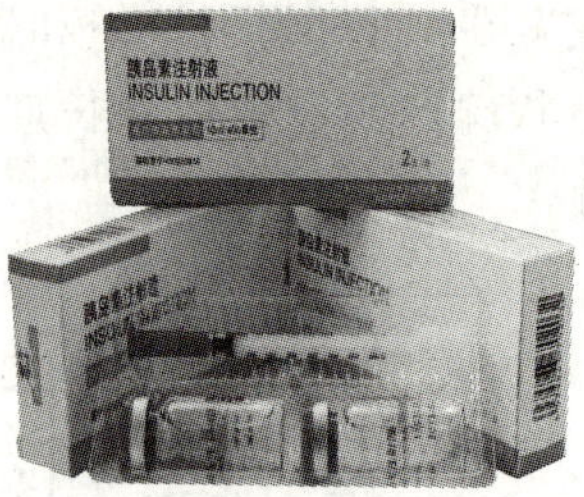

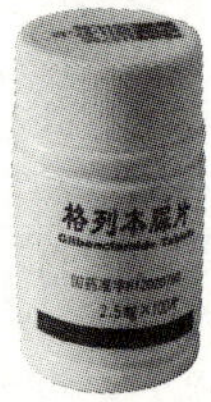

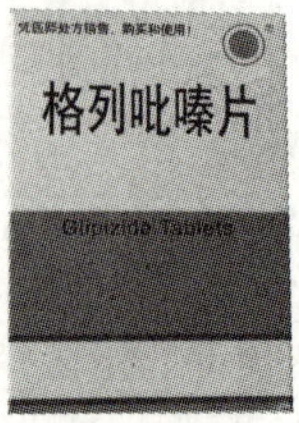

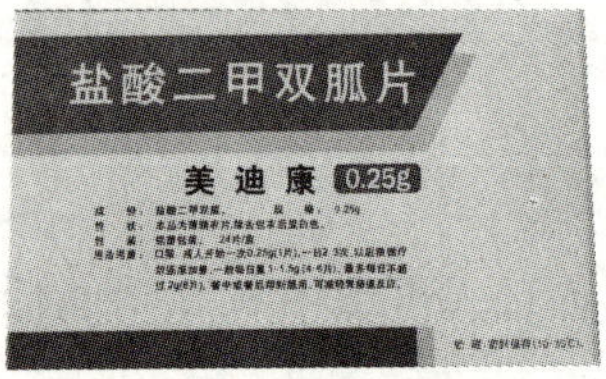

糖尿病是由多种原因引起的机体胰岛功能减退或胰岛素抵抗而产生的糖、蛋白质、脂肪、水电解质等代谢紊乱性疾病，以高血糖为主要特征，持续的高血糖会引起心、脑、肾等多器官的损害、功能异常或衰竭。其典型症状为“三多一少”：多尿、多饮、多食、消瘦。糖尿病可分为胰岛素依赖型（1 型）及非胰岛素依赖型（2 型），2 型糖尿病占患者总人数的 90% 以上。糖尿病的治疗方法主要有：控制饮食、适当运动、使用胰岛素或其他降血糖药物。

一、胰岛素

药用胰岛素一般多由猪、牛胰腺提取，因有种族差异，易引起过敏反应。目前可将动物胰岛素进行化学处理，而使其转变为人胰岛素或通过 DNA 重组技术人工合成胰岛素。胰岛素口服易被消化酶破坏，须注射给药。常用注射部位有上臂外侧、腹部、大腿外侧、臀部，按左右对称的部位轮流注射，注射部位经常更换，可避免局部皮肤结节或皮下脂肪萎缩。该药应避光保存，应尽可能放在温度 2 ~ 8℃ 的冷藏室储存。根据作用快慢、达峰时间和作用持续时间分为速效、中效和长效胰岛素（表 8 – 5）。

表 8 – 5　临床常用胰岛素制剂及用法

类别及名称	制剂及规格	用法及用量
短效胰岛素		
普通胰岛素	注射剂：400U/10 ml、800U/10 ml	皮下注射：一日 3 ~ 4 次，餐前 15 ~ 30 min 注射，使用剂量应个体化，按病人尿糖多少确定剂量
中效胰岛素		
低精蛋白锌胰岛素	注射剂：400U/10 ml	皮下注射：每日早餐前半小时注射 1 次，从小剂量开始，用量根据尿糖而定
珠蛋白锌胰岛素	注射剂：400U/10 ml	皮下注射：每日 3 ~ 4 次，餐前注射，按病人尿糖多少确定剂量
长效胰岛素		
精蛋白锌胰岛素	注射剂：400U/10 ml	皮下注射：于早餐前 30 ~ 60 min 注射，按病人尿糖多少确定剂量

动动脑：为什么中、长效胰岛素不能静脉注射？

胰岛素是由胰岛 β 细胞分泌的一种由两条多肽链组成的酸性蛋白质，A 链含 21 个氨基酸残基，B 链有 30 个氨基酸残基，A、B 两链通过两个二硫键以共价相连（图 8－9）。

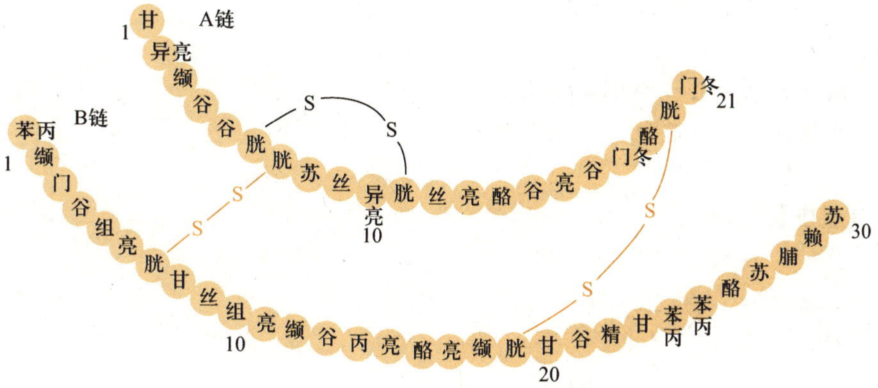

图 8－9　胰岛素的结构示意图

【临床用途与药理】

1. 治疗各项糖尿病　适用于治疗：①1 型糖尿病；②经控制饮食和使用口服降糖药治疗无效的 2 型糖尿病；③糖尿病伴有严重感染、高热、创伤及妊娠患者；④糖尿病伴有并发症者，如酮症酸中毒、高渗性昏迷等。

胰岛素加速葡萄糖无氧酵解和有氧氧化、促进肝糖原和肌糖原的合成与储存而增加糖的去路；抑制糖原分解及异生，减少糖的来源，从而降低血糖，是机体内唯一降低血糖的激素。此外还能促进脂肪合成、抑制脂肪分解，减少游离脂肪酸和酮体的产生；促进蛋白质合成，抑制蛋白质分解（图 8－10）。

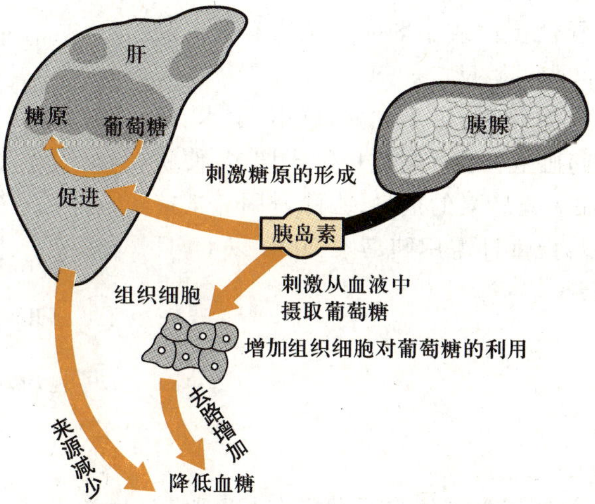

图 8－10　胰岛素降低血糖作用示意图

2. 纠正细胞内缺钾　将葡萄糖、胰岛素和氯化钾三者合用(称为极化液、GIK),可促进钾内流,又减少缺血心肌中的游离脂肪酸,防治心肌梗死时的心律失常。

处方示例

患者,男,32岁。因多饮多食消瘦入院。辅助检查示:空腹血糖13 mmol/L,诊断为1型糖尿病。给予胰岛素治疗,处方示例:

Rp:

胰岛素注射剂　400U×1支

用法:8U　饭前30 min皮下注射　一日3次

【不良反应】

1. 低血糖　与胰岛素用量过大、注射后未及时进食或吃得太少、运动过度剧烈、脆性型糖尿病等因素有关。表现为出汗,无力,眩晕,饥饿感,四肢发冷、面色苍白、出冷汗、头晕、心慌等。严重者可昏迷、休克,危及生命,夜间加餐预防或身上应带糖块应急。

知识链接:低血糖

成年人空腹血糖浓度低于4.0 mmol/L称为低血糖,但血糖低于更低的水平才会导致一些症状的出现,叫低血糖症,低血糖症是指血糖低于一个特定水平,并导致一系列症状出现。诊断标准为:男<50 mg/dL(<2.78 mmol/L),女<40 mg/dL(<2.5 mmol/L),婴儿和儿童<40 mg/dL(2.22 mmol/L)。当血糖浓度低于50~60 mg/dL时,出现低血糖早期症状(四肢发冷、面色苍白、出冷汗、头晕、心慌等);当血糖浓度低于45 mg/dL时,出现低血糖晚期症状如果意识混乱,行为异常(可误认为酒醉),视力障碍,木僵,昏迷和癫痫等(图8-11)。

2. 过敏反应　包括注射部位或全身皮肤红疹、荨麻疹、血管神经性水肿、紫癜、休克等,与动物胰岛素内含有异性蛋白或制剂内含杂质有关。改用重组人胰岛素可以减少过敏反应。

3. 胰岛素抵抗　①急性型:由于创伤、感染、手术、情绪激动等多种因素引起血中抗胰岛素作用物质增多,使胰岛素作用减弱,需要加大胰岛素的剂量,去除诱因后抵抗可自行消失;②慢性型:指每日需用胰岛素200U以上,且无并发症的糖尿病患者。

【药疗须知】

1. 除了普通短效胰岛素、速效胰岛素可同时供皮下和静脉输注以外,中、长效制剂不可静脉注射。预混制剂在每次注射前,应充分摇匀后即刻注射。

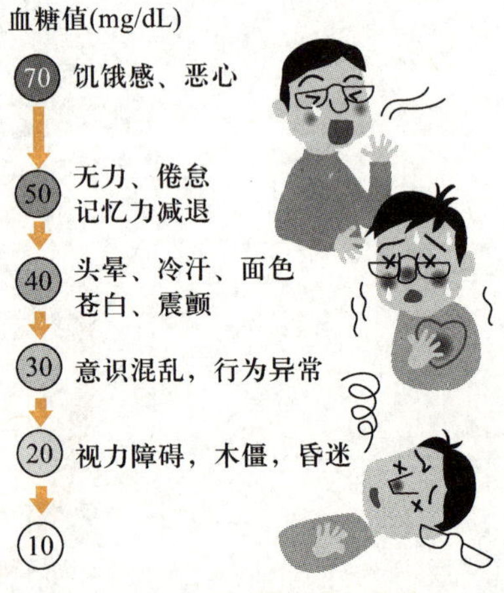

图8-11　血糖值与低血糖症状示意图

2. 胰岛素用量应该在进食和体力活动定时和定量的基础上从小剂量开始,谨慎地逐步增加,剂量增加过大、过快容易引起低血糖危害。接受注射胰岛素的患者,应在身上备带糖块,应急低血糖发生,必要时可静脉注射葡萄糖。

3. 胰岛素注射时间应和进食时间相衔接，短效普通胰岛素应在餐前 30 min 左右注射。速效胰岛素解聚迅速，应在餐前、餐中或餐后即刻注射。长效胰岛素应每天固定在晚上或早上注射一次。注射短效普通胰岛素，延迟吃饭，可引起低血糖。

4. 定期检查血糖给药期间应定期检查血糖、尿糖、尿酮体、血钾、肾功能、视力、眼底视网膜血管、血压及心电图，注意监测患者对于药物的反应性，及时调整剂量。

5. 糖尿病患者孕早期，可能存在早孕反应，进食少，胰岛素剂量较少，中期胎盘分泌多种激素拮抗胰岛素，剂量增加，而分娩后一般需要减量或停药。

6. 肾上腺皮质激素、噻嗪类利尿药等可使血糖升高，与胰岛素合用时影响降血糖效果。与 β 受体阻断药如普萘洛尔合用可增加低血糖的危险。

知识链接：胰岛素笔和胰岛素泵

胰岛素笔为一种形如钢笔的专用注射装置，将胰岛素液储存于笔中，使用前调好剂量旋钮，方便患者自己注射（图 8－12A），可随身携带。胰岛素泵可以自动定时定量地注射胰岛素，能较好模拟生理性胰岛素分泌，可以准确控制胰岛素的输入剂量，并能经导管连续不断按需要将胰岛素输入患者皮下。兼有检测血糖、记录、计算、调节剂量和注射多种功能，仅重约 100g，如一台寻呼机大小，携带方便（图 8－12B）。

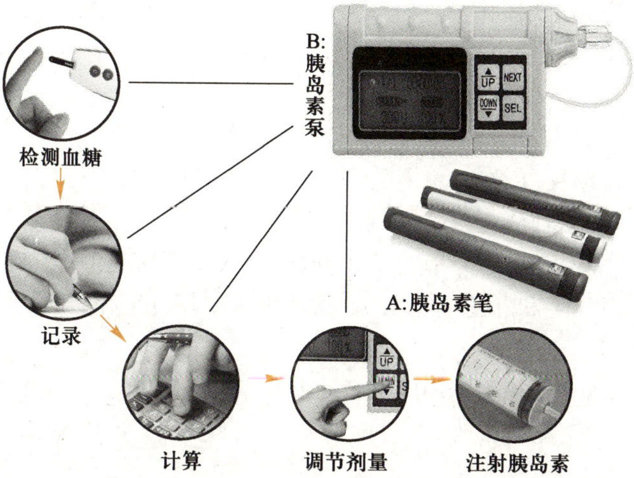

图 8－12　胰岛素笔和胰岛素泵图示

二、其他降血糖药

目前临床上使用的口服降糖药主要有磺酰脲类、双胍类、α－葡萄糖苷酶抑制剂、噻唑烷二酮类、非磺脲类等。

（一）磺酰脲类

第一代药物有甲苯磺丁脲（D860）、氯磺丙脲等，因其作用时间长、易出现低血糖反应，现已少用。第二代药物有格列本脲（优降糖）、格列吡嗪（美吡达）、格列波脲（克糖利）、格列齐特(达美康)等,降糖作用强,耐受性好,广泛用于临床(表8-6)。

表8-6 磺酰脲类药物用法用量及特点

药物名称	制剂及用法	作用特点
格列本脲(优降糖)	片剂:2.5 mg;口服:一日2.5~20 mg,一日分成1~3次,餐前30 min服用	降糖作用强而持久,较易引起低血糖,不适用于老年人、肝肾功能不全、有心血管并发症的患者
格列吡嗪(美吡达)	片剂:5 mg;口服:一日2.5~15 mg,一日分成2~3次,餐前30 min服用	作用短而快,不易发生持久性低血糖,肝肾功能不全者慎用
格列齐特(达美康)	片剂:80 mg;口服:一次40~80 mg,一日1~3次 缓释片:30 mg;口服:一日30~120 mg,与早餐同服	作用缓和,生理半衰期较长且缓和渐进,所引起的低血糖少而轻,适用于老年人

【临床用途与药理】 临床上主要用于经饮食控制及体育锻炼疗效不满意的轻、中度2型糖尿病患者,对胰岛功能完全丧失者无效。对胰岛素耐受患者因刺激内源性胰岛素分泌而减少胰岛素的用量。对非肥胖2型糖尿病可作为首选。氯磺丙脲还可用于治疗尿崩症。

磺酰脲降血糖药作用机制:刺激胰岛β细胞分泌胰岛素从而降低血糖。

【不良反应】 较严重的不良反应是低血糖反应,用药过量所致,轻者及时进食即可纠正,重者需给予葡萄糖治疗。其他有:①消化道反应,表现不食欲减退、恶心呕吐、上腹部不适等;②过敏反应,表现皮肤瘙痒、荨麻疹等;③血液系统反应,表现白细胞、血小板或全血细胞减少、溶血性贫血等,需定期检查血象。

【药疗须知】

1. 口服后约30 min起效,故应在餐前半小时服用。
2. 注意观察低血糖反应,教会患者处理低血糖的方法。
3. 定期检查肝功能和血象。
4. 老年人、肾功能不全患者易引起低血糖反应,应注意防范。
5. 乙醇抑制糖原异生和肝葡萄糖输出,饮酒更易出现低血糖,用药期间不宜饮酒。

(二)双胍类

常用的有苯乙双胍(降糖灵,DBI)、二甲双胍(降糖片)等。临床常用双胍类药物制剂和用法(表8-7)。双胍类可降低2型糖尿病患者空腹及餐后血糖,对正常人无降糖作用。

表8-7 临床常用双胍类药物制剂和用法

药物名称	制剂及规格	用法及用量
二甲双胍(美迪康)	片剂:0.25 g、0.75 g 胶囊:0.5 g 缓释片:0.5 g	口服:一次0.5 g,一日3次,根据血糖和尿糖调整用量,每日最大剂量不超过2 g,进食时或餐后服
苯乙双胍(降糖灵)	片剂:25 mg、50 mg	口服:开始时一次25 mg,一日2~3次,饭前服,可逐渐增至每日50~100 mg

【临床用途与机制】 主要用于经控制饮食无效的2型糖尿病患者，尤其是肥胖患者。

降血糖的机制：①增加周围组织对胰岛素的敏感性，促进对葡萄糖的摄取和利用；②抑制肝糖原异生作用；③减少肠道对葡萄糖摄取；④抑制胆固醇的生物合成和储存，降低血三酰甘油、总胆固醇水平。

处方示例

患者，男，52岁。因体检时血糖偏高入院。多饮、多尿症状不明显，体重下降3 kg（2个月内）。身高174 cm、体重86 kg；彩超提示重度脂肪肝，诊断2型糖尿病。

Rp：

盐酸二甲双胍片　0.25 g×18片

用法：0.5 g　一日3次　口服

【不良反应】 严重的不良反应是乳酸性酸中毒、酮血症等，表现为呕吐、腹痛、神志障碍等。老年人或心、肺、肝、肾有病变者，由于体内缺氧，乳酸生成增多，容易发生乳酸性酸中毒。其他有消化道反应，表现恶心、呕吐、腹泻、口中有金属味。长期使用可减少维生素 B_{12} 吸收，引起巨幼红细胞性贫血。

【药疗须知】

1. 服用双胍类药物应从小剂量开始，逐渐增加剂量。
2. 餐中或餐后服用，可减轻消化道刺激症状。
3. 老年人或心、肺、肝、肾有病变者，易发生乳酸性酸中毒，慎用苯乙双胍。

（三）α-葡萄糖苷酶抑制剂

常用药物有阿卡波糖（拜糖平）、伏格列波糖（倍欣）等，为新型口服降糖药物。主要通过竞争性抑制位于小肠的α-葡萄糖苷酶，使淀粉类分解为葡萄糖的速度减慢，延缓葡萄糖的吸收，降低餐后血糖。主要用于治疗2型糖尿病，可单独使用或与其他降糖药物合用，以降低患者餐后血糖。

不良反应有消化道反应，表现为恶心、呕吐、食欲减退、腹胀、腹痛、腹泻等。其他有乏力、头痛、眩晕、皮肤瘙痒或皮疹等。

（四）噻唑烷二酮类

常用药物有吡格列酮、罗格列酮等，为新型胰岛素增敏剂。可增强肝、肌肉、脂肪组织对胰岛素的敏感性，促进外周组织对葡萄糖的利用，产生降糖作用，并改善胰岛β细胞功能，纠正胰岛素抵抗状态，纠正糖及脂质代谢异常，主要用于2型糖尿病及有胰岛素抵抗糖尿病患者的治疗。本类药物起效慢，6～12周才能产生最大效应，所以需要足够疗程与剂量。

（五）非磺脲类

常用药物有瑞格列奈、那格列奈等，为促胰岛素分泌药。通过刺激胰岛β细胞释放胰岛素降低血糖。起效快，服药后进餐，能有效地控制餐后高血糖，为餐时血糖调节剂，作用时间短，餐后2 h基本无作用，临床上主要用于2型糖尿病患者，也适用于老年糖尿病患者和糖尿病肾病患者。对磺脲类药物过敏者仍可使用。主要不良反应是低血糖，但较磺脲类少见。

【**最新进展**】 由于胰岛功能分泌胰岛素的胰岛β细胞受损，所以胰岛素量分泌不足或不能分泌导致血糖升高，继而全身性器官受损和代谢功能紊乱，随之产生各种并发症。干细胞可以修复受损的胰岛β细胞，恢复胰岛功能，使之正常分泌胰岛素，从而达到糖尿病临床康复。

练　一　练

学开处方：患者，女，28岁。患糖尿病多年，长期使用胰岛素治疗。1周前自行更换口服格列本脲治疗，之后出现口渴，尿量大增，头晕乏力，食欲减退。今起四肢发冷，伴有恶心、呕吐、呼吸加速，神志模糊，来院急诊。查血糖34 mmol/L，诊断为糖尿病酮症酸中毒。请为患者开一处方治疗。

病例分析：某男性糖尿病患者，一直使用磺酰脲类口服降糖，一日突然晕倒在地，查血糖14 mmol/L，请问：该患者该使用什么药？使用该药时有何注意事项？需观察哪些反应？

任务四　性激素与避孕药

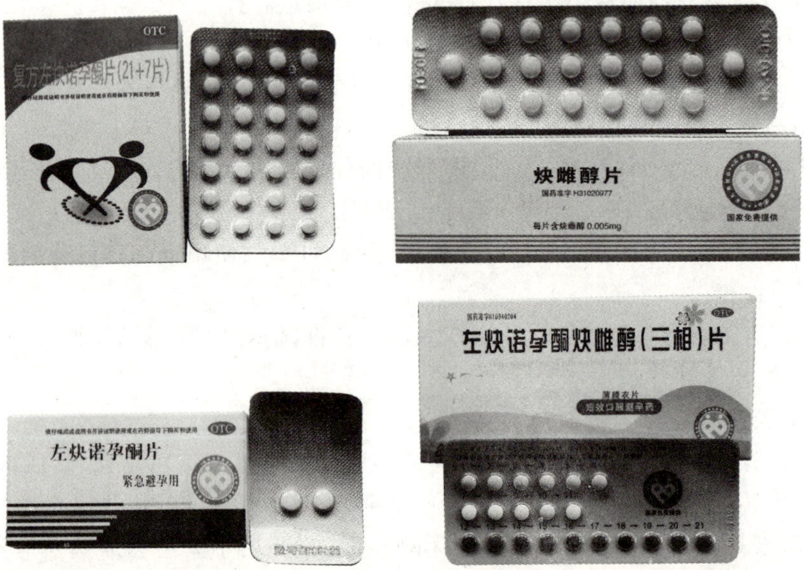

任务目标

1. 掌握性激素的临床用途和药疗须知。
2. 熟悉药物避孕的原理及方法。

性激素为性腺分泌的激素，属甾体激素，其基本结构是甾体核包括雌激素、孕激素和雄激素。目前临床应用的性激素类药物是人工合成品及其衍生物。常用的避孕药大多属于性激素制剂。

雌激素和孕激素的分泌受下丘脑-垂体前叶的调节。下丘脑分泌促性腺激素释放激素(CnRH),促进垂体前叶分泌促卵泡素(FSH)和黄体生成素(LH)。FSH 促进卵巢的卵泡生长发育,在 FSH 和 LH 共同作用下,使成熟的卵泡分泌雌激素和孕激素。性激素对下丘脑及垂体前叶的分泌有反馈作用,可通过三种途径实现:①长反馈,是性激素对下丘脑及垂体前叶的反馈作用。如在排卵前,雌激素水平较高可直接或通过下丘脑促进垂体分泌 LH,导致排卵(正反馈调节);在月经周期的黄体期,由于血中雌激素、孕激素都高,从而减少 GnRH 的分泌,抑制排卵(负反馈调节)。②短反馈,是指垂体分泌 FSH、LH 通过负反馈作用减少下丘脑 GnRH 的释放。③超短反馈,是下丘脑分泌的 GnRH 反作用于下丘脑,实现自行调节(图 8-13)。

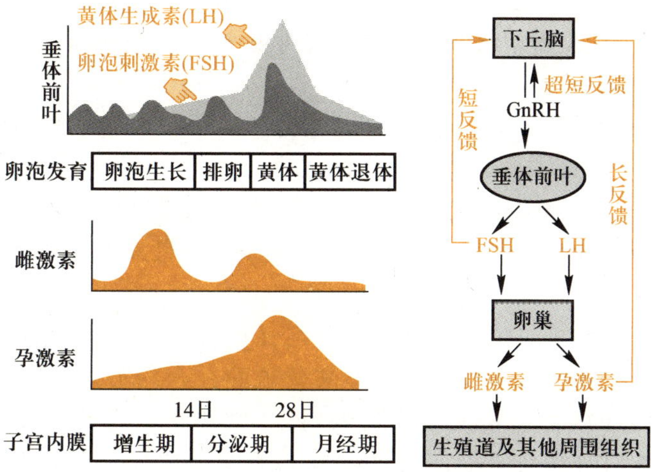

图 8-13　女性激素的分泌和调节示意图

性激素属甾体类激素,受体都位于细胞内,相对分子质量较小,脂溶性强。如雌激素受体位于靶细胞的胞质液中,雌激素进入细胞后,首先与受体结合成复合物,然后复合物进入细胞核,从而诱导功能不同的蛋白质的合成,产生不同效应。例如雌激素诱导的蛋白质合成可使子宫肥大,代谢增加。性激素为甾体类激素是一类四环脂烃化合物,具有环戊烷并多氢菲母核。按照化学结构可分为雌甾烷类、雄甾烷类和孕甾烷类,其母体结构如图 8-14 所示。

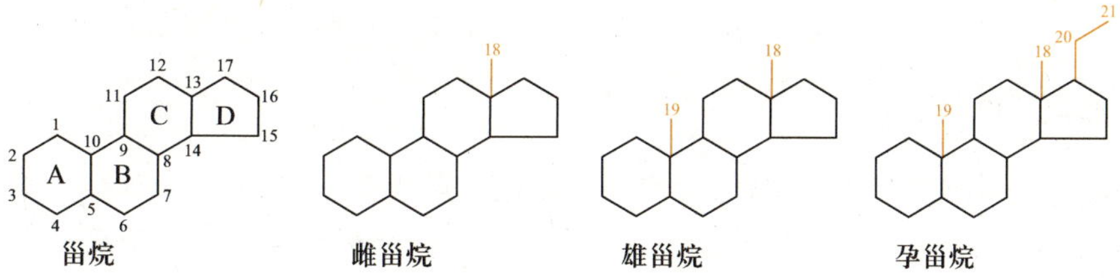

图 8-14　女性激素的化学结构

一、雌激素类药

卵巢分泌的雌激素主要是雌二醇。从孕妇尿提出的雌酮和雌三醇等,为雌二醇的代谢产物。天然雌激素口服效价很低，需注射给药。

临床常用雌二醇衍生物（炔雌醇、炔雌醚及戊酸雌二醇等）和雌三醇衍生物（尼尔雌醇），是以雌二醇为母体由人工合成，具有可口服和长效的优点。己烯雌酚、己烷雌酚，结构简单，与雌二醇立体结构相似作用强。

【临床用途及药理】

1. 绝经期综合征　绝经期综合征是更年期妇女因雌激素分泌减少，垂体促性腺激素分泌增多，造成内分泌平衡失调的现象。采用雌激素替代治疗可抑制垂体促性腺激素的分泌，从而减轻各种症状，并能防止由雌激素水平的降低所引起的病理性改变。绝经期和老年性骨质疏松可使用雌激素与雄激素联合治疗。

2. 卵巢功能不全和闭经　原发性或继发性卵巢功能低下患者以雌激素替代治疗，可促进外生殖器、子宫及第二性征的发育。与孕激素类合用，可产生人工月经周期。

3. 功能性子宫出血　可用雌激素促进子宫内膜增生，修复出血创面，也可适当配伍孕激素，以调整月经周期。

4. 乳房胀痛　部分妇女停止授乳后可发生乳房胀痛，可用大剂量雌激素抑制乳汁分泌，缓解胀痛。

5. 前列腺癌　大剂量雌激素类可使症状改善，肿瘤病灶退化。这是其抑制垂体促性腺激素分泌，使睾丸萎缩而抑制雄激素的产生所致，也有抗雄激素的作用参与。

【体内过程及影响因素】　天然雌激素如雌二醇可经消化道吸收，但易在肝被破坏，故口服效果远较注射为差。在血液中大部分与性激素结合球蛋白特异性结合，也可与白蛋白非特异性地结合。部分以葡萄糖醛酸及硫酸结合的形式从肾排出，也有部分从胆道排泄并形成肝肠循环。人工合成的炔雌醇、炔雌醚或己烯雌酚等在肝内破坏较慢，口服效果好，作用较持久。油溶液制剂或与脂肪酸化合成酯，作肌内注射，可以延缓吸收，延长其作用时间。炔雌醚在体内可储存于脂肪组织中，口服一剂作用可维持7～10日。

【不良反应及注意事项】

1. 常见恶心、食欲缺乏，早晨多见，口服时多见。从小剂量开始，逐渐增加剂量可减轻反应。

2. 长期大量应用可引起子宫内膜过度增生及子宫出血，故有子宫出血倾向及子宫内膜炎者慎用。

3. 本品在肝灭活，并可能引起胆汁郁积性黄疸，故肝功能不良者慎用。

二、雌激素拮抗药

本类药物能与雌激素受体结合，发挥竞争性拮抗雌激素作用，统称为雌激素拮抗剂。临床常用的药物有氯米芬、他莫昔芬、雷洛昔芬等。本类药物的特点是对生殖系统表现为雌激素拮抗作用，而对骨骼系统及心血管系统则发挥拟雌激素样作用。

氯　米　芬

氯米芬为三苯乙烯衍生物，与己烯雌酚的化学结构相似。本品有较弱的内在活性（拟雌激素活性），它能促进人的垂体前叶分泌促性腺激素，从而诱使排卵。这可能是因阻断下丘脑的雌激素受体，从而消除雌二醇的负反馈性抑制。用于月经紊乱及闭经，对无排卵

(女)型及精子缺(男)型不育症,以及乳房纤维囊性疾病和晚期乳腺癌亦有一定疗效。连续服用大剂量可引起卵巢肥大,故卵巢囊肿患者禁用。

三、孕激素类药

孕激素主要由卵巢黄体分泌,妊娠 3 ~ 4 个月后,黄体逐渐萎缩而由胎盘分泌代之,直至分娩。在近排卵期的卵巢及肾上腺皮质中也有一定量的孕激素产生。自黄体分离的天然孕激素为黄体酮(孕酮)。临床应用的是人工合成品及其衍生物如17α-羟孕酮类,如甲羟孕酮、甲地孕等;19-去甲睾酮类,如炔诺、双醋炔诺酮、炔诺孕酮等。

黄体酮口服后在胃肠及肝迅速破坏,效果差,故采用注射给药。血浆中的黄体酮大部分与蛋白结合,游离的仅占3%。其代谢产物主要与葡萄糖醛酸结合,从肾排出,人工合成的炔诺酮、甲地孕酮等作用较强,在肝破坏较慢,可以口服,是避孕药的主要成分。油溶液肌内注射可发挥长效作用。

【临床用途与药理】

1. 功能性子宫出血　因黄体功能不足所致子宫内膜不规则的成熟与脱落而引起子宫出血时,应用孕激素类可使子宫内膜协调一致地转为分泌期,故可维持正常的月经。

2. 痛经和子宫内膜异位症　可抑制排卵并减轻子宫痉挛性收缩从而止痛,也可使异位的子宫内膜退化。与雌激素制剂合用,疗效更好。

3. 先兆流产与习惯性流产　由于黄体功能不足所致的先兆流产与习惯性流产,孕激素类有时可以安胎。

月经后期,在雌激素作用的基础上,孕激素可使子宫内膜继续增厚、充血、腺体增生并分支,由增殖期转为分泌期,有利于孕卵的着床和胚胎发育。并能抑制子宫收缩和排卵过程,促使乳腺腺泡发育。

【不良反应】　不良反应较少,偶见头晕、恶心及乳房胀痛等。长期应用可引起子宫内膜萎缩,月经量减少,并易诱发阴道真菌感染。19-去甲睾酮类大剂量时可致肝功能障碍。

四、雄激素类药

天然雄激素主要是睾丸间质细胞分泌的睾酮(睾丸素)。肾上腺皮质、卵巢和胎盘也可分泌少量。临床常用的为甲睾酮(甲基睾丸素)、丙酸睾酮(丙酸睾丸素)和苯乙酸睾酮(苯乙酸睾丸素)等为人工合成的睾酮及一些新衍生物。

【体内过程与影响因素】　睾酮口服易吸收,但在肝被迅速破坏,因此口服无效。在血液中,大部分与蛋白结合。代谢物与葡萄糖醛酸或硫酸结合失去活性,经尿排泄。制成片剂植于皮下,吸收缓慢,作用可长达 6 周。睾酮的酯类化合物极性较低,溶于油液中肌内注射后,吸收缓慢,持续时间也较长,例如丙酸睾酮一次肌内注射可维持 2 ~ 4 日。甲睾洱不易被肝破坏,口服有效,也可舌下给药。

【临床用途及药理】

1. 睾丸功能不全　无睾症或类无睾症(睾丸功能不全)时,作替代疗法。

2. 功能性子宫出血　对严重出血病例,可用己烯雌酚、黄体酮和丙酸睾酮等三种混合物作注射，以产生止血之效，停药后则出现撤退性出血。主要利用其抗雌激素作用使子宫平滑肌及其血管收缩，内膜萎缩而止血。

3. 晚期乳腺癌　对晚期乳腺癌或乳腺癌转移者，采用雄激素治疗可使部分病例的病情得到缓解。

4. 再生障碍性贫血及其他贫血　用丙酸睾酮或甲睾酮可使骨髓功能改善。

雄激素能促进男性性征和生殖器官发育，并保持其成熟状态。睾酮还可抑制垂体前叶分泌促性腺激素(负反馈)，减少女性雌激素分泌及抗雌激素作用，使子宫平滑肌及其血管收缩，内膜萎缩止血。能显著地促进蛋白质合成，减少氨基酸分解，使肌肉增长，体重增加，并能促进肾分泌促红细胞生成素和刺激骨髓造血功能。

【不良反应】

1. 如长期应用于女性患者可能引起痤疮、多毛、声音变粗、闭经、乳腺退化、性欲改变等男性化现象。发现此现象应立即停药。

2. 多数雄激素均能干扰肝内毛细胆管的排泄功能，引起胆汁郁积性黄疸。应用时若发现黄疸或肝功能障碍时，则应停药。

孕妇及前列腺癌患者禁用。因有水钠潴留作用，对肾炎、肾病综合征、肝功能不良、高血压及心力衰竭患者也应慎用。

五、同化激素类药

临床应用雄性激素虽有较强的同化作用，但用于女性或非性腺功能不全的男性，常可出现雄激素作用，从而限制了它的临床应用；因此，合成了同化作用较好，而雄激素样作用较弱的睾酮的衍生物，即同化激素，如苯丙酸诺龙、司坦唑醇(康力龙)及美雄酮(去氢甲基睾丸素)等。本类药物主要用于蛋白质同化或吸收不良，以及蛋白质分解亢进或损失过多等情况，如严重烧伤、手术后慢性消耗性疾病、老年骨质疏松和肿瘤恶病质等患者。服用时应同时增加食物中的蛋白质成分。是体育竞赛的一类违禁药。

长期应用可引起水钠潴留及女性轻微男性化现象，有时引起肝内毛细胆管胆汁郁积而发生黄疸。肾炎、心力衰竭和肝功能不良者慎用，孕妇及前列腺癌患者禁用。

六、避孕药

避孕药一般指口服避孕药，有女性口服避孕药和男性口服避孕药。它的避孕原理主要是通过抑制排卵，并改变子宫颈黏液稠度，使精子不易穿透，或使子宫腺体减少肝糖的制造，让囊胚不易存活，或是改变子宫和输卵管的活动方式，阻碍受精卵的运送，使精卵无法结合形成受精卵，从而达到避孕目的的一种药物。

(一) 主要抑制排卵的避孕药

由不同类型的雌激素和孕激素类组成，是目前常用的女性避孕药。机制为：雌激素通过负反馈机制抑制下丘脑 GnRH 的释放，从而减少 FSH 分泌，使卵泡的生长成熟过程受到抑制，同时孕激素又抑制 LH 释放，两者协同作用而抑制排卵。如按规定用药，用药期间避孕效果可达99%以上。停药后，垂体前叶产生和释放 FSH 和 LH 及卵巢排卵功能都可以很快恢复。临床常用抑制排药物卵的避孕药见表 8－8。

表 8-8　临床常用避孕药制剂及用法

类别及名称	成　分	用法及用量
短效口服避孕药		
复方炔诺酮片 复方甲地孕酮片 复方炔诺孕酮片	炔诺酮 0.6 mg,炔雌醇 0.035 mg 甲地孕酮 1.0 mg,炔雌醇 0.035 mg 炔诺孕酮 0.3 mg,炔雌醇 0.03 mg	口服:从月经周期第 5 日开始,每晚 1 片,22 日不能间断。如停药 7 日无月经来潮,立即服用下一周期药物
长效口服避孕药		
复方炔诺孕酮乙片 复方氯地孕酮片	炔诺孕酮 12 mg,炔雌醇 3 mg 氯地孕酮 12 mg,炔雌醇 3 mg	口服:从月经来潮当日算起,第 5 日口服 1 片,最初两次间隔 20 日,以后每月 1 次 1 片
长效注射避孕药		
复方甲地孕酮注射液 复方己酸孕酮注射液	甲地孕酮 25 mg,雌二醇 3.5 mg 己酸孕酮 250 mg,戊酸雌二醇 5 mg	肌内注射:第一次于月经周期第 5 日深部肌内注射 2 支,以后每隔 28 日注射 1 支。
探亲避孕药		
甲地孕酮片 炔诺酮片	片剂:2 mg 片剂:5 mg	在探亲期间服用

【不良反应】

1. 类早孕反应　少数妇女在用药初期可出现轻微的类早孕反应,如恶心、呕吐及择食等。一般坚持用药 2 ~3 个月后可减轻或消失。

2. 子宫不规则出血　较常见于用药后最初几个周期中,如出现不规则出血,可加服炔雌醇。

3. 闭经　有 1% ~2% 服药妇女发生闭经,有不正常月经史者较易发生。如连续两个月闭经,应停药。

4. 乳汁减少　少数哺乳期妇女乳汁减少。长效口服避孕药可通过乳汁影响乳儿,使其乳房肿大。

禁忌证　充血性心力衰竭或有其他水肿倾向者慎用。急慢性肝病及糖尿病需用胰岛素治疗者不宜使用。

(二) 抗着床避孕药

常用药物有炔诺酮(5 mg/次)或甲地孕酮(2 mg/片)、药双炔失碳酯(53 号抗孕片),主要使子宫内膜发生各种功能和形态变化,使之不利于孕卵着床。本类药物主要优点是其应用不受月经周期的限制,无论在排卵前、排卵期或排卵后服用,都可影响孕卵着床。一般于同居当晚或事后服用,14 日以内必须连服 14 片,如超过 14 日,应接服Ⅰ号或Ⅱ号口服避孕药。

(三) 男性避孕药

棉酚是棉花根、茎和种子中所含的一种黄色酚类物质。其作用可能通过棉酚负离子自由基,以及抑制一氧化氮合成,作用于睾丸细精管的生精上皮,使精子数量减少,直至无精子。停药后可逐渐恢复。每日 20 mg,连服 2 个月即可达节育标准,有效率达 99% 以上。其不良反应有乏力、食欲减退、恶心、呕吐、心悸及肝功能改变等。此外,棉酚可引起低钾血症，并可引起不可逆性精子发生障碍，这限制了棉酚作为常规避孕药使用。

练　一　练

学开处方：患者，女，19岁。闭经半年。14岁月经初潮，但月经一直不规律，周期2～3个月不等，经量偏少。近5个月无月经来潮，妇科检查子宫发育不全，用何药治疗？请为患者开一处方治疗。

病例分析：患者，女，57岁。绝经2年有余，近来出现多汗，易怒，面部潮红，偶有下腹胀痛，夜间常失眠，阴道分泌物少，阴道干燥。查体和实验室检查无异常。诊断为绝经期综合征。予患者己烯雌酚与地西泮联合治疗2个月症状明显好转，试分析患者为什么会出现上述症状？药物治疗的依据是什么？

实训8-1　糖皮质激素的合理用药

【实训目的】

1. 学会观察长期使用糖皮质激素引起的不良反应和表现。
2. 掌握糖皮质激素的药疗须知。

【实训地点】 实训室、模拟病房。

【实训材料】 肾上腺皮质激素录像片、案例、医嘱、糖皮质激素类药物等相关药品。

【实训内容】

1. 观看肾上腺皮质激素录像片及激素体型图片。
2. 案例讨论及角色扮演。

【实训过程】

1. 观看录像片后要求学生回答如下问题：

(1) 肾上腺皮质激素有哪些作用、应用及给药方法？

(2) 肾上腺皮质激素的不良反应有哪些？

2. 案例讨论

(1) 案例1：患者，女，6岁。发热，伴淋巴结肿大2周入院。查体：T 38.5℃，中度贫血貌，双下肢皮肤可见散在瘀点，颈部双侧、颌下、腋窝、腹肌沟淋巴结肿大，胸骨压痛，脾肋下3 cm，肝肋下2 cm。实验室检查：血红蛋白60 g/L，红细胞260×10^{12}/L，白细胞170×10^{9}/L，原幼淋巴细胞0.86，骨髓检查：淋巴系统高度增生，原幼淋巴细胞0.86。诊断为急性淋巴细胞性白血病。主要治疗方案是泼尼松龙和长春新碱联合使用。

讨论问题：

① 儿童急性淋巴细胞性白血病患者为什么作用糖皮质激素？

② 糖皮质激素有哪些不良反应？

(2) 案例2：患者，女，28岁。因患系统性红斑狼疮，用泼尼松治疗已半年，出现肥胖、体重增加，多毛，痤疮、肌无力，双下肢水肿，查体：BP 160/90 mmHg，血钾3 mmol/L，血糖11.5 mmol/L。

讨论问题：患者使用泼尼松之后出现以上问题，原因是什么？如何防治？在患者用药过程中，要给予哪些指导？

（3）案例3：患者，男，27岁。患风湿性关节炎，使用糖皮质激素治疗后有所好转，故不遵医嘱擅自停药，结果出现明显的关节疼痛、肌强直等症状。

讨论问题：这是什么原因引起的？如何预防？

（4）案例4：患者，男，54岁。因感冒发热到诊所治疗，医师给他用了泼尼松、速效感冒胶囊、抗病毒口服液，1周后，出现咳嗽、咳痰、胸闷、气促、高热、寒战等症状，于是转到上级医院就诊，被确诊为大叶性肺炎。

讨论问题：患者的病情为什么会加重？此患者使用泼尼松治疗对不对？为什么？

3. 角色扮演

（1）案例5：患者，女，33岁。6年慢性肾炎病史，近日出现胸闷、咳嗽咳痰、发热来医院就诊，医师给予盐酸泼尼松和青霉素治疗。

（2）学生分为若干组，由一位扮演患者、一位扮演医师或药剂师。

（3）学生模拟医师诊断及开写医嘱并给药，观察临床表现和不良反应，询问患者病情变化，并进行用药指导。

【实训考核】

1. 选取2～3组学生为全班进行角色扮演模拟给药，由同学进行评判。
2. 教师对小组代表和全班活动进行点评。

实训8-2　抗甲状腺素药的合理用药

【实训目的】

1. 学会观察甲状腺激素和抗甲状腺素药物的不良反应及其表现。
2. 掌握甲状腺激素和抗甲状腺素药物的药疗须知。

【实训地点】　实训室、模拟病房。

【实训材料】　案例、处方、图片、左甲状腺素钠片等药品。

【实训内容】

1. 图片展示　呆小病患者、大脖子病患者、甲状腺功能亢进患者。
2. 案例及角色扮演。

【实训过程】

1. 学生观看图片和温习教材相关理论知识部分，请学生，回答如下问题：

（1）甲状腺激素的合成过程及甲状腺激素缺乏或过多会引起的哪些疾病？

（2）甲状腺功能减退症和甲状腺功能亢进症患者如何治疗？

（3）抗甲状腺素药的应用和主要不良反应有哪些？

2. 案例讨论

（1）病案1：患儿，男，3岁。因不会说话和走路，活动过少、身材矮小、反应迟钝入院。

查体：痴呆面容，眉毛少而淡，鼻梁塌，两眼距离宽，眼裂小，唇厚，舌外伸，大而宽厚，哭闹活动少，身高 65 cm，尚未出牙，生长发育较正常同龄儿落后，腹胀。实验室检查：T_3、T_4、F T_3，F T_4 下降，TSH 升高，TRH 兴奋实验无反应。询问病史：母亲孕期患甲状腺功能亢进，服用抗甲关腺药物治疗，近期来复查甲状腺功能。诊断为甲状腺功能低下（呆小病）。医师处方：

Rp：

左甲状腺素钠片　100 μg×100 片

用法：100 μg　　一日 1 次　口服

讨论问题：服用左甲状腺素钠片时，要注意什么问题？如何预防呆小病的发生？如何对孕妇进行健康指导？

（2）案例 2：患者，女，28 岁。因怕热、多汗、心慌不适、食欲亢进 2 周入院。查体：眼球轻度突出，甲状腺Ⅱ肿大，可听到血管杂音，双手颤抖，P 106 次/min，实验室检查示：基础代谢率 56%，FT_3 42.9，FT_4 83.2，促甲状腺激素 H－TSH 0.022，甲状腺球蛋白抗体 45.6，诊断为甲状功能亢进。

讨论问题：给患者拟定一个治疗方案；服用抗甲状腺素药物时，有哪些不良反应？

3. 角色扮演

（1）案例 3：患者，女，25 岁。因脖子肿大 1 周入院。查体：脖子明显大，手颤抖，P 130 次/min，实验室检查示：游离 T_3 为 45.9，游离 T_4 为 77.2，促甲状腺素 H－TSH 0.020，甲状腺球蛋白抗体 46.6，诊断为甲状腺功能亢进。医师处方：

Rp：

丙硫氧嘧啶片 100 mg ×9 片

用法：100 mg　　一日 3 次　口服

（2）学生分为若干组，由一位扮演患者、一位扮演医师。

（3）学生模拟医师诊断及开写处方并给药，观察临床表现和不良反应，询问患者病情变化。

（4）用药指导。

【实训考核】

1. 选取 2～3 组学生为全班进行角色扮演模拟给药，由同学进行评判。
2. 教师对小组代表和全班活动进行点评。

实训 8－3　抗糖尿病药的合理用药

【实训目的】

1. 学会观察胰岛素和口服降糖药的不良反应及掌握处理方法。
2. 掌握胰岛素和口服降糖药的药疗须知。

【实训地点】　实训室、模拟病房。

【实训材料】　案例、处方、胰岛素制剂。

【实训内容】

1. 观看图片及温习教材相关理论知识。

2. 案例讨论及角色扮演。

【实训过程】

1. 学生观看图及温习教材相关理论知识部分，请学生后回答如下问题：

(1) 糖尿病发病原因及主要临床表现有哪些？常规检查什么？

(2) 胰岛素作用、主要不良反应有哪些？各类型制剂应用要注意什么问题？

(3) 口服降糖药有哪些？主要不良反应是什么？

2. 案例讨论

(1) 案例1：患者，男，46岁。口渴喜多饮，食欲旺盛，且容易饥饿，自觉身体消瘦，体重减轻明显，一个月内体重下降10 kg，伴倦怠疲力，胸闷气短，夜尿3～4次，BP 160/105 mmHg，餐后2 h血糖21～28 mmol/L，空腹血糖10.5～13.5 mmol/L，24 h尿糖1.62～6.2 mmol/d，诊断为2型糖尿病。

讨论问题：

① 为患者拟定一个治疗方案；

② 口服降血糖药药疗须注意什么问题；

③ 如何为糖尿病患者提供用药指导。

(2) 案例2：患者，男，10岁。患1型糖尿病多年，化验空腹血糖11.2 mmol/L，尿糖+++。给予胰岛素治疗：每日35 U，早餐前15 U，午餐前10 U，晚餐前10 U，皮下注射。

讨论问题：使用胰岛素时要注意什么问题？

(3) 案例3：患者，女，52岁。因诊断为“1型糖尿病”，医师予以胰岛素笔治疗。

讨论问题：该药注射时，可以注射哪些位置？在给药时重点监测哪些指标。

3. 角色扮演

(1) 案例4：患者，女性，43岁。因多饮多食消瘦入院。辅助检查示：空腹血糖16 mmol/L，诊断1型糖尿病。医嘱：

胰岛素注射液　10 U　3次/日　皮下注射　饭前半小时

(2) 学生分为若干组，由一位扮演患者、一位扮演医师。

(3) 学生模拟医师诊断及开写医嘱并给药，观察临床表现和不良反应，询问患者病情变化。

(4) 用药指导。

【实训考核】

1. 选取2～3组学生为全班进行角色扮演模拟给药，由同学进行评判。

2. 教师对小组代表和全班活动进行点评。

（符秀华）

综合测试题

模拟试题(一)

一、A1 型题(1 ~ 55 题)

(答题说明:每一道考题下面有 A、B、C、D、E 五个备选答案,请从中选择一个最佳答案。)

1. 决定药物每日用药次数的主要因素是________。
   A. 作用强弱　B. 吸收快慢　C. 体内分布速度
   D. 体内转化速度　E. 体内消除速度
2. 药物的副作用是________。
   A. 一种过敏反应
   B. 因用量过大所致
   C. 在治疗剂量时产生的与治疗目的无关
   D. 指剧毒药所产生的毒性
   E. 由于患者高度敏感所致
3. 药物的体内过程是指________。
   A. 药物在靶细胞或组织中的浓度
   B. 药物在血液中的浓度
   C. 药物在肝中的生化转化和肾排出
   D. 药物的吸收、分布、代谢和排泄
   E. 药物进入血液循环的过程
4. 受体激动剂的特点是________。
   A. 具有亲和力　B. 具有内在活性　C. 具有亲和力而无内在活性
   D. 有亲和力和内在活性　E. 不具有亲和力和内在活性
5. 药物的安全范围是指________。
   A. 极量和最小中毒量之间的范围
   B. 最小有效量与极量之间的范围
   C. 常用量与极量之间范围

D. 最小有效量与最小中毒量之间的范围
E. 常用量与最小中毒量之间的范围

6. 对胃刺激较大的药物服药时间应在________。
A. 饭前　　B. 饭后　　C. 饭时
D. 空腹　　E. 睡时

7. 对日常用药的看法正确的是________。
A. 药物有"有病治病","无病防病"之功效,但用无妨
B. 用药过程有遗漏,过后补足疗效不变
C. 用药应见好就收
D. 应掌握适应证,有规律地用药
E. 只要每日用药量不变,不计较用药时间

8. 山莨菪碱抗感染性休克,主要是因为它能________。
A. 扩张小动脉,改善微循环　　B. 解除支气管平滑肌痉挛
C. 解除胃肠平滑肌痉挛　　D. 兴奋中枢
E. 降低迷走神经张力,加速心率

9. 抢救心搏骤停的主要药物是________。
A. 麻黄碱　　B. 肾上腺素　　C. 多巴胺
D. 间羟胺　　E. 去甲肾上腺素

10. 用新斯的明治疗重症肌无力,产生了胆碱能危象,________。
A. 表示药量不足,应增加用量
B. 表示药量过大,应减量停药
C. 应用中枢兴奋药对抗
D. 应该用琥珀胆碱对抗
E. 应该用阿托品对抗

11. 美曲膦酯口服中毒时,不能用什么溶液洗胃?
A. 0.9%氯化钠注射液　　B. 碳酸氢钠溶液　　C. 醋酸溶液
D. 高锰酸钾溶液　　E. 饮用水

12. 毛果芸香碱对眼睛的作用是________。
A. 缩瞳、降低眼内压和调节痉挛
B. 缩瞳、降低眼内压和调节麻痹
C. 缩瞳、升高眼内压和调节痉挛
D. 散瞳、升高眼内压和调节麻痹
E. 散瞳、升高眼内压和调节痉挛

13. 局麻药液中加入少量肾上腺素的目的是________。
A. 扩张气管,保持呼吸道通畅　　B. 减少局麻药的吸收,延长其作用时间
C. 预防手术出血　　D. 预防局麻药过敏反应
E. 预防低血压

14. 下列可用于治疗上消化道出血的药物是________。
A. 多巴胺　　B. 肾上腺素　　C. 麻黄碱

D. 去甲肾上腺素　　E. 异丙肾上腺素

15. 下述何种镇痛药为阿片受体部分激动剂？

A. 纳洛酮　　B. 芬太尼　　C. 阿法罗定

D. 喷他佐辛　　E. 美沙酮

16. 可引起牙龈增生的抗癫痫药是________。

A. 卡马西平　　B. 苯巴比妥　　C. 苯妥英钠

D. 扑米酮　　E. 乙琥胺

17. 东莨菪碱治疗震颤性麻痹主要是因为其具有________。

A. 外周性抗胆碱作用　　B. 直接松弛骨骼肌作用

C. 神经节阻滞作用　　D. 中枢性抗胆碱作用

E. 拟多巴胺作用

18. 治疗胆绞痛宜首选________。

A. 阿托品 + 哌替啶　　B. 哌替啶 + 布洛芬　　C. 阿司匹林 + 阿托品

D. 阿托品 + 布洛芬　　E. 阿司匹林 + 布洛芬

19. 吗啡中毒的特效解救药物是________。

A. 美沙酮　　B. 曲马多　　C. 纳洛酮

D. 喷他佐辛　　E. 芬太尼

20. 对支气管哮喘和心源性哮喘均有效的药物是________。

A. 吗啡　　B. 哌替啶　　C. 氨茶碱

D. 异丙肾上腺素　　E. 沙丁胺醇

21. 治疗左心衰竭引起的急性肺水肿首选________。

A. 呋塞米　　B. 氢氯噻嗪　　C. 螺内酯

D. 乙酰唑胺　　E. 氯酞酮

22. 可对抗肝素过量所致出血的药物是________。

A. 右旋糖酐　　B. 鱼精蛋白　　C. 垂体后叶素

D. 维生素 K　　E. 维生素 C

23. 具有选择性扩张脑血管作用的钙拮抗药是________。

A. 硝苯地平　　B. 尼莫地平　　C. 尼群地平

D. 维拉帕米　　E. 地尔硫䓬

24. 强心苷中毒所致的快速性室性心律失常首选的药物是________。

A. 利多卡因　　B. 苯妥英钠　　C. 普罗帕酮

D. 普萘洛尔　　E. 维拉帕米

25. 治疗醛固酮增多症的水肿病人最合理的联合用药是________。

A. 呋塞米 + 氨苯蝶啶　　B. 氢氯噻嗪 + 氨苯蝶啶

C. 氨苯蝶啶 + 螺内酯　　D. 呋塞米 + 氢氯噻嗪

E. 氢氯噻嗪 + 螺内酯

26. 下列抗高血压药中，有明显“首关效应”的是________。

A. 普萘洛尔　　B. 哌唑嗪　　C. 可乐定

D. 卡托普利　　E. 氢氯噻嗪

27. 卡托普利抗高血压作用的机制是________。
A. 抑制肾素活性　B. 抑制血管紧张素Ⅰ的生成
C. 抑制血管紧张素Ⅰ受体　D. 阻断钙离子通道
E. 抑制血管紧张素Ⅱ的生成

28. 强心苷治疗心力衰竭疗效最好的适应证是________。
A. 甲状腺功能亢进诱发的心衰
B. 高度二尖瓣狭窄诱发的心衰
C. 伴有心房纤颤和心室率快的心衰
D. 肺源性心脏病引起的心衰
E. 严重贫血诱发的心衰

29. 强心苷中毒引起的窦性心动过缓的治疗可选用________。
A. 氯化钾　B. 阿托品　C. 利多卡因
D. 肾上腺素　E. 吗啡

30. 糖皮质激素用于严重细菌感染的主要目的是________。
A. 加强抗生素的抗菌作用
B. 提高机体的抗病力
C. 直接对抗内毒素
D. 抗炎、提高机体对细菌内毒素耐受力,制止危重症状发展
E. 使中性粒细胞数增多,并促进其游走和吞噬功能

31. 甲亢术前准备正确给药应是________。
A. 先给碘化物,术前两周再给硫脲类
B. 先给硫脲类,术前两周再给碘化物
C. 只给硫脲类
D. 只给碘化物
E. 两者都不给

32. 硫脲类抗甲状腺药最严重的不良反应是________。
A. 血小板减少性紫癜　B. 黏膜出血　C. 再生障碍性贫血
D. 粒细胞减少　E. 溶血性贫血

33. 胰岛素的药理作用的描述下列哪一项是不正确的?
A. 促进脂肪合成并抑制其分解
B. 促进氨基酸的转运和蛋白质合成
C. 促进糖原分解
D. 抑制蛋白质分解
E. 促进葡萄糖的氧化和酵解

34. 严重肝功能不全的类风湿病人宜选用的是________。
A. 氢化可的松　B. 可的松　C. 泼尼松
D. 醛固酮　E. 以上都不是

35. 喹诺酮类药物不宜用于________。
A. 老年人　B. 婴幼儿　C. 妇女

D. 溃疡病患者　　E. 肝病患者

36. 异烟肼的主要不良反应是________。
A. 耳毒性　　B. 胃肠道反应　　C. 肾毒性
D. 过敏反应　　E. 周围神经炎

37. 磺胺类药物作用机制是与细菌竞争________。
A. 二氢叶酸还原酶　　B. 二氢叶酸合成酶　　C. 四氢叶酸还原酶
D. 一碳单位转移酶　　E. 叶酸还原酶

38. 硝酸甘油抗心绞痛不可采用的给药途径是________。
A. 舌下含服　　B. 软膏涂抹　　C. 口服
D. 贴膜剂经皮给药　　E. 稀释后静脉滴入

39. 血管扩张药治疗心衰的主要药理依据是________。
A. 扩张冠脉,增加心肌供氧　　B. 减少心肌耗氧
C. 减轻心脏的前、后负荷　　D. 降低血压,反射性兴奋交感神经
E. 降低心输出量

40. 阵发性室上性心动过速并发变异型心绞痛,宜采用下述何种药物治疗?
A. 维拉帕米　　B. 利多卡因　　C. 普鲁卡因胺
D. 奎尼丁　　E. 普萘洛尔

41. 用药前宜做皮肤过敏试验的局麻药是________。
A. 利多卡因　　B. 丁哌卡因　　C. 丁卡因
D. 普鲁卡因　　E. 以上都不是

42. 高血压伴有肾功能不全者最好选用________。
A. 氢氯噻嗪　　B. 利血平　　C. 卡托普利
D. 胍乙啶　　E. 哌唑嗪

43. 青霉素 G 的抗菌作用机制是________。
A. 抑制细菌蛋白质合成　　B. 抑制细菌核酸合成
C. 影响细菌叶酸代谢　　D. 抑制细菌细胞壁合成
E. 以上都不是

44. 有解热镇痛作用但几无抗炎抗风湿作用的药物是________。
A. 阿司匹林　　B. 对乙酰氨基酚　　C. 芬必得
D. 吲哚美辛　　E. 保泰松

45. 下列组合中不宜联合用药的一组是________。
A. SMZ 和 TMP　　B. 庆大霉素和呋塞米
C. 青霉素 G 和破伤风抗毒素　　D. 异烟肼和乙胺丁醇
E. SD 和 TMP

46. 克拉维酸因具哪种特点可与阿莫西林配伍应用________。
A. 抗菌谱广
B. 是广谱 β-内酰胺酶抑制剂
C. 与阿莫西林竞争肾小管分泌
D. 使阿莫西林口服吸收更好

E. 使阿莫西林毒性降低

47. 进入疟区时,作为病因性预防的常规用药是________。

A. 伯氨喹　B. 氯喹　C. 乙胺嘧啶

D. 磺胺多辛　E. 奎宁

48. 色甘酸钠预防哮喘发作的机制是________。

A. 稳定肥大细胞的细胞膜,抑制过敏介质释放

B. 直接松弛支气管平滑肌

C. 对抗组胺、白三烯等过敏介质

D. 具有较强的抗炎作用

E. 阻止抗原与抗体结合

49. 某药的 $t_{1/2}$ 为 3 h,每隔 1 个 $t_{1/2}$ 给药一次,达到稳态血药浓度的时间是________。

A. 6 h　B. 10 h　C. 15 h

D. 20 h　E. 25 h

50. 主要用于 S 期的抗癌药________。

A. 环磷酰胺　B. 阿霉素　C. 氨甲蝶呤

D. 长春新碱　E. 激素类

51. 苯二氮䓬受体拮抗剂是________。

A. 苯巴比妥　B. 氟马西尼　C. 丁螺环酮

D. 地西泮　E. 水合氯醛

52. 某心衰病人以地高辛加呋塞米治疗,对该病人应特别注意________。

A. 观察心率变化　B. 补充钾盐　C. 限制钠盐

D. 检测心电图　E. 神经精神症状

53. 对肠内、外阿米巴都有效的药物是________。

A. 氯喹　B. 甲硝唑　C. 依米丁

D. 卡巴胂　E. 红霉素

54. 治疗恶性贫血时,宜选用________。

A. 口服维生素 B_{12}　B. 肌注维生素 B_{12}　C. 口服硫酸亚铁

D. 肌内注射右旋糖酐铁　E. 肌内注射叶酸

55. 氯霉素最严重的不良反应是________。

A. 抑制骨髓造血功能　B. 灰婴综合征　C. 消化道反应

D. 二重感染　E. 血管神经性水肿

二、A2 型题(56 ~ 76 题)

(答题说明:每一道考题下面有 A、B、C、D、E 五个备选答案,请从中选择一个最佳答案。)

56. 患者,女,25 岁。因麻醉药过量,病人出现呼吸、心跳停止,此时应采取哪项急救措施?

A. 静脉注射毛花苷 C　B. 静脉滴注去甲肾上腺素

C. 阿托品心内注射　D. 肾上腺素心内注射

E. 异丙肾上腺素静脉注射

57. 患者,男,40 岁。有癫痫病史,现患浸润型肺结核,选择抗结核药物时应避免选用何药?

A. 异烟肼　　B. 利福平　　C. 乙胺丁醇
D. 吡嗪酰胺　　E. 对氨水杨酸

58. 一临产孕妇,突感头痛,恶心,继而抽搐,查 BP 为 180/110 mmHg,下肢水肿,最适用哪种药物抗惊厥?

A. 地西泮　　B. 水合氯醛　　C. 苯巴比妥钠
D. 硫酸镁　　E. 硫喷妥钠

59. 患者,男,45 岁。因患严重精神分裂症,长期服用氯丙嗪治疗,近日出现肌肉震颤,动作迟缓,流涎等症状,应选何药纠正?

A. 苯海索　　B. 左旋多巴　　C. 金刚烷胺
D. 地西泮　　E. 溴隐亭

60. 患者,男,42 岁。胃溃疡病史 3 年。手指关节肿胀、疼痛 1 周,晨起指关节明显僵硬,活动后减轻,诊断考虑为类风湿关节炎,应选用哪种药物治疗?

A. 阿司匹林　　B. 对乙酰氨基酚　　C. 布洛芬
D. 吲哚美辛　　E. 吡罗昔康

61. 患者,男,65 岁。高血压病史 10 年,近日夜间出现胸闷,伴频发的阵发性室上性心动过速,此时宜选用何药治疗?

A. 硝苯地平　　B. 普萘洛尔　　C. 普罗帕酮
D. 维拉帕米　　E. 卡托普利

62. 患者,男,53 岁。2 型糖尿病患者,控制饮食无效,肥胖,选下列哪种降糖药为最佳?

A. 格列齐特　　B. 格列本脲　　C. 甲苯磺丁脲
D. 格列吡嗪　　E. 二甲双胍

63. 患者,女,25 岁。不明原因发热 2 个月入院,贫血貌,杵状指,皮肤黏膜有多处小出血点,入院时,三尖瓣区有Ⅲ级吹风样杂音,脾大,有压痛,血液培养为草绿色链球菌,拟用青霉素 G 和下列________药合用宜选用。

A. 链霉素　　B. 阿米卡星　　C. 奈替米星
D. 红霉素　　E. 羧苄西林

64. 患者,男,60 岁。患风湿性关节炎,口服激素及其他药物治疗近 5 个月,近日突发自发性胫骨骨折,其原因可能与哪种药物有关?

A. 阿司匹林　　B. 吲哚美辛　　C. 布洛芬
D. 泼尼松　　E. 保泰松

65. 患者,男,34 岁。工人,一次事故导致严重外伤大出血,经抢救已补充血容量和纠正低血压,但尿量仍很少,为防止肾衰竭,应给哪种药物治疗?

A. 氢氯噻嗪　　B. 呋塞米　　C. 螺内酯
D. 氨苯蝶啶　　E. 卡托普利

66. 患者,男,57 岁。高血压病史 10 年,近日出现心慌,气短,双下肢水肿。诊断为原发性高血压,慢性心功不全,心室肥大,最好加用哪种药物继续治疗?

A. 卡托普利　　B. 硝苯地平　　C. 肼屈嗪

D. 哌唑嗪　　E. 氨茶碱

67. 患者，男，56岁。曾有急性心肌梗死病史，昨夜突发呼吸困难，不能平卧，烦躁不安，咳粉红色泡沫样痰，P130次/min，BP160/95 mmHg，双肺有小水泡音。诊断为急性左心衰竭，心源性哮喘，问用哪组药物治疗最适宜？

A. 氢氯噻嗪＋地高辛　　B. 吗啡＋毒毛花苷K
C. 氢氯噻嗪＋硝普钠　　D. 氢氯噻嗪＋卡托普利
E. 吗啡＋氢氯噻嗪

68. 患者，男，30岁。因胃溃疡急性穿孔进行手术治疗，术后出现尿潴留，选用的药物是________。

A. 呋塞米　　B. 新斯的明　　C. 毒扁豆碱
D. 毛果芸香碱　　E. 氢氯噻嗪

69. 患者，男，25岁。急性泌尿道感染，用复方新诺明治疗，为减轻其对肾脏损害，可同时服用________。

A. 维生素C　　B. 碳酸氢钠　　C. 维生素B_6
D. 庆大霉素　　E. 氯化钙

70. 患者，女，55岁。由于劳累、过度兴奋而突发心绞痛，请问服用下列哪种药效果好？

A. 口服硫酸奎尼丁　　B. 舌下含服硝酸甘油　　C. 注射盐酸利多卡因
D. 口服盐酸普鲁卡因胺　　E. 注射苯妥英钠

71. 患者，男，68岁。有糖尿病史多年，长期服用磺酰脲类降糖药，近日因血糖明显升高，口服降糖药控制不理想改用胰岛素注射，突然出现出汗、心悸、震颤，继而出现昏迷，请问此时应对该患者采取何种抢救措施？

A. 加用一次胰岛素　　B. 口服糖水　　C. 静脉注射50%葡萄糖
D. 静脉注射糖皮质激素　　E. 心内注射肾上腺素

72. 患者，男，30岁。拟在硬膜外麻醉下行胃大部切除术。为预防麻醉过程中出现血压下降，术前应采用何种药物预防？

A. 肾上腺素　　B. 去甲肾上腺素　　C. 间羟胺
D. 多巴胺　　E. 麻黄碱

73. 患者，男，40岁。突发寒战、稽留型高热、剧烈头痛入院，给予青霉素治疗3日无明显好转，第4日于胸、背、肩等处出现红色斑丘疹，诊断为斑疹伤寒，请问改用何药治疗？

A. 青霉素　　B. 氯霉素　　C. 庆大霉素
D. 四环素　　E. 林可霉素

74. 患者，男，50岁。右下肢跛行5年，诊断为雷诺综合征，首选的治疗药物为________。

A. 间羟胺　　B. 间羟胺　　C. 酚妥拉明
D. 普萘洛尔　　E. 多巴胺

75. 患者，男，45岁。双眼睑下垂6～7日，渐加重，近两日四肢活动无力，晨起轻，下午重，诊断为重症肌无力。对该病人最好用哪种药物治疗？

A. 毛果芸香碱　　B. 毒扁豆碱　　C. 新斯的明
D. 阿托品　　E. 加兰他敏

76. 患者,男,45 岁。肝硬化门脉高压,食管胃底静脉破裂大出血,立即给予手术治疗,术后尿量减少,此时宜选用的利尿药为________。

A. 乙酰唑胺 + 呋塞米　B. 螺内酯 + 呋塞米　C. 阿米洛利 + 螺内酯
D. 甘露醇 + 螺内酯　E. 氢氯噻嗪 + 呋塞米

三、A3 型题(77 ~ 84 题)

(答题说明:每一道考题下面有 A、B、C、D、E 五个备选答案,请从中选择一个最佳答案。)

(77 ~ 79 题)

患者,男,25 岁。有机磷农药中毒患者,用碘解磷定和阿托品抢救,病人出现颜面潮红,脉搏加快,烦躁不安,瞳孔散大。

77. 患者此时考虑发生了什么情况?

A. 阿托品过量中毒　B. 阿托品剂量不足　C. 碘解磷定中毒
D. 碘解磷定剂量不足　E. 以上都不是

78. 对此应采取哪项措施?

A. 立即停用阿托品　B. 立即停用碘解磷定　C. 加大阿托品的用量
D. 加大碘解磷定用量　E. 阿托品逐渐减量至停药

79. 阿托品减量的指征是________。

A. 阿托品化　B. 血压　C. 心率
D. 尿量　E. 呼吸

(80 ~ 82 题)

患者,女,50 岁。患风湿性心脏病多年,心功能不全Ⅱ级。经地高辛治疗病情缓解,近日出现恶心,呕吐,黄视等,心率 52 次/min,心电图示:P – P 和 P – R 间期延长。

80. 请问患者目前的情况考虑发生了什么?

A. 心衰没控制,病情加重　B. 地高辛剂量不足　C. 地高辛过量中毒
D. 心衰控制,病情好转　E. 以上都不是

81. 处理措施:除立即停药外,还应给下列哪种药物?

A. 利多卡因　B. 阿托品　C. 苯妥英钠
D. 普萘洛尔　E. 普鲁卡因胺

82. 地高辛危害最大的不良反应是________。

A. 胃肠道反应　B. 神经系统反应　C. 心脏毒性
D. 耳毒性　E. 肾毒性

(83 ~ 84 题)

患者,女,18 岁。高热、恶心、呕吐、抽搐 2 日,诊断考虑暴发型流行性脑脊髓膜炎。

83. 治疗应首选下列何药?

A. 磺胺嘧啶　B. 庆大霉素　C. 红霉素
D. 氯霉素　E. 头孢氨苄

84. 为增强抗菌作用,可与何药合用?

A. 庆大霉素　B. 四环素　C. 甲氧苄啶
D. 红霉素　E. 复方新诺明

四、B型题(85~100题)

(答题说明:以下提供了若干组考题,每组考题共同使用在考题前列出的A、B、C、D、E五个备选答案。请从中选择一个与问题关系密切的答案。每个备选答案可能被选择一次、多次或不被选择。)

(85~87题共用备选答案)

A. 继发反应　　B. 副作用　　C. 预防作用
D. 毒性反应　　E. 过敏反应

85. 在疾病发生之前用药,防止疾病发生的作用是________。
86. 在治疗量时出现的与治疗目的无关的作用是________。
87. 用药量过大对机体造成病理性损害的作用是________。

(88~90题共用备选答案)

A. 可用于催产引产和产后止血
B. 治疗偏头痛
C. 只适用于产后止血和子宫复旧
D. 治疗肺出血的
E. 常用于妊娠早期人工流产

88. 垂体后叶素________。
89. 麦角新碱________。
90. 缩宫素________。

(91~92题共用备选答案)

A. 稳定肥大细胞膜　　B. 阻断M受体　　C. 抗炎、增加β_2受体数量
D. 选择性激动β_2受体　　E. 促进肾上腺素释放

91. 色苷酸钠平喘作用机制是________。
92. 特布他林的平喘作用机制是________。

(93~95题共用备选答案)

A. 抑制血浆依赖于DNA的RNA多聚酶
B. 抑制DNA回旋酶
C. 抑制分枝菌酸的合成
D. 与PABA竞争性拮抗,阻碍叶酸合成
E. 与二价金属离子结合,干扰RNA合成

93. 异烟肼抗结核分枝杆菌的作用机制是________。
94. 喹诺酮类抗菌的作用机制是________。
95. 磺胺类药物抗菌的作用机制是________。

(96~98题共用备选答案)

A. 水和电解质紊乱　　B. 耳毒性　　C. 锥体外系反应
D. 水杨酸反应　　E. 成瘾性

96. 呋塞米主要不良反应是________。
97. 氯丙嗪主要不良反应是________。
98. 链霉素的主要不良反应是________。

（99～100题共用备选答案）

A. 毛果芸香碱　B. 新斯的明　C. 阿托品
D. 异丙肾上腺素　E. 普萘洛尔

99. 治疗术后腹胀气、尿潴留可选用________。

100. 胃肠绞痛可选用________。

模拟试题（二）

一、A1型题（1～60题）

（答题说明：每一道考题下面有A、B、C、D、E五个备选答案，请从中选择一个最佳答案。）

1. 作用于机体，用于预防、治疗、诊断疾病或用于计划生育的化学物质称为________。
   A. 生物制品　B. 药物　C. 制剂
   D. 抗生素　E. 化学合成药
2. 药物的特异质反应出现于________。
   A. 药物剂量过大引起
   B. 长期用药所产生
   C. 遗传缺陷的病人使用某药
   D. 过敏体质的病人使用某药
   E. 药物在停药后的反应
3. 药物在体内消除的速度可决定药物________。
   A. 药效发生的快慢　B. 不良反应的多少　C. 自胃肠道吸收的速度
   D. 作用持续时间的长短　E. 临床应用价值的大小
4. 药物血浆半衰期对临床用药的参考价值是________。
   A. 决定用药剂量　B. 决定给药间隔　C. 决定选用药物剂型
   D. 决定给药途径　E. 估计药物安全性
5. 药物最小有效量与最小中毒量之间的距离是________。
   A. 药物的半衰期　B. 药物的安全范围　C. 药物的疗效大小
   D. 药物的给药方案　E. 药物的毒性性质
6. 链霉素引起的永久性耳聋属于________。
   A. 副作用　B. 毒性反应　C. 后遗效应
   D. 过敏反应　E. 继发反应
7. 碱化尿液可使弱酸性药经肾排出时________。
   A. 解离↑再吸收↑排出↓　B. 解离↓再吸收↑排出↓
   C. 解离↓再吸收↓排出↑　D. 解离↑再吸收↓排出↑
   E. 解离↑再吸收↓排出↓
8. 反复用药后病人对药物敏感性降低称________。
   A. 耐受性　B. 耐药性　C. 依赖性

D. 成瘾性　　E. 习惯性

9. 乙酰胆碱的主要消除方式是________。

A. 被单胺氧化酶所破坏　　B. 被磷酸二酯酶破坏　　C. 被胆碱酯酶破坏
D. 被氧位甲基转移酶破坏　　E. 被神经末梢再摄取

10. 阿托品对眼睛的作用是________。

A. 散瞳、升高眼内压和调节麻痹
B. 散瞳、降低眼内压和调节麻痹
C. 散瞳、升高眼内压和调节痉挛
D. 缩瞳、降低眼内压和调节痉挛
E. 缩瞳、升高眼内压和调节痉挛

11. 纠正氯丙嗪过量引起低血压,应选用何药?

A. 肾上腺素　　B. 去甲肾上腺素　　C. 多巴胺
D. 异丙肾上腺素　　E. 间羟胺

12. 急性肾衰竭时,可用何药与利尿剂配伍以增加尿量?

A. 多巴胺　　B. 麻黄碱　　C. 去甲肾上腺素
D. 异丙肾上腺素　　E. 肾上腺素

13. 抢救过敏性休克的首选药物是________。

A. 肾上腺素　　B. 多巴胺　　C. 异丙肾上腺素
D. 去氧肾上腺素　　E. 多巴酚丁胺

14. 关于地西泮的作用特点,哪项是错误的?

A. 小于镇静剂量时即有抗焦虑作用
B. 产生镇静剂量时可引起暂时性记忆缺失
C. 可增强其他中枢抑制药的作用
D. 剂量加大可引起麻醉
E. 有良好的抗癫痫作用

15. 长期应用氯丙嗪治疗精神病,最常见的不良反应是________。

A. 直立性低血压　　B. 过敏反应　　C. 锥体外系反应
D. 内分泌障碍　　E. 胃肠道症状

16. 解热镇痛药的解热作用,主要由于________。

A. 抑制缓激肽的生成
B. 抑制内热原的释放
C. 作用于下丘脑,使前列腺素合成减少
D. 作用于外周,使前列腺素合成减少
E. 以上均不是

17. 碳酸锂主要用于治疗________。

A. 躁狂症　　B. 抑郁症　　C. 焦虑症
D. 精神分裂症　　E. 神经官能症

18. 巴比妥类急性中毒时,致死的原因主要是________。

A. 呼吸抑制　　B. 心跳停止　　C. 血压下降

D. 肾损害　　E. 肝损害

19. 长期应用氢氯噻嗪可引起的主要不良反应________。
A. 高血脂　　B. 高血糖　　C. 增加血浆肾素活性
D. 高血尿酸　　E. 以上均是

20. 不宜用于变异型心绞痛的药物是________。
A. 硝酸甘油　　B. 硝苯地平　　C. 普萘洛尔
D. 维拉帕尔　　E. 地尔硫革

21. 治疗室性快速性心律失常首选的药物是________。
A. 奎尼了　　B. 维拉帕米　　C. 普萘洛尔
D. 利多卡因　　E. 胺碘酮

22. 强心苷中毒最常见的早期症状是________。
A. Q－T 间期缩短　　B. 头痛　　C. 胃肠道反应
D. 房室传导阻滞　　E. 低血钾

23. 通过阻断胃壁细胞内质子泵而减少胃酸分泌的药物是________。
A. 硫糖铝　　B. 碳酸钙　　C. 奥美拉唑
D. 多潘立酮　　E. 昂丹司琼

24. 氨茶碱平喘作用的主要机制是________。
A. 促进内源性儿茶酚胺类物质释放
B. 抑制磷酸二酯酶活性
C. 激活磷酸二酯酶活性
D. 抑制腺苷酸环化酶活性
E. 激活腺苷酸环化活性

25. 香豆素类抗凝机制为________。
A. 阻断外源性凝血机制
B. 加速凝血因子的灭活
C. 对抗维生素 K 参与凝血因子的合成
D. 抑制凝血因子的功能
E. 竞争性阻止维生素 K 的生成，妨碍

26. 胺碘酮的抗心律失常的作用是________。
A. 阻滞 Na^+ 通道　　B. 促 K^+ 外流　　C. 阻滞 Ca^{2+} 通道
D. 延长动作电位时程　　E. 阻滞 β 受体

27. 糖皮质激素诱发和加重感染的主要原因是________。
A. 病人对激素不敏感
B. 激素用量不足
C. 激素能直接促进病原微生物繁殖
D. 使用激素时未能应用有效抗菌药物
E. 以上均不对

28. 黏液性水肿的治疗用药是________。
A. 卡比马唑　　B. 碘化钾　　C. 甲状腺片

D. 丙硫氧嘧啶　　E. 甲巯咪唑

29. 磺酰脲类降糖药的作用机制是________。

A. 加速胰岛素合成　　B. 抑制胰岛素降解

C. 提高胰岛 β 细胞功能　　D. 刺激胰岛 β 细胞释放胰岛素

E. 促进胰岛素与受体结合

30. 增加左旋多巴疗效,减少不良反应的药物是________。

A. 卡比多巴　　B. 维生素 B_6　　C. 利血平

D. 苯海索　　E. 苯乙肼

31. 吗啡不用于慢性钝痛是因为________。

A. 治疗量就能抑制呼吸　　B. 对钝痛的效果欠佳

C. 连续多次应用易成瘾　　D. 引起直立性低血压

E. 引起便秘和尿潴留

32. 小量阿司匹林预防血栓形成的机制是________。

A. 抑制磷脂酶　　B. 抑制 TXA_2 的合成

C. 减少 PGI_2 的合成　　D. 抑制凝血酶原

E. 减少花生四烯酸的合成

33. 硫脲类抗甲状腺药的主要药理作用是________。

A. 影响碘的摄取　　B. 干扰促甲状腺素的分泌

C. 干扰甲状腺素的作用　　D. 抑制甲状腺素的生物合成

E. 抑制甲状腺素的释放

34. 应用异烟肼时,常加服维生素 B_6 的目的是________。

A. 增强疗效　　B. 防治周围神经炎　　C. 减轻肝毒性

D. 减少胃肠道反应　　E. 延缓耐药性产生

35. 最适于治疗金黄色葡萄球菌引起的急性、慢性骨髓炎的药物是________。

A. 红霉素　　B. 克林霉素　　C. 氨苄西林

D. 多黏菌素　　E. 青霉素

36. 高血压伴有心绞痛的病人宜选用________。

A. 卡托普利　　B. 哌唑嗪　　C. 利血平

D. 氢氯噻嗪　　E. 普萘洛尔

37. 伴有糖尿病的水肿病人,不宜选用________。

A. 氢氯噻嗪　　B. 呋塞米　　C. 氨苯蝶啶

D. 螺内酯　　E. 乙酰唑胺

38. 喹诺酮类抗菌药的作用机制是抑制________。

A. 细菌二氢叶酸合成酶　　B. 细菌二氢叶酸还原酶

C. 细菌 RNA 多聚酶　　D. 细胞依赖于 DNA 的 RNA 多聚酶

E. 细菌 DNA 回旋酶

39. 各类型的结核病首选药是________。

A. 链霉素　　B. 利福平　　C. 异烟肼

D. 乙胺丁醇　　E. 吡嗪酰胺

40. 疗效高,起效快,控制疟疾症状首选药是________。
A. 氯喹　B. 奎宁　C. 伯氨喹
D. 乙胺嘧啶　E. 甲氟喹
41. 对肠内外阿米巴病均有效的药物是________。
A. 氯喹　B. 甲硝唑　C. 二氯尼特
D. 喹碘方　E. 乙酰胂胺
42. 新生儿出血选用________。
A. 维生素 K　B. 肝素　C. 华法林
D. 尿激酶　E. 凝血因子制剂
43. 治疗厌氧菌感染的首选药物为________。
A. 乙胺丁醇　B. 青霉素　C. 甲硝唑
D. 特布他林　E. 红霉素
44. 糖皮质激素用于中毒性菌痢时必须________。
A. 合用足量有效的抗菌药物
B. 一般剂量长程疗法
C. 逐渐减量停药
D. 晚期使用
E. 补足血容量后使用
45. 强心苷中毒引起的窦性心动过缓可选用下列哪种药物纠正?
A. 阿托品　B. 肾上腺素　C. 氯化钾
D. 利多卡因　E. 氨茶碱
46. H_1 受体阻断药对下列何种过敏性疾病疗效最好?
A. 支气管哮喘　B. 皮肤黏膜过敏症状　C. 血清病高热
D. 过敏性休克　E. 过敏性紫癜
47. 左旋多巴治疗帕金森病的机制是________。
A. 在外周脱羧变成多巴胺而起效
B. 在脑内抑制多巴脱羧而起效
C. 进入脑后脱羧生成多巴胺而起效
D. 促进多巴胺能神经释放递质而起效
E. 以上都是
48. 哪种药物是 HMG－CoA 还原酶抑制剂?
A. 氯贝丁酯　B. 考来烯胺　C. 洛伐他汀
D. 亚油酸　E. 烟酸
49. 硝酸酯类、β 受体阻断剂、Ca^{2+} 通道拮抗药治疗心绞痛的共同作用是________。
A. 减慢心率　B. 扩张冠状动脉　C. 缩小心室容积
D. 降低心肌耗氧量　E. 增强心肌收缩力
50. 酚妥拉明引起心脏兴奋的机制是________。
A. 直接兴奋心肌细胞　B. 反射性兴奋交感神经
C. 兴奋心脏的 β_1 受体　D. 阻断心脏的 M 受体

E. 直接兴奋交感神经中枢

51. 局麻药引起局麻作用的机制是________。
A. 促进 Na^+ 内流　B. 抑制 Na^+ 内流　C. 促进 Ca^{2+} 内流
D. 抑制 K^+ 外流　E. 促进 K^+ 外流

52. 脱水药没有下列哪项特点?
A. 易经肾小球滤过
B. 不被肾小管重吸收
C. 通过代谢变成有活性的物质
D. 静脉注射可升高血浆渗透压
E. 不易从血管渗入组织液中

53. 通过抑制血管紧张素Ⅰ转换酶而发挥抗慢性心功能不全作用的代表药是________。
A. 地高辛　B. 卡托普利　C. 美托洛尔
D. 氯沙坦　E. 硝普钠

54. 苯妥英钠是哪种癫痫发作的首选药物?
A. 单纯部分性发作　B. 癫痫大发作　C. 复杂部分性发作
D. 癫痫持续状态　E. 失神小发作

55. 对浅部和深部真菌感染都有效的抗真菌药物是________。
A. 灰黄霉素　B. 两性霉素 B　C. 氟胞嘧啶
D. 咪康唑　E. 克霉唑

56. 溺水、麻醉意外引起的心脏停搏的复苏药最好选用________。
A. 肾上腺素　B. 去甲肾上腺素　C. 异丙肾上腺素
D. 多巴胺　E. 麻黄碱

57. 解磷定对有机磷农药中毒的哪一项症状作用最好?
A. 大小便失禁　B. 视物模糊　C. 骨骼肌震颤及麻痹
D. 腺体分泌增加　E. 中枢神经兴奋

58. 骨折剧痛选何药镇痛?
A. 可待因　B. 氯丙嗪　C. 吲哚美辛
D. 哌替啶　E. 阿司匹林

59. 兼有镇静、催眠、抗惊厥和抗癫痫的药物是________。
A. 苯巴比妥　B. 硝西泮　C. 苯妥英钠
D. 司可巴比妥　E. 水合氯醛

60. 临床上去甲肾上腺素主要用于________。
A. 急性肾衰竭　B. 过敏性休克
C. Ⅱ、Ⅲ度房室传导阻滞　D. 支气管哮喘
E. 稀释后口服治疗上消化道出血

二、A2 型题(61～80 题)

(答题说明:每一道考题下面有 A、B、C、D、E 五个备选答案,请从中选择一个最佳答案。)

61. 有机磷农药急性中毒患者出现口吐白沫、恶心、呕吐和呼吸困难,应立即注射的药物是________。

A. 碘解磷定　　B. 哌替啶　　C. 麻黄碱
D. 肾上腺素　　E. 阿托品

62. 结核性腹膜炎患者,在抗结核治疗中出现失眠,神经错乱,可能由哪种药引起?
A. 利福平　　B. PAS　　C. 乙胺丁醇
D. 吡嗪酰胺　　E. 异烟肼

63. 患者,男,60岁。糖尿病合并皮肤感染。长期服用四环素,近来咽部出现白色薄膜,消化不良,腹泻,疑白色念珠菌病,宜用何药治疗?
A. 灰黄霉素　　B. 制霉菌素　　C. 青霉素G
D. 阿昔洛韦　　E. 利巴韦林

64. 患者,男,18岁。寒战,发热,咽痛2日入院。体查:T39℃,双侧扁桃体肿大Ⅱ度,诊断为急性扁桃体炎,拟用青霉素治疗。青霉素皮试(-)。注射青霉素后,病人突感头晕,恶心,呕吐,全身湿冷,面色苍白,血压已测不到,此时该用何药抢救?
A. 去甲肾上腺素　　B. 多巴胺　　C. 肾上腺素
D. 间羟胺　　E. 山莨菪碱

65. 患者,女,15岁。因突发寒战,高热,呕吐入院。经检查:BP 79/45 mmHg,脑膜刺激征阳性,WBC $25 \times 10^9/L$,中性粒细胞90%,脑脊液涂片发现革兰阴性球菌。病人四肢厥冷,口唇发绀,面色苍白,考虑伴有感染性休克,此时应给何药治疗?
A. 肾上腺素　　B. 多巴胺　　C. 去甲肾上腺素
D. 阿托品　　E. 东莨菪碱

66. 患者,男,45岁。在硬膜外麻醉中出现血压下降,最好用哪种药物治疗?
A. 肾上腺素　　B. 多巴胺　　C. 间羟胺
D. 去甲肾上腺素　　E. 麻黄碱

67. 一名癫痫大发作的患者,因服用过量的苯巴比妥而引起昏迷,呼吸微弱,送医院急救。下列哪项治疗措施是不正确的?
A. 人工呼吸　　B. 静滴呋塞米　　C. 静滴碳酸氢钠
D. 静滴氯化铵　　E. 静脉注射尼可刹米

68. 患者,女,12岁。3周前患急性扁桃体炎。突然出现窦性心动过速,心跳微弱,心尖区有收缩期吹风样杂音,实验室检查示链球菌感染,诊断考虑急性风湿热,用青霉素控制链球菌感染,同时还应选何药治疗?
A. 阿司匹林　　B. 布洛芬　　C. 对乙酰氨基酚
D. 保泰松　　E. 吲哚美辛

69. 患者,男,55岁。胸闷、咳痰、痰中带血、低热,经放射检查为肺结核。用异烟肼和利福平治疗。为防止异烟肼中枢兴奋和外周神经的不良反应,宜选用________防治。
A. 维生素C　　B. 维生素B_2　　C. 维生素B_{12}
D. 维生素E　　E. 维生素B_6

70. 患者,女,54岁。有甲亢的病史,近日因精神受刺激,而出现失眠,心慌,胸闷。P 160次/min,心电图示心肌缺血改变,窦性心律不齐。此时最好选用________。
A. 胺碘酮　　B. 奎尼丁　　C. 普鲁卡因胺
D. 普萘洛尔　　E. 利多卡因

71. 患者,男,58岁。患高血压性心脏病数年,有时因激动或过劳而发生心绞痛,最初经休息后尚可自行缓解,几日之后心绞痛加重并有心律失常,此时合理的治疗方案是________。

A. 硝酸甘油+硝酸异山梨醇
B. 普萘洛尔+维拉帕米
C. 地尔硫䓬+普萘洛尔
D. 硝酸甘油+普萘洛尔
E. 地尔硫䓬+维拉帕米

72. 患者,女,40岁。因患风湿性心脏病多年出现心衰,心功能Ⅱ级,双下肢水肿,经地高辛治疗后,心功能有改善,但水肿不见好转,检查发现血浆醛固酮水平高,此时最好选用利尿药是________。

A. 呋塞米　B. 氢氯噻嗪　C. 螺内酯
D. 丁苯氧酸　E. 氨苯蝶啶

73. 患者,女,25岁。不规则低热3个月,膝、踝关节红肿、热、痛明显,小腿有散在红斑,WBC增多,患慢性迁延性肝炎多年,不宜选用的药物是________。

A. 氢化可的松　B. 泼尼松　C. 泼尼松龙
D. 阿司匹林　E. 布洛芬

74. 患者,男,2岁。高热,咳嗽,呼吸困难,双肺散在小水泡音,诊断为支气管肺炎,青霉素皮试(+),宜选用何药治疗?

A. 氯霉素　B. 四环素　C. 头孢唑啉
D. 磺胺嘧啶　E. 红霉素

75. 患者,女,20岁。因食不洁食物,出现上腹部疼痛,伴恶心、呕吐,腹泻5次,体查:腹软,上腹部有轻压痛,无反跳痛,肠鸣音亢进,诊断为急性胃肠炎,选用何药缓解腹痛?

A. 哌替啶　B. 阿司匹林　C. 阿托品
D. 吗啡　E. 吲哚美辛

76. 患者,女,28岁。因发热原因不明入院,经实验室检查诊断为草绿色链球菌引起的细菌性心内膜炎,应选择的治疗方案是________。

A. 红霉素+青霉素G　B. 庆大霉素+青霉素G
C. 链霉素+青霉素G　D. 氨苄西林+阿莫西林
E. 阿米卡星+妥布霉素

77. 患者,女,29岁。因采访任务需进入疟疾发病疫区,可作病因性疟疾预防的首选药物是________。

A. 伯氨喹　B. 奎宁　C. 青蒿素
D. 氯喹　E. 乙胺嘧啶

78. 患者,男,5岁。有癫痫病史,多次癫痫大发作。近日发作频繁、持续昏迷而入院。诊断为癫痫持续状态,首选的治疗药物是________。

A. 地西泮　B. 硫喷妥钠　C. 苯巴比妥
D. 苯妥英钠　E. 水合氯醛

79. 患者,男,40 岁。患精神分裂症 3 年,长期服用抗精神病药物,幻觉、妄想减轻,情绪安定。近来行动困难,两手颤抖,流口水,应该加用哪种药物治疗?
   A. 乙琥胺　　B. 卡马西平　　C. 苯海索
   D. 氯丙嗪　　E. 地西泮
80. 患者,男,5 岁。因突然发生剑突下剧烈疼痛,伴有恶心,呕吐,并吐出蛔虫来诊。诊断为胆道蛔虫症。此时应选用何药止痛?
   A. 毛果芸香碱　　B. 新斯的明　　C. 氯解磷定
   D. 阿托品　　E. 异丙托溴铵

三、B 型题(81 ~ 100 题)

(答题说明:以下提供若干组考题,每组考题共用在考题前列出的 A、B、C、D、E 五个备选答案。请从中选择一个与问题关系最密切的答案,某个备选答案可能被选择一次、多次或不被选择。)

(81 ~ 83 题共用备选答案)
   A. 受体激动药　　B. 受体拮抗药　　C. 受体部分激动药
   D. 受体竞争性拮抗药　　E. 受体非竞争性拮抗药
81. 与受体亲和力强而无内在活性的是________。
82. 与受体亲和力较强而内在活性小的是________。
83. 与受体有较强的亲和力和内在活性的是________。

(84 ~ 86 题共用备选答案)
   A. 异烟肼　　B. 链霉素　　C. 利福平
   D. 乙胺丁醇　　E. 对氨水杨酸
84. 用药期间可引起眼泪、尿等呈橘红色的药物是________。
85. 用药期间需定期检查视力、视野的药物是________。
86. 用药期间应合用维生素 B_6 的药物是________。

(87 ~ 89 题共用备选答案)
   A. 呋喃唑酮　　B. 甲氧苄啶　　C. 氧氟沙星
   D. 磺胺嘧啶　　E. 甲硝唑
87. 能引起儿童软骨发育不良的药物是________。
88. 服药后应多喝开水,防止尿内结晶形成的药物是________。
89. 用于厌氧菌感染的药物是________。

(90 ~ 93 题共用备选答案)
   A. 癫痫大发作　　B. 癫痫持续状态　　C. 癫痫小发作
   D. 局限性发作　　E. 精神运动性发作
90. 苯妥英钠禁用于________。
91. 卡马西平用于________。
92. 乙琥胺常用于________。
93. 安定可用于________。

(94 ~ 96 题共用备选答案)
   A. 胰岛素　　B. 胰高血糖素　　C. 苯乙双胍

D. 葡萄糖　　E. 肾上腺皮质激素

94. 治疗胰岛素依赖型糖尿病的常用药物是________。

95. 用于轻型、肥胖饮食控制不好的糖尿病人的治疗药物是________。

96. 老年糖尿病人服用降糖药物后出现的低血糖,可用________。

(97~100 题共用备选答案)

A. 美托洛尔　　B. 尼莫地平　　C. 卡托普利

D. 普萘洛尔　　E. 氢氯噻嗪

97. 高血压伴甲状腺功能亢进者宜选用________。

98. 高血压伴脑缺血者宜选用________。

99. 高血压伴糖尿病者宜选用________。

100. 高血压伴血脂异常者不宜选用________。

模拟试题参考答案

模拟试题(一)参考答案:

1. E	2. C	3. D	4. D	5. D	6. B	7. D	8. A	9. B	10. B
11. B	12. A	13. B	14. D	15. D	16. C	17. D	18. A	19. C	20. C
21. A	22. B	23. B	24. B	25. E	26. B	27. E	28. C	29. B	30. D
31. B	32. D	33. C	34. A	35. B	36. E	37. B	38. C	39. C	40. A
41. D	42. C	43. D	44. B	45. B	46. B	47. C	48. A	49. C	50. C
51. B	52. B	53. B	54. B	55. A	56. D	57. A	58. D	59. A	60. C
61. D	62. E	63. A	64. D	65. B	66. A	67. B	68. B	69. B	70. B
71. C	72. E	73. D	74. C	75. C	76. B	77. A	78. E	79. A	80. C
81. B	82. C	83. A	84. C	85. C	86. B	87. D	88. D	89. C	90. A
91. A	92. D	93. C	94. B	95. D	96. A	97. C	98. B	99. B	100. C

模拟试题(二)参考答案:

1. B	2. C	3. D	4. B	5. B	6. B	7. D	8. A	9. C	10. A
11. B	12. A	13. A	14. D	15. C	16. C	17. A	18. A	19. E	20. C
21. D	22. C	23. C	24. B	25. C	26. D	27. E	28. C	29. D	30. A
31. C	32. B	33. D	34. B	35. B	36. E	37. A	38. E	39. C	40. A
41. B	42. A	43. C	44. A	45. A	46. B	47. C	48. C	49. D	50. B
51. B	52. C	53. B	54. B	55. D	56. A	57. C	58. D	59. A	60. E
61. E	62. E	63. B	64. C	65. D	66. E	67. D	68. A	69. E	70. D
71. D	72. C	73. B	74. E	75. C	76. C	77. E	78. A	79. C	80. D
81. B	82. C	83. A	84. C	85. D	86. A	87. C	88. D	89. E	90. C
91. E	92. C	93. B	94. A	95. C	96. D	97. A	98. B	99. C	100. E

实验指导

实验1 常用实验动物的捉拿和给药方法

【实验目的】

1. 观察常用实验动物的习性。

2. 学会常用实验动物的捉拿和给药方法。

【实验器材】 常用实验动物:小白鼠、家兔及注射用具。

【实验方法】

一、小白鼠的捉拿法和给药方法

1. 捉拿法:左手提起鼠尾放在粗糙物上面,向后轻拉鼠尾,用右手拇指和食指捏住其双耳及头背部皮肤,无名指,小指将小鼠尾巴固定在掌心,以便将小鼠完全固定(实验图1-1)。

2. 给药方法

(1) 灌胃法:将小白鼠固定后,使口部向上,将颈部拉直,右手持灌胃器自口角插入口腔,沿上颚轻轻进入食管,如动物安静、呼吸无异常、口唇无发绀现象,即可注入药液(实验图1-2)。灌胃量一般为0.1~0.25 ml/10 g(体重)。

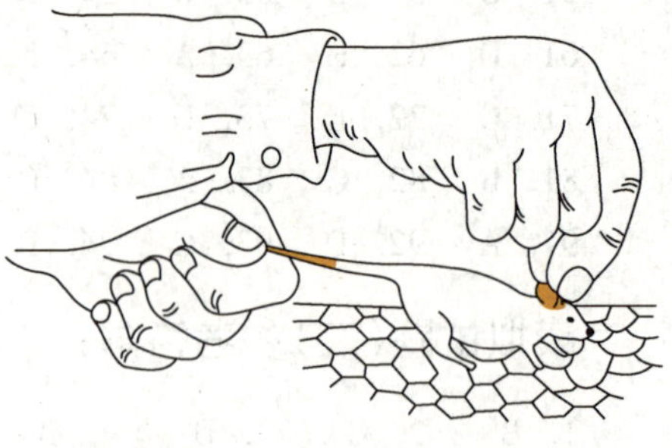

实验图1-1 小白鼠的捉拿方法

(2) 腹腔注射法:将小白鼠固定后,右手持注射器自下腹部一侧向头部方向以45°刺入腹腔(角度太小易刺入皮下)。针头刺入不宜太深或太接近上腹部,以免损伤内脏。注射量一般为0.1~0.2 ml/10 g(体重)。

(3) 皮下注射法:将小白鼠固定后,右手持注射器,将针头刺入背部皮下注入药液。注射量一般不超过0.25 ml。

(4) 肌内注射法:一人固定小鼠后,另一人持注射器,将针头刺入后肢外侧肌肉内注入药液。注射量一般不超过0.1 ml。

二、家兔的捉拿方法和给药方法

1. 捉拿方法:用左手抓住颈背部皮肤将兔提起,以右手托住其臀部,使兔呈坐位姿势。

2. 给药方法

(1) 灌胃法:由两人合作,一人固定兔身(或用固定器将兔固定),另一人用兔开口器将兔口张开(实验图1-3),并将兔舌压在开口器下边横放于兔口中。取适当的导尿管涂以液状石蜡,从开口器中央孔插入,沿上颚后壁慢慢送入食管,约15 cm即可进入胃内。注意勿插入气管,可将导尿管的外端放入水中,如无气泡出现,也未见兔挣扎或呼吸困难,则证明导尿管已在胃中。此时,可连接已吸好药液的注射器,将药液缓缓推入,再推入少量空气,使管内药液全部注入胃中,然后将导尿管轻轻抽出。灌胃的药液量一般不超过20 ml。

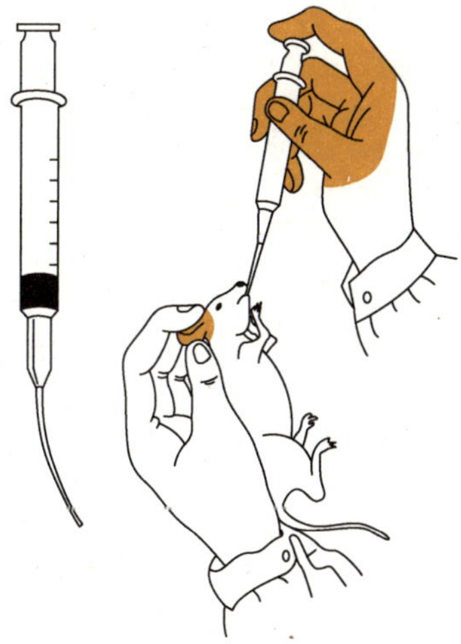

实验图1-2 小白鼠灌胃器及灌胃法

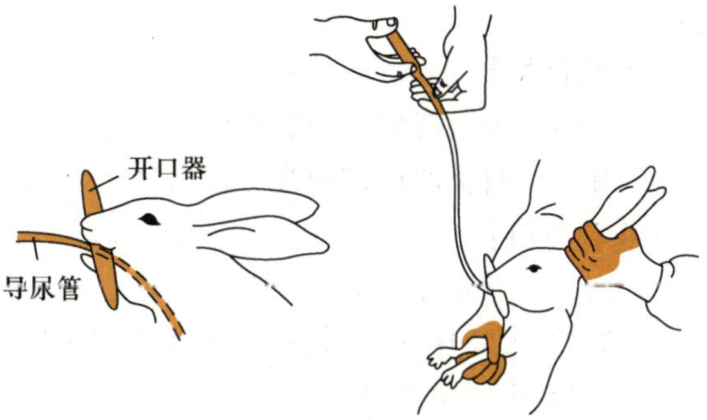

实验图1-3 家兔开口器及灌胃法

(2) 腹腔注射法:由两人合作进行。一人将家兔仰卧固定在实验台上,另一人左手提起家兔腹部皮肤,右手持注射器,与腹壁呈45°自下腹部一侧向头部方向刺入腹腔。为防止损伤内脏,进针时角度不宜太小,部位不能太高,刺入不能太深。药液注射量为5.0 ml/kg(体重)。

(3) 皮下注射法:由两人合作进行。一人将家兔固定在实验台上,一人左手将家兔背部或后肢皮肤提起,右手持注射器,将针头刺入皮下注入药液。药液注射量为0.5 ml/kg(体重)。

(4) 肌内注射法:由两人合作进行。一人固定家兔,一人将注射器针头刺入家兔后肢外侧肌肉内注入药液。药液注射量为1.0 ml/kg(体重)。

(5) 静脉注射法:将家兔置于兔固定器中,选择一条比较明显的耳缘静脉(实验图1-4),去毛并用酒精涂擦,以使血管扩张。左手拇指和中指捏住耳尖,食指垫于耳下,右手持注射器,从静脉末端刺入血管。如无阻力并见全条血管立即发白,表明针头已进入血管内,可将药液缓慢注入。若有阻力或见局部发白隆起,系针头未刺入血管,应拔出针头,移向前面部分重新穿刺。注射完毕后,用干棉球压住针眼,拔出针头,继续压迫数分钟,以防出血(实验图1-4)。药液量一般为0.2~2.0 ml/kg(体重)。

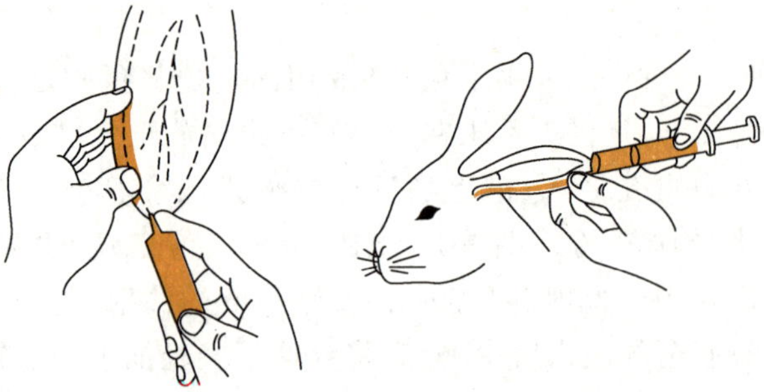

实验图 1-4　家兔耳缘静脉注射法

实验 2　用药剂量对药物作用的影响

【实验目的】

1. 观察剂量对药物作用的影响。
2. 练习小白鼠的捉拿和腹腔注射法。

【实验材料】

1. 药品:2.5% 尼可刹米溶液。
2. 器材:大烧杯 3 个、托盘天平 1 台、1 ml 注射器 3 支。
3. 动物:小白鼠 3 只。

【实验方法】

1. 取小白鼠 3 只,称重,分别编号为甲、乙、丙。
2. 分别放入大烧杯中,观察小白鼠正常活动。然后将 2.5% 尼可刹米溶液分别按 0.05 ml/10 g;0.1 ml/10 g;0.2 ml/10 g 给甲、乙、丙鼠腹腔注射。
3. 观察甲、乙、丙鼠给药后的表现,有无兴奋(以活动增多、行走加快为表现)、惊厥(以尾巴竖起、全身抽搐、四肢强直为指标),甚至死亡等现象,并记录发生的时间。

【结果】

鼠号	体重	剂量	用药后反应及发生时间
甲			
乙			
丙			

【讨论】　尼可刹米在临床应用中要注意哪些问题?

实验 3　给药途径对药物作用的影响

【实验目的】

1. 观察给药途径不同对药物作用的影响。

2. 练习小白鼠的捉拿法和灌胃、肌内注射法。

【实验材料】

1. 药品:10% 硫酸镁注射液。
2. 器材:大烧杯 2 个、托盘天平 1 台、1 ml 注射器 2 支、小白鼠灌胃器 1 个。
3. 动物:小白鼠 2 只。

【实验方法】

1. 取小白鼠 2 只,称重,编号为甲、乙,分别放于大烧杯内,观察正常活动。
2. 将 10% 硫酸镁注射液 0.2 ml/10 g,分别给甲鼠灌胃,乙鼠肌内注射。注意观察两鼠的反应有何不同。

【结果】

鼠号	体重	剂量	给药前情况	途径	用药后反应
甲				灌胃	
乙				肌内注射	

【讨论】

1. 不同的给药途径作用快慢顺序如何?
2. 硫酸镁的给药途径不同,作用性质也不同,口服和注射分别出现什么样的作用?

实验 4　药物配制的计算方法

【实验目的】

1. 配制 75% 乙醇溶液 100 ml。
2. 掌握浓溶液稀释的计算方法和配制方法。

【实验材料】

1. 药品:95% 乙醇、蒸馏水。
2. 器材:100 ml、500 ml 量杯各 1 个、玻棒 1 根。

【实验方法】

1. 根据公式:$C_1V_1 = C_2V_2$,求得配制 75% 乙醇溶液 100 ml 所需 95% 乙醇的体积。
2. 取 100 ml 量杯一个,倒入所需要的 95% 乙醇,然后加入适量的蒸馏水至 100 ml,搅拌后即得。

【计算方法】

1. 用已有药物配制所需浓度药液的计算方法

公式:$W_1 : V_1 = W_2 : V_2$

临床应用:配制 1:5 000 高锰酸钾 3 000 ml,需要取多少克高锰酸钾?

X:3 000 = 1:5 000　　X = 3 000/5 000 = 0.6(g)

取 0.6 克高锰酸钾加水至 3 000 ml 即可。

2. 浓溶液稀释的计算方法

公式：$C_1V_1 = C_2V_2$

临床应用：配制75%乙醇3 000毫升，需要95%乙醇多少毫升？

$70 \times 3\,000 = 95 \times X \qquad X = 70 \times 3\,000/95 = 2\,210(\text{ml})$

取95%乙醇2 210 ml加至3 000 ml即可。

3. 不同浓度溶液混合的计算方法：

公式：$(C_{高} - C_{需}):(C_{需} - C_{低}) = V_{低}:V_{高}$

（$C_{高}$：高溶液浓度　$C_{低}$：低溶液浓度　$C_{需}$：需要的浓度　$V_{高}$：高浓度溶液的体积　$V_{低}$：低浓度溶液的体积）

临床应用：用5%葡萄糖1 000 ml和50%葡萄糖若干毫升，配制10%葡萄糖溶液，需要50%葡萄糖多少毫升？

$(50 - 10):(10 - 5) = 1\,000:X \qquad X = 1\,000 \times 5/40 = 125(\text{ml})$

取50%葡萄糖溶液125毫升与5%葡萄糖溶液1 000毫升混合即可。

4. 静脉输液速度的计算

公式（1）：$\text{每分钟滴数} = \dfrac{\text{每小时输入量} \times 15\text{滴/ml}}{60\text{分钟}}$

公式（2）：$\text{每分钟滴数} = \dfrac{\text{总输入量} \times 15\text{滴/ml}}{60\text{分钟}}$

公式（3）：$\text{每小时输入量} = \dfrac{\text{每分钟滴数} \times 60\text{分钟}}{15\text{滴}}$

【讨论】

1. 现有浓度为25%硫酸镁10 ml，若将其稀释成浓度为5%的硫酸镁溶液，怎样用5%葡萄糖溶液配制？

2. 3岁患儿因支气管哮喘需要氨茶碱3 mg/kg/次，静脉滴注。现有规格为0.25 g/10 ml氨茶碱注射剂，应取此规格的氨茶碱多少毫升加入50%葡萄糖溶液20 ml中缓慢静脉滴注？

实验5　药物体外配伍禁忌

【实验目的】

1. 充分认识选择溶剂的重要性。

2. 了解配伍禁忌的临床意义。

【实验材料】

1. 药品：乳糖酸红霉素粉针剂3瓶（每瓶0.3 g）、0.9%氯化钠注射液、5%葡萄糖注射液、注射用水各1支。

2. 器材：5 ml注射器3支。

【实验方法】

1. 将乳糖酸红霉素粉针剂编为甲、乙、丙号。

2. 将5 ml的0.9%氯化钠注射液、5%葡萄糖注射液、注射用水分别加入甲瓶、乙瓶和丙瓶，振摇3~5分钟后，观察是否溶解。

【实验结果】

瓶号	溶剂	是否溶解
甲	0.9%氯化钠注射液	
乙	5%葡萄糖注射液	
丙	注射用水	

【讨论】 如何正确配制乳糖酸红霉素？

实验 6　链霉素急性中毒及解救

【实验目的】

学会观察硫酸链霉素的急性中毒症状，了解其解救方法。

【实验材料】

1. 器材：注射器5 ml、10 ml各1付，磅秤、剪刀、酒精棉球。
2. 药品：25%硫酸链霉素溶液，5%氯化钙溶液或10%葡萄糖酸钙溶液、氯化钠注射液。
3. 动物：家兔2只。

【实验方法】

1. 取家兔两只，称重编号，观察其呼吸、翻正反射及四肢肌张力情况。

2. 分别给两兔后肢肌内注射25%硫酸链霉素溶液2.4 ml/kg，给药20分钟后，观察两兔的反应。

3. 待中毒症状明显后，给甲兔耳缘静脉注射5%氯化钙溶液1.6 ml/kg（或10%葡萄糖酸钙2.5 ml/kg）进行抢救，乙兔耳缘静脉注射等量的0.9%氯化钠注射液作为对照，注意观察两兔症状有何变化。

【注意事项】 链霉素急性毒性反应，一般于给药10分钟后才出现，并逐渐加重，应注意观察。

【实验结果】 将实验观察结果记录于以下表格：

动物	用药	呼吸情况	翻正反射	四肢肌张力
甲兔	用药前			
	用链霉素后			
	用钙剂后			
乙兔	用药前			
	用链霉素后			
	用0.9%氯化钠注射液后			

【讨论】

1. 链霉素急性毒性反应的主要表现是什么？
2. 抢救链霉素急性中毒应注意什么？

实验7 毛果芸香碱与阿托品对家兔瞳孔和唾液分泌的作用

【实验目的】

1. 学会观察传出神经系统药对兔瞳孔的影响，并联系其临床应用。
2. 学会家兔的捉拿方法、滴眼给药及量瞳的方法。

【实验材料】

1. 器材：量瞳尺、剪刀、滤纸、手电筒。
2. 药品：1%硝酸毛果芸香碱溶液、1%硫酸阿托品溶液。
3. 动物：家兔。

【实验方法】

1. 取对光反射正常的家兔1只，剪去眼睫毛，于自然光照强度一致的条件下测量并记录两眼正常瞳孔直径。

2. 将兔下眼睑拉成杯状并压迫鼻泪管，家兔左眼滴1%硫酸阿托品溶液，右眼滴1%硝酸毛果芸香碱溶液。每眼各3滴，让药液在眼内保留1 min并与角膜充分接触后，将手放开，任其溢出，并计时。

3. 15 min后，在同样光照下，再测量并记录两侧瞳孔大小、检查对光反射情况。将实验结果整理填入。

4. 家兔耳缘静脉注射0.1%硝酸毛果芸香碱溶液0.2 ml/kg，计时，并观察家兔唾液分泌情况。10 min后耳缘静脉注射0.1%硫酸阿托品溶液，计时，并观察家兔唾液分泌情况。

【注意事项】

1. 测量瞳孔应在同样光照下进行。确保用药前后两次测量时，家兔两眼的朝向及眼前色差一致。

2. 操作过程中避免使家兔受惊或挣扎，否则家兔的交感神经兴奋，去甲肾上腺素分泌引起瞳孔开大肌上α受体兴奋，干扰毛果芸香碱和阿托品的作用。

3. 正确滴眼。避免药物经鼻泪管吸收后产生全身作用干扰实验结果。

4. 确保实验前24 h内给家兔足够的饮水和青菜。

【实验结果】 将实验观察结果记录于以下表格：

兔眼	药物	用药前			用药后		
		瞳孔直径	对光反射	唾液分泌	瞳孔直径	对光反射	唾液分泌
左	0.1%硝酸毛果芸香碱						
右	0.1%硫酸阿托品						

【讨论】

1. 滴眼给药时要注意什么？
2. 如何做好阿托品用药后的护理？

实验 8　普鲁卡因与丁卡因表面麻醉作用比较

【实验目的】

1. 比较普鲁卡因与丁卡因的表面麻醉作用，并联系其临床应用。
2. 学会家兔的捉拿方法、滴眼给药法及眨眼反射测试法。

【实验材料】

1. 器材：兔固定箱、剪刀、滴管。
2. 药品：1% 普鲁卡因溶液、1% 丁卡因溶液。
3. 动物：家兔。

【实验方法】

1. 取家兔 1 只，放入兔固定箱内，剪去两眼睫毛，用兔须触及角膜（上、下、左、右、中共 5 个位置），测试两眼的眨眼反射，记录阳性反应率。

2. 将兔下眼睑拉成杯状并压迫鼻泪管，家兔左眼滴 1% 普鲁卡因溶液，右眼滴 1% 丁卡因溶液。每眼各 3 滴，让药液在眼内保留 1 min 并与角膜充分接触后，将手放开，任其溢出，并计时。

3. 每隔 5 min 测试两眼的眨眼反射 1 次，并记录阳性反应率，至 30 min 为止。

【注意事项】

1. 刺激角膜所用的兔须，用药前后及左右两眼应为同一根的同一端，且刺激强度力求一致。

2. 兔须不可触及眼睑，以免影响实验结果。

3. 眨眼反射阳性反应率的记录方法：如果兔角膜的上、下、左、右、中 5 个位置均存在眨眼反射，则记 5/5；如果只有 2 个位置存在眨眼反射，则记 2/5；如果均不存在眨眼反射，则记 0/5。

【实验结果】　将实验结果记录到以下表格：

兔眼	药物	用药前眨眼反射	用药后眨眼反射					
			5 min	10 min	15 min	20 min	25 min	30 min
左	0.1% 普鲁卡因							
右	0.1% 丁卡因							

【讨论】

1. 测试眨眼反射时要注意什么？
2. 实验结果说明什么？为什么会出现这种实验结果？对临床应用有何影响？

实验9　尼可刹米致惊厥与地西泮的抗惊厥作用

【实验目的】

1. 学会家兔的捉拿方法及耳缘静脉注射法。

2. 观察尼可刹米中毒的临床表现及地西泮的抗惊厥作用。

【实验器材】

1. 药品:25%尼可刹米溶液、0.5%地西泮溶液、0.9%氯化钠注射液。

2. 器材:磅秤、5 ml注射器。

3. 动物:家兔。

【实验方法】

1. 取健康家兔2只,称重并编号,观察正常活动情况。

2. 两兔均由耳缘静脉注射25%的尼可刹米溶液0.5 ml/kg,待家兔出现惊厥后(躁动、角弓反张、肌肉震颤等),甲兔立即由耳缘静脉注射0.5%的地西泮溶液5 mg/kg,乙兔耳缘静脉注射等量0.9%氯化钠注射液,观察两兔表现有何不同。

【实验结果】

兔号	体　重	药　物	结果
甲		25%尼可刹米	
		0.5%地西泮	
乙		25%尼可刹米	
		0.9%氯化钠注射液	

实验10　硫酸镁中毒及解救

【实验目的】 观察镁盐的急性中毒症状及钙盐的解救作用。

【实验方法】

1. 取家兔一只,称重,观察正常活动及肌紧张情况。

2. 由耳缘静脉注射25%的硫酸镁溶液1.0 ml/kg(如量较大,可分两侧注射),给药后记录时间,注意观察家兔情况变化。

3. 当家兔出现行动困难,肌肉松弛无力、低头、卧倒时、立即由耳静脉缓慢注射5%氯化钙溶液4~6 ml,直到立起为止。抢救后可能再次出现麻痹,应再次给予钙剂。

【实验结果】 将实验结果记录到以下表格:

观察指标	用药前	注射硫酸镁后	注射氯化钙后
呼吸			
肌张力			

【讨论】 硫酸镁注射过量为什么会中毒？钙剂为什么能解救其毒性？

（符秀华）

附录　常用抗菌药物相互作用表

抗菌药物类别	配伍药物	相互作用结果
β-内酰胺类		
不耐酶青霉素或不耐酶头孢菌素	酶抑制剂、克拉维酸或青霉烷砜	防止抗菌药被β-内酰胺酶破坏，增强抗菌作用
主要经肾小管排泄的β-内酰胺类	丙磺舒、保泰松、阿司匹林、吲哚美辛、磺胺药、磺吡酮	通过减少β-内酰胺类药在肾小管排泄，使血药浓度和脑脊液药物浓度提高
蛋白结合率高的β-内酰胺类抗菌药物	蛋白结合率高的非甾体抗炎剂	通过蛋白结合竞争可使游离抗菌药物的浓度增高
头孢噻啶、头孢噻吩等第一代头孢菌素	氨基苷类、髓袢利尿剂、多肽抗菌药物（多黏菌素、万古霉素、卷曲霉素、杆菌肽等）	增加肾毒性
氨基青霉素类	尿酸抑制剂、乙醇（应用头孢菌素类后饮酒）、口服抗凝血药、阿司匹林	增加皮疹发生率；出现双硫仑样反应；增加出血危险
广谱青霉素	口服避孕药、雌激素、β-阻滞剂	通过青霉素清除能阻碍避孕药失活的肠道细菌，使避孕药失效；刺激雌激素代谢或减少肠肝循环，降效；减少β-阻滞剂在肠道吸收
β-内酰胺类	氨基苷类	两者在同一容器内滴注或注射，前者可使后者失活；在肾功能减退、血药浓度高、半衰期长时在人体内也可发生此现象
	氯霉素、四环素、林可霉素、磺胺类	作用拮抗
其他β-内酰胺类（亚胺培南/西司他丁）	三代头孢或广谱青霉素	可出现拮抗、由于前药诱导细菌产生β-内酰胺酶、使后药抗菌活性降低
青霉素类、头孢菌素类	红霉素、四环素、两性霉素B、血管活性药（间羟胺、去甲肾上腺素等）苯妥英钠、盐酸羟嗪、氯丙嗪、异丙嗪、B族维生素、维生素C	β-内酰胺类静脉输液中加入后类药物时将出现混浊

续表

抗菌药物类别	配伍药物	相互作用结果
青霉素	能量合剂、碳酸氢钠、氨茶碱、肝素、谷氨酸、精氨酸	在同一容器内静滴有配伍禁忌（减弱抗菌药物活性或出现混浊变色）
氨苄西林	氯霉素、氯化钙、葡萄糖酸钙、右旋糖酐、氢化可的松琥珀酸盐	在同一容器内联合静脉滴注有配伍禁忌
氨基苷类		
氨基苷类	尿碱化剂	后者可增强前者治疗尿路感染的效果
	头孢噻吩、头孢唑林、甲氧西林、万古霉素、多黏菌素类、两性霉素 B、甲氧氟烷	加重肾毒性
	万古霉素、利尿剂、高剂量阿司匹林	加重耳毒性
	挥发性麻醉剂、箭毒、高剂量镁盐、普鲁卡因胺	加强神经肌肉接头的阻滞作用，可出现肌肉麻痹、呼吸抑制等
	维生素 C	酸化尿中的氨基苷类，抗菌作用减弱
	茶苯海明、苯海拉明	可能掩盖前药耳毒性症状，不易及时发觉
新霉素（口服）	口服避孕药	可能导致避孕药失效，并增加出血发生率
氯霉素类		
氯霉素	利福平	利福平为药酶诱导剂降低氯霉素在血和脑脊液中浓度
	磺胺药	增加对造血系统的毒性
	磺脲降糖药（氯磺丙脲）、苯妥英钠、口服抗凝剂、巴比妥类	通过氯霉素抑酶作用，使配伍药物血浓度增高，作用加强、不良反应增加
	酒	出现双硫仑样反应
	对乙酰氨基酚	通过代谢竞争，氯霉素加重对乙酰氨基酚的毒性；氯霉素血清半衰期延长
	烷化抗癌药	相互增加毒性；通过对活性代谢产物的抑制而降低环磷酰胺的作用
	氨基比林、非甾体抗炎药	相互增加对造血系统的毒性
	H_1 拮抗剂	使 H_1 拮抗剂浓度升高，导致 QT 延长，在推荐剂量下，发生室性心率失常的危险增加，如室性心纤颤，室性心动过速
	环磷酰胺	抑制后药在肝中转化
	铁剂，维生素 B_{12}	降低后药的作用

续表

抗菌药物类别	配伍药物	相互作用结果
大环内酯类		
大环内酯类	碱性药	调整尿PH而加强大环内酯类抗菌活性
	雌性激素、避孕药	增加肝毒性(胆汁淤积)
大环内酯类(尤其三乙酰竹桃霉素、红霉素、克拉霉素等)	卡马西平、茶碱、苯茚胺、苯妥英钠、口服抗凝药、地高辛、肾上腺皮质激素、巴比妥类、H_1拮抗剂、异烟肼、甲硝唑	抑制后药代谢,使血药浓度升高,出现相应毒副反应
	林可霉素、克林霉素、氯霉素	拮抗作用,相互降效
四环素类		
四环素类	尿酸化剂	增加抗菌作用
	含二价、三价阳离子口服药(铝、钙、镁、铋等抗酸剂)、铁制剂、抗胆碱药	通过整合作用或其他机制、影响四环素类吸收
	口服抗凝剂	加强抗凝作用(肠道细菌合成维生素K减少),引起出血
	胰岛素	可增加胰岛素的作用
	茶碱、苯妥类、巴比妥类	因具有酶抑制作用,可引起后者血药浓度升高,而产生各种相应的毒性反应
	利尿药、卡马西平、巴比妥类、苯妥英类	因后药的酶诱导作用,使四环素类抗菌活性降低
	地高辛、甲氧氟烷	可影响后者的毒性及四环素类肾毒性
多西环素、米诺环素	苯妥英钠、卡马西平、苯巴比妥	通过诱导酶作用,降低前者的半衰期;与苯巴比妥合用可发生中枢神经系统抑制
多黏菌素类		
多黏菌素B、多黏菌素E	尿酸化剂	增强抗菌活性
	头孢噻啶、甲氧西林、氨基苷类	增加对肾毒性
	箭毒等肌肉松弛剂及其他肾毒性药物	增强神经肌肉接头的阻滞作用,引起呼吸肌麻痹
抗结核药		
利福平	喹诺酮类	增强对肠杆菌科细菌 、不动杆菌属的抗菌活性
	两性霉素B、氟胞嘧啶、酮康唑等吡咯类药物	体外及动物实验增强对深部真菌的抗菌作用
	甲氧苄啶	出现体外拮抗作用
	酮康唑、氯霉素、口服降糖药、肾上腺皮质激素、洋地黄、甲基多巴、奎尼丁、氯贝丁酯、茶碱 、三环类抗抑郁药等	通过诱导酶作用降低配伍药物的血浓度,减弱其药理活性

续表

抗菌药物类别	配伍药物	相互作用结果
利福平	口服避孕药	月经周期紊乱，避孕失败
	巴比妥类	降低利福平的血浓度
	环孢素	降低环孢素血浓度
	丙磺舒	通过肝细胞膜受体的竞争，延长利福平血清半衰期，提高利福平血浓度，增加其毒性
异烟肼	利福平、吡嗪酰胺	增加肝毒性反应
	抗酸药	减少和延迟异烟肼在胃肠道的吸收
	苯妥英钠	异烟肼抑制苯妥英钠的代谢性生物转化；使血药浓度增高则出现毒性反应
	卡马西平	异烟肼的肝毒性和卡马西平的中枢神经系统抑制作用均增加
	双硫仑(戒酒硫)	易出现精神反应、共济失调等
	口服抗凝剂	有出血危险
	中枢兴奋剂	增加抽搐危险
	肾上腺皮质激素	降低异烟肼血药浓度，在慢性乙酰化者中，加速异烟肼乙酰化和肾排泄
	无水乙醇	肝内代谢增加，异烟肼作用下降
	苯妥英钠	抑制药酶，使苯妥英钠毒性增加
	酮康唑、咪康唑	使后药血药浓度下降
乙胺丁醇	戒酒硫、乙硫异烟胺	促进视N尖，增加副作用
对氨基水杨酸	丙磺舒	增加PAS的毒性
	抗凝剂	增加后者活性，有中毒危险
	利福平	减少后者吸收、降效
	异烟肼	减少肝内乙酰化作用，增强效果
(去甲)万古霉素		
(去甲)万古霉素	髓袢利尿剂、肾毒性或耳毒性药物	增加耳毒性、肾毒性
甲硝唑		
甲硝唑	氯霉素	增加对造血系统毒性
	乙醇	双硫仑样反应、急性精神病、意识模糊等
	口服抗凝剂	增强抗凝作用，引起出血
	苯巴比妥及其他酶诱导剂	缩短甲硝唑血清半衰期
	西咪替丁、苯妥英钠	延长甲硝唑血清半衰期，提高其血浓度，可增加神经毒性；苯妥英排泄减慢

续表

抗菌药物类别	配伍药物	相互作用结果
呋喃类		
呋喃妥因	尿酸化剂	增强抗菌作用，但呋喃妥因尿排泄量减少
	尿碱化剂	增多尿中排泄，但对抗菌活性不利
	阿司匹林、硫氮唑酮	通过肾小管分泌竞争，减少呋喃妥因尿中排泄
	喹诺酮类	常有拮抗作用（变形杆菌属、克雷伯菌属）
呋喃唑酮	苯丙胺	前药抑制单胺氧化酶，合用可导致高血压现象
抗菌药物类别		
喹诺酮类		
喹诺酮类	尿碱化剂、抗胆碱药、H_2受体阻滞剂	降低胃液酸度，使喹诺酮类吸收减少，抗菌作用减弱
	含镁、铝的抗酸剂、铁盐	可通过螯合作用，影响喹诺酮类自胃肠道吸收
	利福平、氯霉素	后药可使喹诺酮类药物作用降低，使奈啶酸和诺氧沙星作用完全消失，使诺氧沙星和环丙沙星的作用部分抵消
	口服抗凝剂	因竞争蛋白血浆蛋白结合点使抗凝作用增强
	苯妥英钠	通过抑制肝药酶，使苯妥英血药浓度升高，毒性增加
依诺沙星、环丙沙星	茶碱类、咖啡因	提高后药的浓度、有癫痫发作危险
磺胺药		
磺胺药	β－内酰胺类	通过肾小管分泌竞争，减少β－内酰胺类排泄
	尿液碱化剂	增加尿中溶解度
	苯妥英钠、巴比妥类、甲氨蝶呤	增加各种后药的血浓度和毒性，如眼球震颤、共济失调等；中枢抑制；骨髓抑制等
	抗酸剂	增加磺胺药在胃肠道的吸收
	环孢素	降低环孢素血浓度
SMZ	TMP	长期合用有导致叶酸缺乏危险
蛋白结合高的磺胺药（尤其是磺胺苯吡唑）	口服抗凝剂 口服降糖药	增加出血危险 低血糖反应增加
抗真菌药		
两性霉素 B	洋地黄	由于两性霉素 B 所致的低血钾，增加洋地黄毒性
	箭毒类药物	易出现神经肌肉接头阻滞，导致呼吸麻痹

续表

抗菌药物类别	配伍药物	相互作用结果
两性霉素 B	糖皮质激素	易出现低血钾症
	噻嗪类利尿剂	增加低血钾作用和肾毒性
	环孢素	增加肾毒性
	四环素类、抗组胺药、青霉素钾或钠、VitC、0.9%氯化钠注射液	可能发生沉淀，不可在同一容器内给药
灰黄霉素	口服抗凝药	由诱导肝药酶，使抗凝作用减弱
伊曲康唑（咪唑类）	苯巴比妥、苯妥英钠、利福平	后药为药酶诱导剂，使伊曲康唑血药浓度降低
酮康唑（咪唑类）	胃酸化剂	可增加酮康唑在胃肠道的吸收
	肾上腺皮质激素	防止肾上腺功能减退
	H_2 受体抑制剂（西咪替丁、雷尼替丁）、抗酸剂、抗胆碱药	配伍药物抑制酮康唑在肠胃道的吸收
	环孢素	增加肌酸血症，增加环孢素血浓度、并可能使肾毒性发生的危险性增加
	灰黄霉素	增加肝毒性
	H_1 受体拮抗剂（西沙比利、阿司咪唑、特非拉丁）	酮康唑与伊曲康唑均能抑制西沙比利与 H_2 受体拮抗剂的代谢，使其血药浓度升高，使 QT 延长，在常用剂量下发生室性心率过速或纤颤等

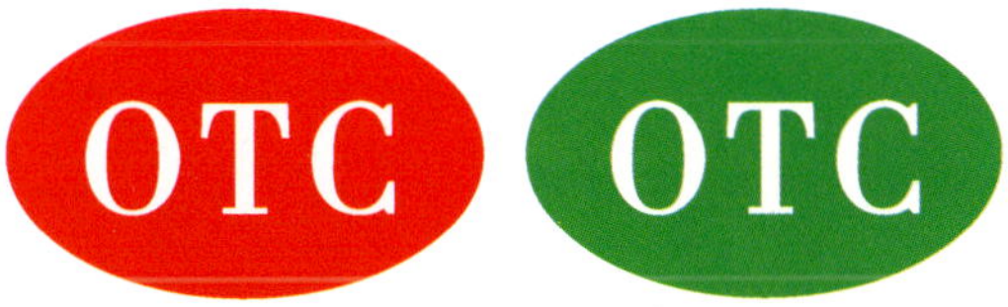

(A) 甲类非处方药标识
注：红底白字

(B) 乙类非处方药标识
注：绿底白字

彩图 1　甲类和乙类非处方药标识示意图

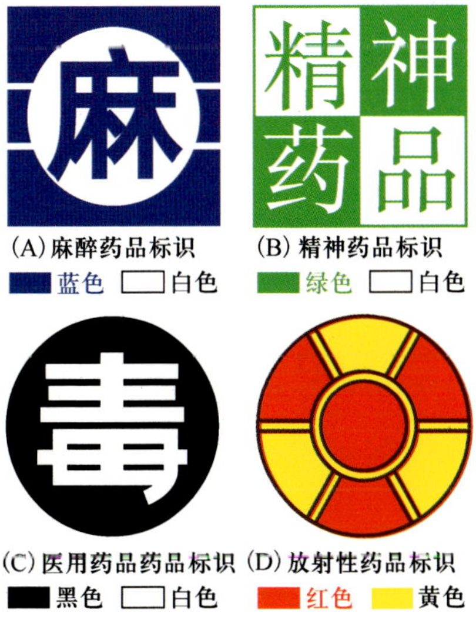

(A) 麻醉药品标识
蓝色　白色

(B) 精神药品标识
绿色　白色

(C) 医用药品药品标识
黑色　白色

(D) 放射性药品标识
红色　黄色

彩图 2　特殊管理药品标识示意图